母乳喂养，
让宝宝吃
收获最好的

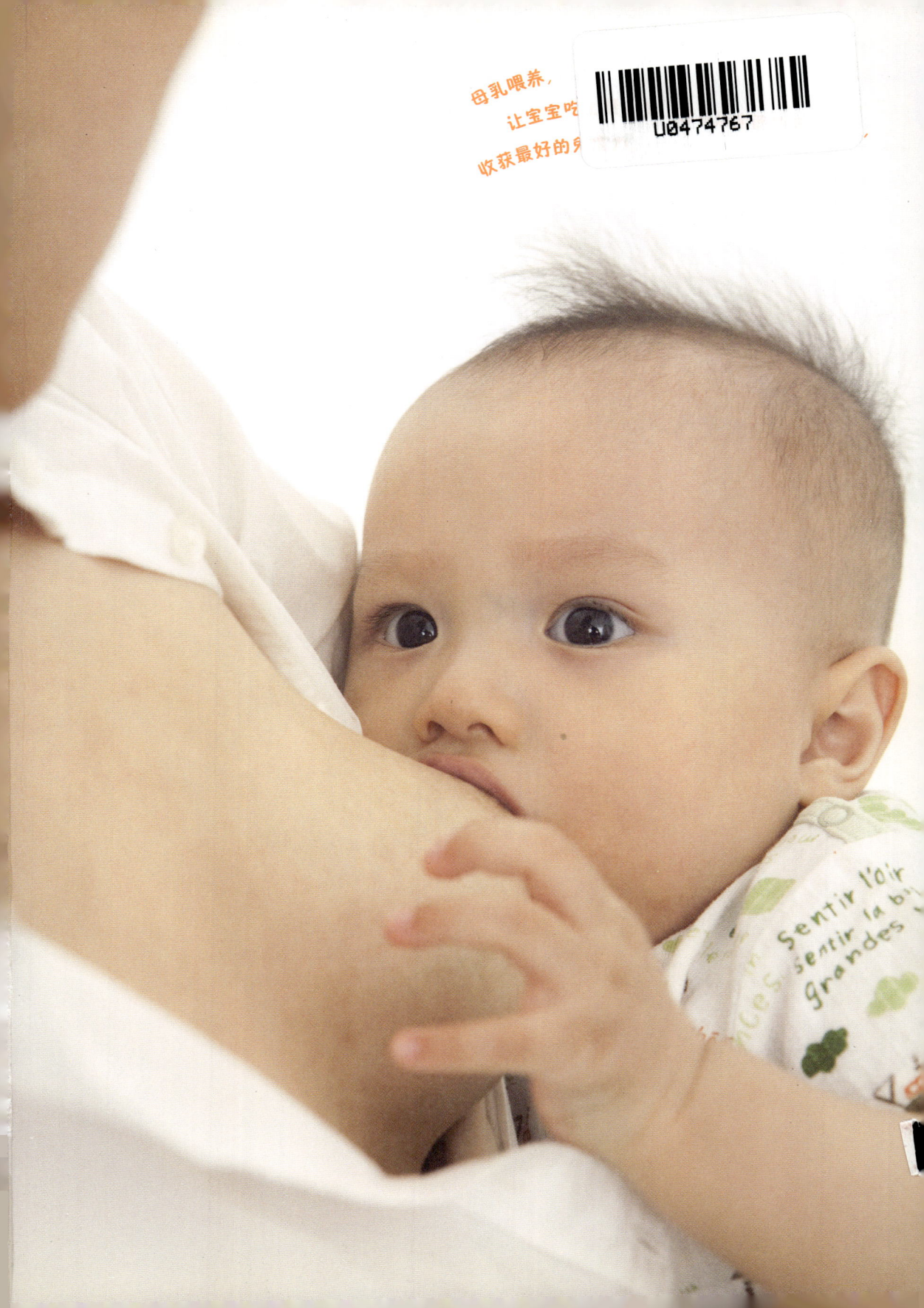

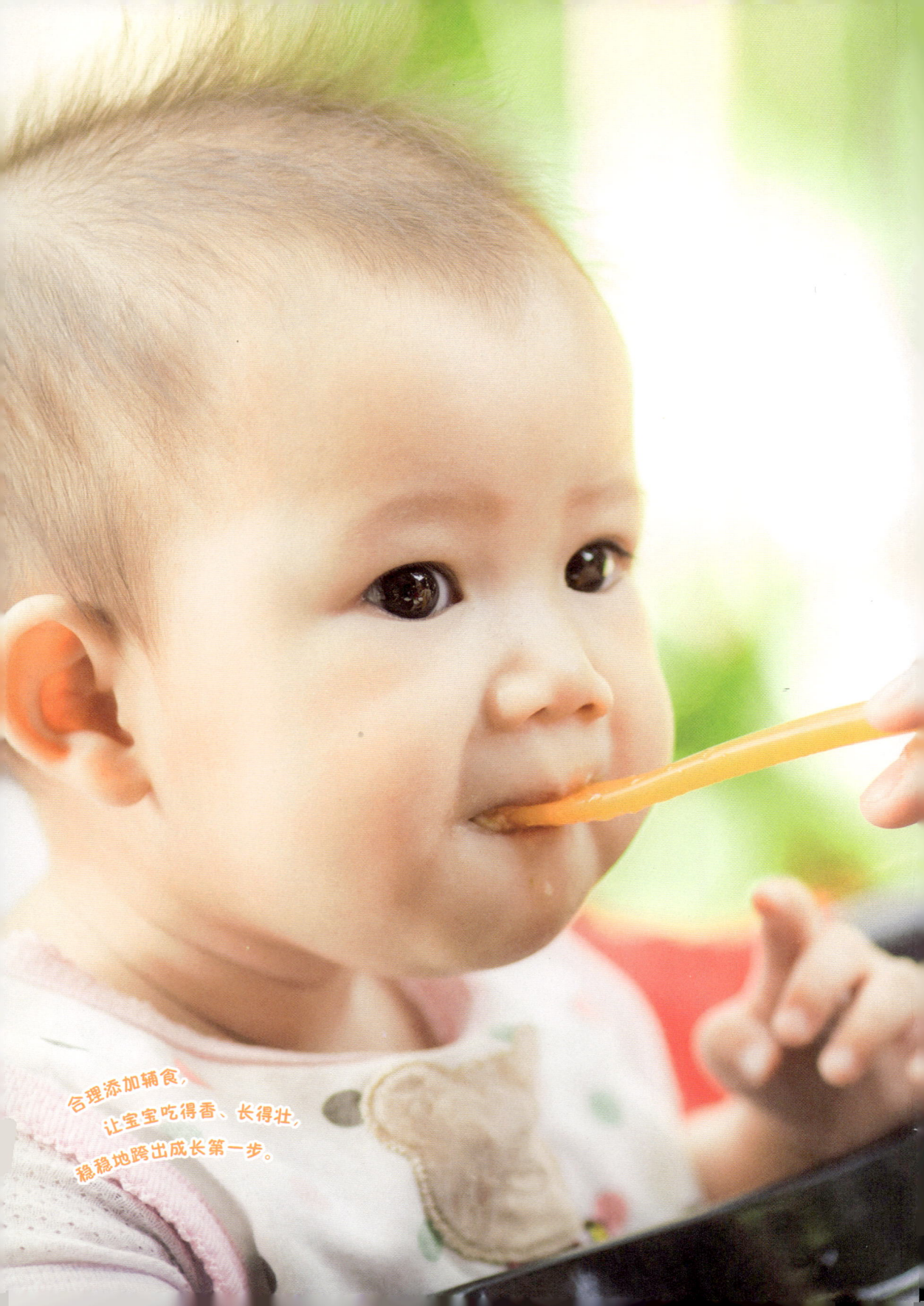

合理添加辅食，
让宝宝吃得香、长得壮，
稳稳地跨出成长第一步。

逗号张
孕育幸福事
育儿系列

儿科医生妈妈的
母乳辅食喂养全攻略

马建荣 / 编著

电子工业出版社
Publishing House of Electronics Industry
北京·BEIJING

未经许可，不得以任何方式复制或抄袭本书之部分或全部内容。
版权所有，侵权必究。

图书在版编目（CIP）数据

儿科医生妈妈的母乳辅食喂养全攻略／马建荣编著．— 北京：电子工业出版社，2016.11

（孕育幸福事·育儿系列）

ISBN 978-7-121-30061-5

Ⅰ．①儿… Ⅱ．①马… Ⅲ．①母乳喂养－基本知识 Ⅳ．①R174

中国版本图书馆CIP数据核字（2016）第235905号

策划编辑：牛晓丽
责任编辑：刘　晓
特约编辑：孔　玲
印　　刷：北京盛通印刷股份有限公司
装　　订：北京盛通印刷股份有限公司
出版发行：电子工业出版社
　　　　　北京市海淀区万寿路173信箱　邮编：100036
开　　本：720×1000　1/16　印张：15　字数：288千字　彩插：1
版　　次：2016年11月第1版
印　　次：2016年11月第1次印刷
定　　价：49.90元

凡所购买电子工业出版社图书有缺损问题，请向购买书店调换。若书店售缺，请与本社发行部联系，联系及邮购电话：（010）88254888，88258888。

质量投诉请发邮件至zlts@phei.com.cn，盗版侵权举报请发邮件到dbqq@phei.com.cn。

本书咨询联系方式：QQ 9616328。

前言

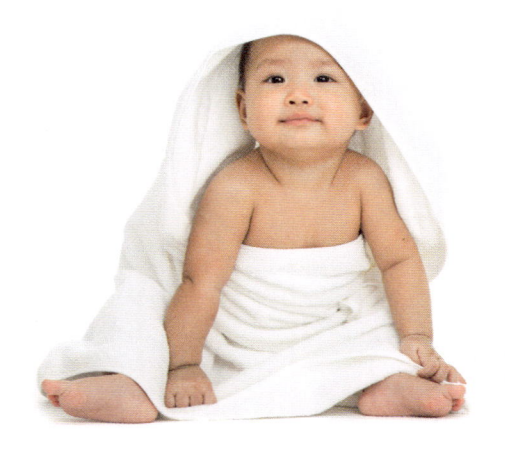

父母要做宝宝最好的营养师

作为一名儿科医生，我感到特别欣慰，因为越来越多的家长能坚持母乳喂养，并在宝宝的喂养上倾注了极大的精力。不过，即便我们遵循最科学的喂养方法，仍然会遇到这样那样的喂养问题。

宝宝吃奶不够多！
宝宝长得不够快！
宝宝拉稀！
宝宝过敏！
宝宝不吃辅食！
……

而且，即使遇到同样的问题，不同的宝宝也有可能要用不同的方法来解决。比如同样是出生后吸不出奶，有的宝宝是因为吸吮力弱，需要妈妈手动刺激乳房；有的宝宝是因为吸吮次数少，多吸吸就会有。再比如给宝宝添加辅食，有的宝宝四五个月时吃蛋黄就吃得很顺利，没有任何不适；而有的宝宝却沾不得一点蛋黄，一碰就嘴角红肿，甚至全身起红疹子。

从刚出生时的母乳喂养，到添加辅食，直至和大人吃同样饭菜前的磨合期，宝宝每一个成长阶段都会出现新的喂养问题，老人过去照料孩子的经验已经不适用了，而别人照顾孩子的经验对你来说也未必有效！

作为一个妈妈，我深知父母遇到喂养问题时的焦虑心情。因此，我希望通过文字将婴幼儿喂养中的常见问题，通俗易懂地讲解清楚。孩子成长的过程，同样是父母成长的过程。我始终相信：只要用心，每一位父母都是宝宝最好的营养师！

希望这本书能够陪伴您和宝宝一起快乐成长！

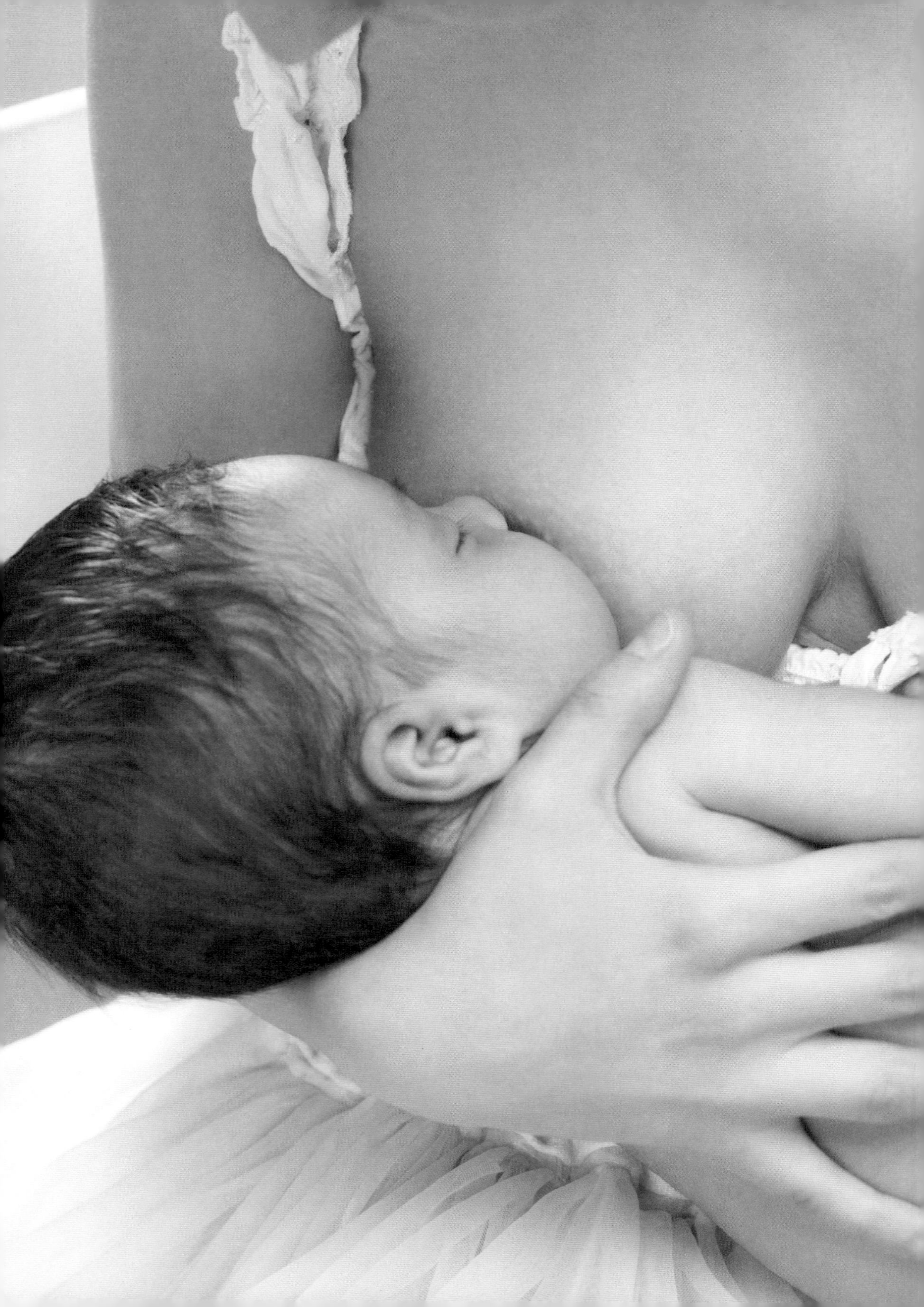

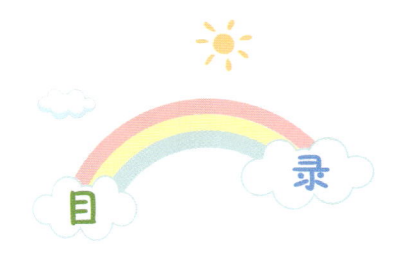

母乳喂养，给宝宝最好的免疫力——13

母乳是宝宝最好的食物——14
母乳喂养让宝宝长得壮、少生病——14
母乳喂养是建立母子情感的第一步——16

做好哺乳准备，医生妈妈有妙招——18
妈妈产前营养足，产后乳汁多——18
产前按摩乳房能促进产后乳汁分泌——19
坚定哺乳信心让母乳源源不断——20
乳房清洁与保养是必要的，但应有度——21
准备好哺乳用品让喂奶更省心——22

何时喂，喂多少，根据宝宝情况定——23
出生后半小时就要让宝宝吸吮乳房——23
新生宝宝要按需喂养——24
宝宝总睡别担心，饿了自然醒——25
6个月以后夜里仍醒来几次要吃奶——27
宝宝食量各不同，别和其他宝宝比——28
留意宝宝吃饱的信号——29
怎样知道宝宝饿了——30
纯母乳喂养宝宝需要喝水吗——30
不要给宝宝喂葡萄糖水——32
纯母乳喂养至少坚持6个月——33

掌握喂奶技巧让喂奶更轻松——34
找到最适合自己的喂奶姿势——34
给宝宝拍嗝的技巧——37
让宝宝自动张口寻乳——38
让宝宝含住乳头和乳晕，吃得更好——38
喂奶后要自然脱出乳头——39
喂完一侧乳房再喂另一侧——40
医生妈妈的"追奶妙招"——42
宝宝食量小，吃不完的奶要挤掉——44
挤奶也是个技术活——45
挤出来的母乳要怎么保存——46
喂奶时与宝宝进行眼神交流——48
夜间给宝宝喂奶需要注意什么——48
在公共场所巧妙地解决哺乳问题——50

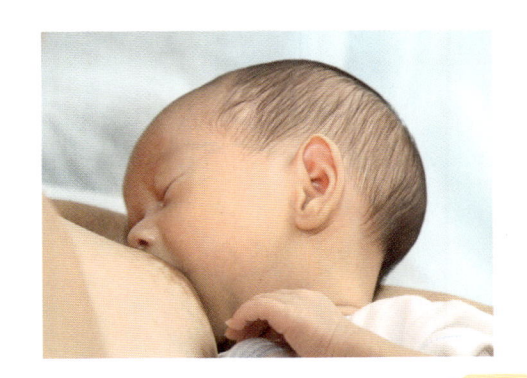

医生妈妈教你特殊情况下的母乳喂养……52

剖宫产……52

双胞胎或多胞胎……54

早产……56

宝宝住院……59

妈妈或宝宝生病……60

服用药物……62

做过胸部整形……63

哺乳妈妈生活饮食有讲究……65

生气郁闷会让乳汁减少甚至回乳……65

如果患上产后抑郁症……66

不要盲目地禁吃海鲜……68

辛辣燥热的食物会让宝宝上火……68

回乳食物要避免……69

少吃味精、鸡精，以免影响宝宝摄入锌……69

催乳食物，要掌握吃的时机……70

混合喂养，补充妈妈乳汁不足……74

补授法、代授法，混合喂养分两种……74

一次只喂一种奶……75

宝宝吃配方奶后不吃母乳的两大原因……75

选对奶瓶、奶嘴，让宝宝乖乖喝奶……76

奶粉的选择应当结合自身实际情况……78

正确冲泡奶粉，让营养更完整……80

让宝宝顺利接受奶瓶的3个方法……80

第一次喂奶粉时，要注意观察宝宝……81

混合喂养的宝宝要适当喝点水……81

人工喂养是不得已的情况……82

给宝宝喂多少配方奶才合适……83

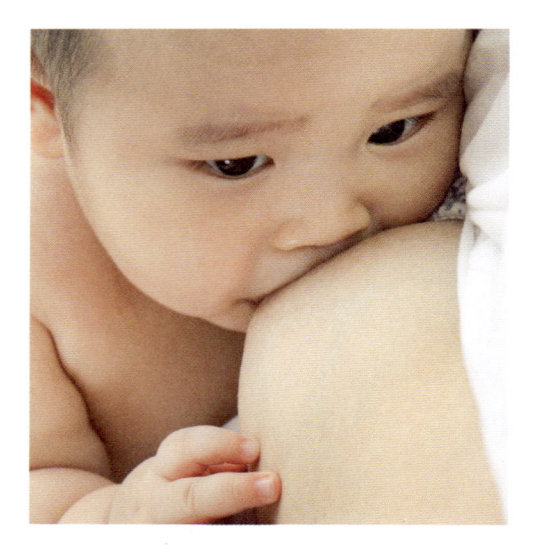

各种哺喂问题，看医生妈妈如何轻松解决……84

无奶或少奶……84

乳头疼痛……85

乳头皲裂……86

乳头内陷……88

乳汁淤积成肿块……89

乳腺发炎……90

上班时漏奶……92

宝宝拒哺……93

宝宝吃母乳后拉肚子……94

吐奶……95

宝宝经常呛奶……96

宝宝吃奶时溢奶……96

宝宝偏爱一侧乳房……97

生理性厌奶……98

宝宝不爱喝配方奶……100

宝宝换奶粉后总拉稀……102

宝宝喝配方奶后便秘……103

辅食添加，宝宝需要更多营养……105

何时添加辅食最适宜……106
添加辅食没有准点时间……106
宝宝可以吃辅食的5个信号……106
添加辅食不要早于4个月……107
尝试辅食阶段允许中断、反复……107
早产儿要按矫正月龄添加辅食……108
添加辅食最迟不要晚于7个月……110

必须掌握的辅食添加原则……111
添加辅食必须少量、少次地开始……111
添加什么食物应结合实际情况……112
新食物一次只加一样，一周加一种……113
辅食应由稀到稠、由细到粗……114
添加辅食，哺乳也别停……114
辅食应少糖、无盐、无调味品……116

高致敏食物要推迟添加……117
添加这些食物要谨慎……118
特别关注：宝宝吃辅食后大便变化多……119
　　　　　做辅食的常用工具有哪些……120

辅食添加有技巧……122
宝宝吃奶前喂辅食效果最好……122
用碗和勺子喂辅食……122
耐心对待不接受辅食的情况……124
辅食卫生从一开始就要注意……125
创造安静的吃辅食氛围……125
用天然食材来调味……127
自制辅食要少量、现做……128
谷物类辅食制作技巧……128
蔬菜类辅食制作技巧……129

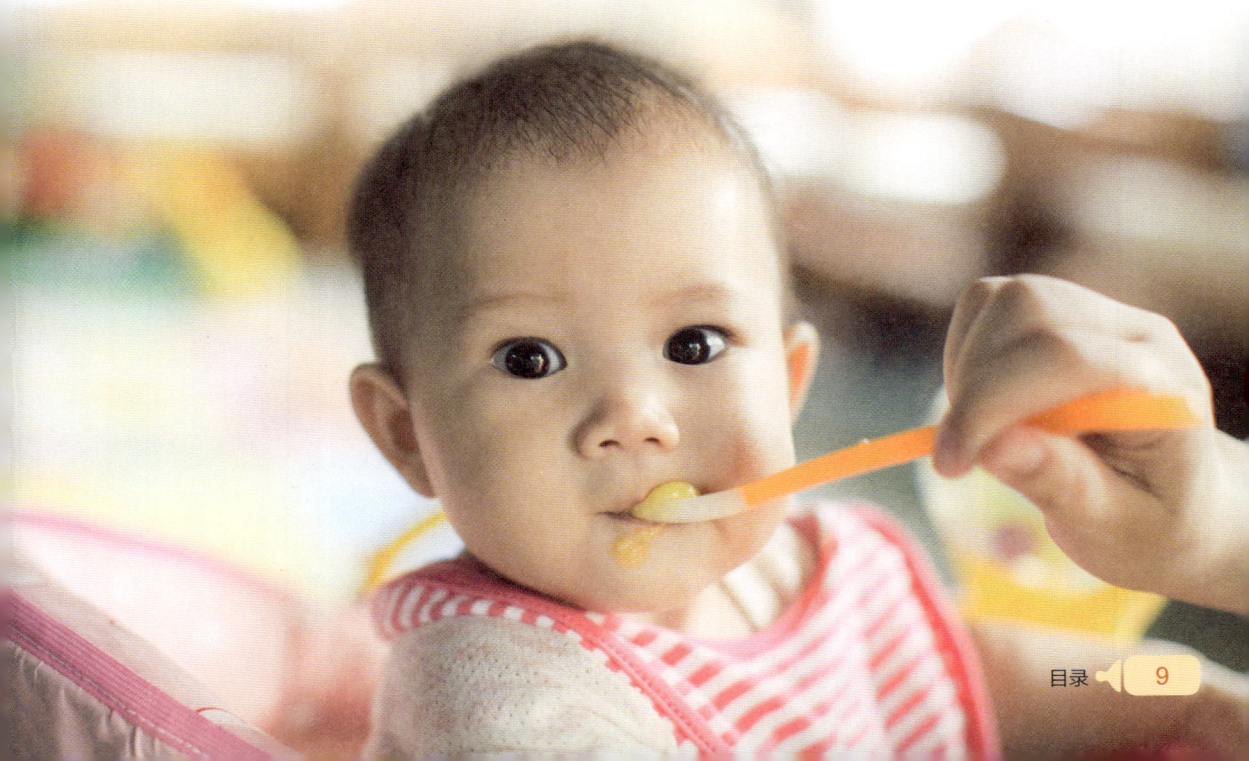

水果类辅食制作技巧……129

高汤类辅食制作技巧……130

蛋、肉、鱼、肝类辅食制作技巧……131

辅食做成泥还是汁有讲究……133

妈妈要避免的辅食添加误区……134

将配方奶作为辅食添加……134

用自制米粉代替配方米粉……134

只给宝宝吃米粉……134

认为辅食越碎越好……135

认为辅食吃得越多越好……136

强迫宝宝进食……137

正餐吃得少，零食来帮忙……138

认为给宝宝多喝汤营养好……139

认为蔬果汁、饮料比白开水更有营养……139

吃饭主要靠大人喂……141

认为汤泡饭好吃又管饱……142

让宝宝吃大人的饭菜……143

过度关注宝宝吃饭……144

将罐装辅食当"菜"吃……144

常给宝宝吃"妈咪爱"调理肠胃……145

辅食添加难题不断，医生妈妈这样一一化解……146

宝宝牙齿没萌出，辅食怎么加……146

宝宝拒绝任何辅食……148

宝宝偏好一种食物……149

宝宝不爱喝水……151

宝宝爱吃甜食……152

宝宝一顿饭吃太久……152

宝宝吃辅食后拒绝吃奶……153

宝宝吃辅食后便秘……153

宝宝吃辅食后腹泻……154

宝宝吃辅食后过敏……156

宝宝吃辅食后消化不良……158

宝宝不肯用勺子吃饭……158

宝宝体重、身高不达标……159

宝宝越长越胖……160

特别关注：不同年龄宝宝的牙齿清洁……162

4~6个月宝宝的辅食
——初步接触……163

开始吃泥糊状食物……163

补铁是辅食添加初期的重要目的……163

辅食最初以米粉为主，其他为辅……165

一顿吃多少辅食……165

每天喂多少辅食……166

添加辅食后应多关注口腔卫生……166

辅食制作……167

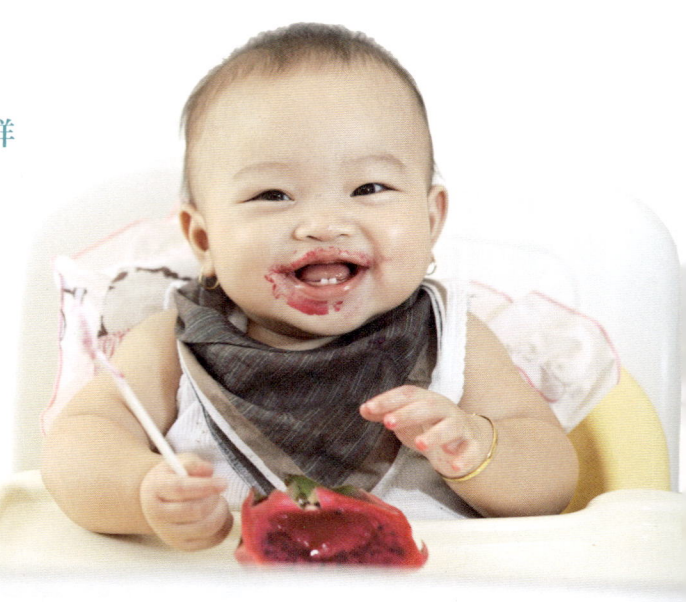

7~9个月宝宝的辅食
——学习咀嚼和吞咽……174
逐渐过渡到颗粒状食物……174
开始锻炼宝宝使用勺子和碗……174
宝宝在学习吃饭时可能会遇到的问题……174
可以每隔3~5天加一种新食材……175
渐渐让辅食成为独立的一餐……175
防止辅食意外伤害……176
可以尝试添加蛋、肉类了……178
需要做些磨牙食物了……179
粥的稀稠有讲究……180
宝宝补钙与否……181
辅食制作……183

10~12个月宝宝的辅食
——建立三餐三点的饮食模式……190
可以添加些小块状的食物……190
宝宝吃什么拉什么……190
辅食从每天2顿逐渐过渡到3顿……190
让宝宝充分练习咀嚼……191
引导宝宝细嚼慢咽……191
建立固定的进餐程序……192
让宝宝尝试用杯子喝水……193
辅食制作……194

13~24个月宝宝的辅食
——增加种类，由软变干……202
为乳磨牙准备固体食物……202
宝宝现在偏食很正常……203
每天摄入至少10种食物……204
仍不建议尝试的食物……204

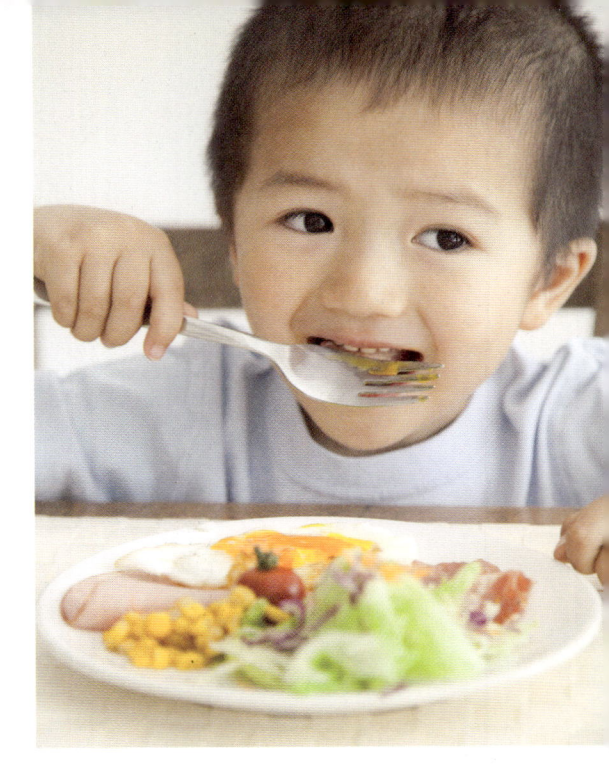

食物逐渐接近成人模式……206
培养良好的进餐习惯……207
辅食制作……208

25~36个月宝宝的辅食
——步入一日三餐的生活……218
需要花点心思在食物造型上……218
宝宝不喜欢的食材还可以这样变……218
还不必急着用筷子……219
宝宝缺锌的可能性大吗……220
辅食制作……222

附录A：0~3岁宝宝体重及身高发展参照……232

附录B：宝宝膳食营养素参考摄入量……236

附录C：婴儿家庭常备药箱……237

附录D：婴儿预防接种程序表……238

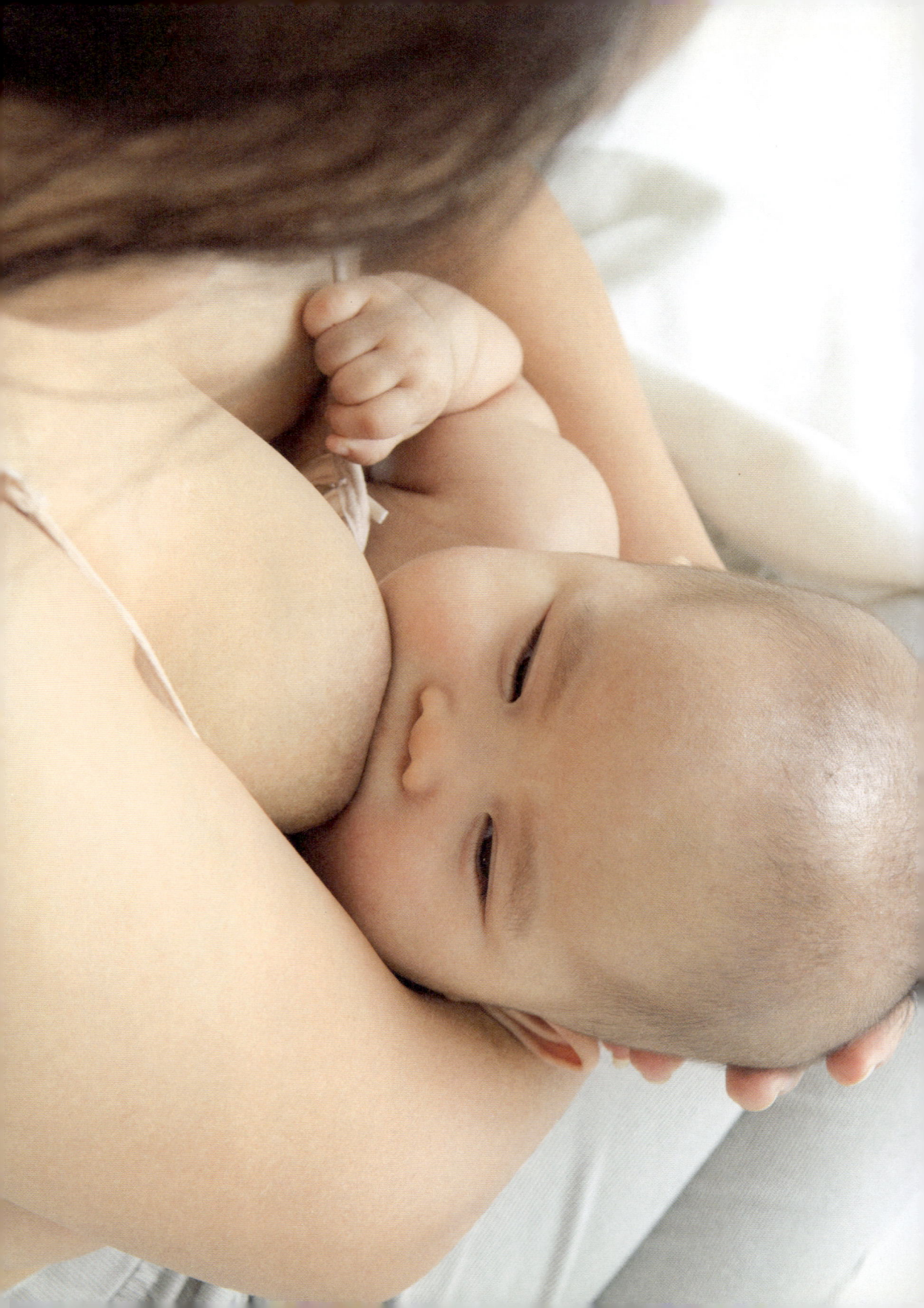

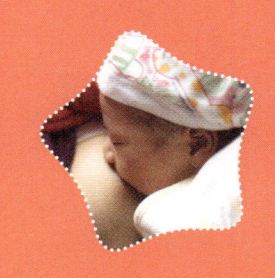

母乳喂养，给宝宝最好的免疫力

作为儿科医生，我深知母乳是宝宝成长过程中最自然、最安全、最完整的天然食物，母乳喂养能够带给宝宝最好的免疫力，让宝宝在未来的成长过程中少生病、更强壮。但是，要想顺利地进行母乳喂养也没那么简单，需要掌握一些必要的喂养知识，在这一部分，我会将我所知道的喂养知识和我自己喂养宝宝的经历与大家分享，希望对各位妈妈成功哺乳有所帮助。

母乳是宝宝最好的食物

门诊案例

有一对年轻夫妇曾问我:"国外高级配方奶粉的营养价值比母乳都高,那能不能用高级配方奶粉代替母乳呢?"我的回答是:"当然不能。"

母乳喂养让宝宝长得壮、少生病

宝宝一出生就需要吃东西,而母乳是最能满足其生长发育所需的天然营养品,母乳喂养能够让宝宝更加健康地成长。

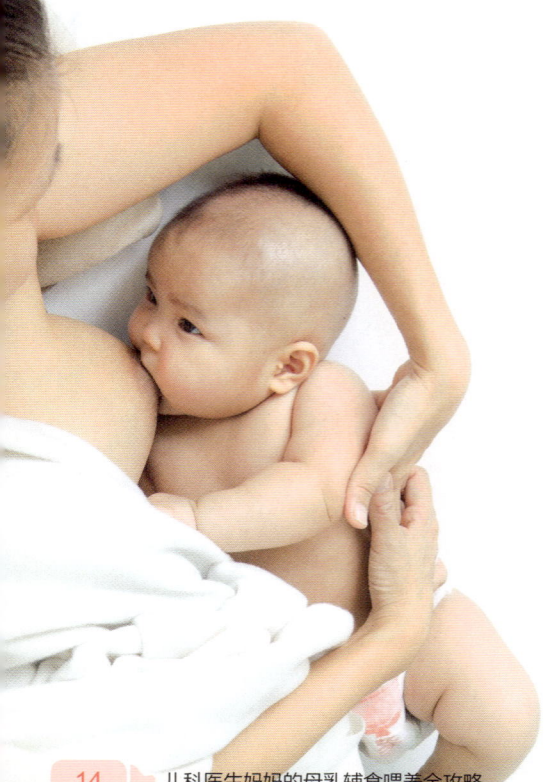

母乳营养丰富、全面

母乳是宝宝最好的食物,这本来应当是众所周知的常识,但是,在多年的行医过程中,我发现并不是所有人都这样想。

母乳中所含的营养成分高达400多种,而且,母乳中的有些营养成分是其他食物无法代替的,比如各种酶类等。它含有宝宝身体所需的一切营养,且容易消化吸收,是宝宝最好的食品。随着宝宝的成长,母乳里所含各种营养的比例也会自动进行调整,达到最佳的哺育效果。

婴幼儿奶粉大多以牛乳为原料,参照母乳组成的模式和特点,进行调整和改善而制成。以下是牛乳与母乳的成分对比表。

牛乳与母乳成分对照表

成分	单位	牛乳（100毫升）	母乳（100毫升）
热量	卡（cal）	66	68
水分	克（g）	87.5	87.5
乳糖	克（g）	4.8	7.5
脂肪	克（g）	3.5	3.5
蛋白质	克（g）	3.5	1.2
脂肪酶		较少	较多
矿物质	克（g）	0.7	0.2
维生素D	国际单位（IU）	0.3~4	0.4~10
饱和脂肪酸	%	65	55
不饱和脂肪酸	%	35	45
胆固醇	毫克（mg）	280~300	300~600
无机盐	克（g）	0.7	0.2
钙	毫克（mg）	125	33
磷	毫克（mg）	99	15
铁	毫克（mg）	0.15	0.21

注：引自《郑玉巧育儿经·婴儿卷》，郑玉巧著，二十一世纪出版社，2008年9月第1版。

在我看来，母乳之所以无可取代，不仅是因为母乳里所含的营养丰富且更容易被吸收，还因为母乳喂养可以提高宝宝的抵抗力。此外，我接触过的宝宝，若患有肠道感染或呼吸道感染，多半都是配方奶喂养的，这说明母乳喂养的宝宝抵抗力普遍更好，不容易生病。

母乳喂养有利于宝宝的肠道健康

母乳喂养对宝宝的肠道健康至关重要，它就像是肠道的第一个卫士，启动了宝宝肠道的免疫功能。

1 母乳喂养不容易受外界的污染。因为乳汁是现成的，不用消毒，不用调配，温度也合适，所以不易引起宝宝腹泻。如果是配方奶喂养，每次都必须严格保证奶瓶消毒以及用水卫生。

2 母乳中有多种免疫抗体，可以提高宝宝的抵抗力，同时可以防止感染源和过敏原进入宝宝体内。

3 母乳中有双歧因子，有助于宝宝肠道内乳酸杆菌的生长，而且可以防止其他有害细菌的生长，促进肠道健康，所以母乳喂养的宝宝患肠胃炎的概率比人工喂养的宝宝低。

4 母乳中还含有乳铁蛋白，它能阻止那些需要铁的有害细菌的生长。

母乳喂养是建立母子情感的第一步

母乳喂养不仅能给宝宝提供充足的营养，还是连接母亲和宝宝的纽带，建立起了母亲与宝宝最初的情感联系。

一位年轻的妈妈问我："医生，1个月的宝宝一次吃母乳150毫升是不是有点多呢？"

妈妈是怎么知道宝宝一次吃母乳150毫升的呢？原来她是把奶挤出来放到奶瓶里吃的，为了清楚每顿到底吃了多少毫升，好判断宝宝吃够了没有。

我告诉她："千万不要再挤出来喂了，一定要亲自喂，宝宝自己知道饱饿，再说了，你看宝宝也并不是每次都吃一样的量，总是在变，对不对？"她若有所思地点了点头。

其实，若不是因为没有办法亲自喂奶而必须做背奶妈妈，所有的宝宝都应当由妈妈亲自喂奶。宝宝依偎在妈妈的怀里吃奶，这是他的特权，他会感到安全、快乐，妈妈也会愉快。母乳喂养还会刺激妈妈产生催乳素，让妈妈身体恢复得更快，还不容易缺奶。

喂奶同时也是很好的母子交流机会，妈妈将宝宝抱在胸前，近距离地看着宝宝的面孔，抚摸着他的肌肤，他是高兴，还是不高兴，妈妈都可以从宝宝的表情看出来。

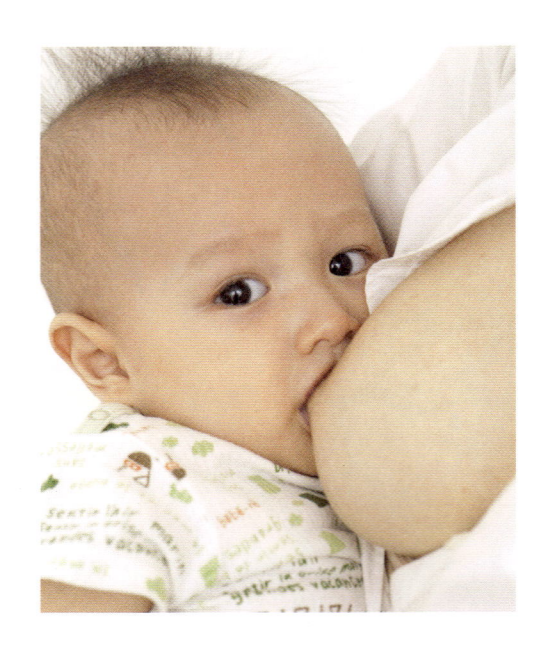

母乳喂养能提高宝宝的免疫力

母乳喂养还能提高宝宝的全身性免疫力，也就是说，母乳喂养的宝宝对任何感染都具有一定的免疫力。作为一名小儿科医生，我深深地体会到，母乳喂养就好像一把金钥匙，神奇地开启了宝宝的全身性免疫力，并不断使它得到提高。我遇到许多纯母乳喂养的宝宝，在添加辅食之前几乎都没有生过病。

国际母乳协会鼓励妈妈们至少母乳喂养到宝宝1岁，尽量让宝宝自然离乳，就是为了要给宝宝足够的抵抗力。我很庆幸，虽然工作繁忙，但忙里偷闲，我的宝宝一直到1岁2个月才自然离乳。

我相信，只要坚持母乳喂养，每个妈妈都会有足够的乳汁供给自己的宝宝。

母乳有不可替代的情感作用

在喂养上,多数人最关注的是宝宝有没有吃饱、营养够不够,却极少有人注意到母乳喂养对宝宝情感上的抚慰作用。

宝宝在吸吮妈妈的乳汁时,躺在妈妈的怀抱里,能够感受到妈妈温暖的肌肤,闻到妈妈身上独特的气味,还可以听到早在子宫内就已熟悉的妈妈的心跳。同时,妈妈在喂奶的时候还会有爱抚的动作、温柔的言语,以及关爱的表情与眼神,这些都能给宝宝传递出安全、快乐、包容的信号,让他感到安心和愉悦,因此,喂奶对于宝宝的身心健康发育有特别重要的作用。

母乳喂养能促进乳汁分泌

相应地,宝宝的依偎、小嘴的吸吮、小手的抚摸,这些也都会激发出妈妈强烈的母爱,促进乳汁分泌、增进母子情感。同时,当妈妈的乳汁分泌充足时,也会减轻妈妈哺乳的心理压力,让妈妈享受到母乳喂养的乐趣。

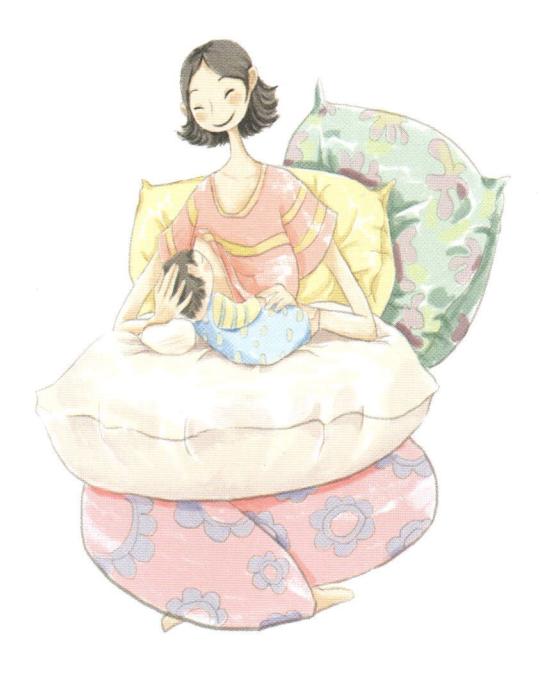

母乳喂养有助于妈妈身体恢复

妈妈在哺乳时释放的激素可以促进子宫很快恢复到正常大小,可以在最短的时间内恢复到产前的"小蛮腰";乳汁的分泌会消耗妊娠期间积蓄的脂肪,达到健康减肥的效果,这对于爱美的妈妈们来讲也是很好的心理抚慰。

母乳喂养实实在在是一举多得的事,何乐而不为呢?为了宝宝能够健康地成长,让我们将母乳喂养进行到底吧!

妈妈加油站

现实生活中很多妈妈因担心母乳喂养使乳房下垂而不给宝宝喂母乳。其实,产后乳房下垂并不是永久的,只要坚持正确哺乳,哺乳期过后,经过适当锻炼,你反而会拥有更加完美的胸部。相反,拒绝母乳喂养给宝宝的健康带来的不利影响却是永远无法弥补的。

母乳喂养,给宝宝最好的免疫力

做好哺乳准备，医生妈妈有妙招

妈妈产前营养足，产后乳汁多

乳汁多得益于妈妈，如果妈妈产前就有良好的饮食习惯，营养充足，那么产后乳汁缺乏的情况是非常罕见的。我总结了这样几个对于促进乳汁分泌有利的要点。

每天都要摄取足够的优质蛋白

肉是很重要的优质蛋白来源，但也不能光吃肉，鱼、虾、鸡、鸡蛋等也是特别好的动物蛋白来源；植物蛋白也需要适当补充，像大豆、粮谷、花生、核桃等都含有丰富的植物蛋白，尤其是豆类。

多吃含钙、铁的食物

孕妇钙、铁元素的缺乏率较高，妈妈要从孕中后期起注意多吃点钙、铁含量高的食物。

· 经常吃些海带、虾、鱼类等高钙食物。此外，建议妈妈们从孕中期开始一直到哺乳期，每天坚持喝250毫升牛奶，同时要晒晒太阳，促进钙的吸收。

· 动物肝脏、动物血、瘦肉、鱼肉及富含铁的蔬菜（油菜、菠菜等）都是补铁的来源。还要注意维生素C的摄入，因为维生素C可以促进铁的吸收利用。

要多吃蔬菜水果和粗粮

蔬菜水果以及粗粮可以补充膳食纤维、维生素、微量元素等营养素，还可以促进乳汁分泌，比如足够的B族维生素就能使乳汁充沛。蔬菜水果种类很多，适宜多变换着吃，粗细粮也适宜搭配着吃。我很喜欢在煮饭或者煮粥时随手放一点大豆、红枣之类的，做起来不费劲，又增加了营养，而且全家老小都能吃。

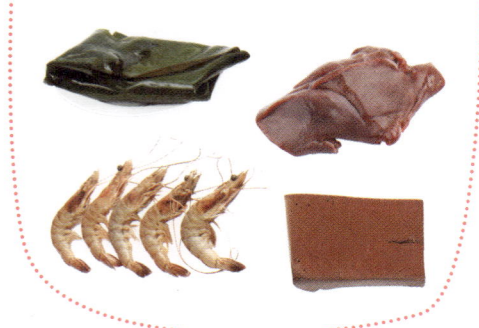

营养问题说来说去就是几个一，只要每天能吃"一个鸡蛋、一杯牛奶、一两肉、一斤蔬菜、一把水果、一斤饭"，基本上营养就不用太操心了。

产前按摩乳房能促进产后乳汁分泌

产前按摩乳房有利于产后乳汁分泌,这是因为按摩促进了乳腺管疏通,有的妈妈产后感觉乳房明明很胀,但就是下不来奶,这就是因为乳腺管没通。

一般来讲,产前不论从何时开始按摩都不晚,重点在于坚持,坚持的时间越久,按摩的效果就越好。但是,多数妈妈都是从孕晚期开始重视起来的,这个时候面临生产,我建议妈妈们就不必刻意为之了,可以在洗澡或是睡前随手按摩,避免过度刺激乳房,引起异常宫缩。

按摩的步骤如下

先将双手洗净,再用清水将乳房擦洗干净,涂上按摩油。

用双手手掌在乳房周围轻轻按摩1~3分钟。

用手指从乳房根部向乳头处轻轻抓揉10~20下。可以用拇指和食指轻轻揉捏几下乳头,以增加其韧性。

将手掌覆在乳房外侧(腋下),横着向里用手心推3下。

将手掌放在乳房的侧下方,斜着往上用手心推3下。

将手掌放在乳房的下方,从下往上用手心推3下。

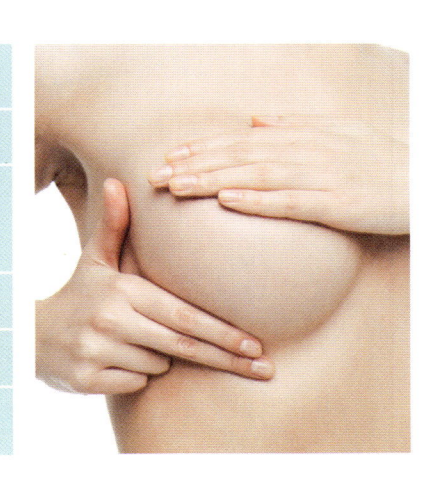

按摩的注意事项

1 清洗时不要使用肥皂或沐浴露搓洗乳头,这样会破坏其外层的保护性油脂。

2 洗完后将乳房用干净毛巾轻轻蘸干,暴露几分钟,待全干后再穿衣服。

3 如果有早产迹象,或者按摩乳房时出现令人不适的宫缩,则千万不要再继续按摩了。

妈妈加油站

生完宝宝的头两三天会在医院度过,这正好是促进下奶的关键时间,让宝宝多吸吮乳房非常有用。在宝宝睡着而自己没睡时,妈妈就可以用手握住乳房,向乳头方向推压,一旦有乳汁被挤出,就表示乳腺管通了,母乳喂养也就成功了一半。

坚定哺乳信心让母乳源源不断

每当有妈妈表示愿意母乳喂养宝宝时，我都特别高兴，而且这样的妈妈越来越多了，可是也常常遇到因为各种原因而对母乳喂养信心不足的妈妈，下面这三种情况比较典型。

> 妈妈A：医生，我一直坚持母乳喂养，我也觉得宝宝只要情绪OK，体重低一点没太大问题，可是每次一到体检，看到别家宝宝的个头都比我家宝宝大，我就总不由自主地怀疑我的奶是不是不够吃。

> 妈妈B：我婆婆老觉得宝宝一哭就是饿了，我一喂奶她就盯着看，如果宝宝吃得不认真，婆婆就立马叨叨"没有奶没有奶，宝宝饿坏了"，本来我是高高兴兴来喂奶的，可婆婆这么一说，我也不知道自己是因为心情糟糕下不来奶，还是自己真的奶就不够，我真的没信心了。

> 妈妈C：带宝宝出门，总是有热心人问："奶多吗？""一天喂几次啊？"然后传授宝宝应该吃多少的经验给我，还常常被质疑喂养细节，同样是母乳喂养的妈妈，感觉自己蠢蠢的，不知道能不能顺利母乳喂养到最后。

若想母乳喂养成功，首先一定要对自己有信心，这是母乳喂养成功的基本要求。从理论上来说，妈妈无论乳房的形状、大小如何，都能制造出足够的奶水供给自己的宝宝，即便是双胞胎妈妈，也是可以的。

宝宝出生的前几周至几个月，对妈妈来说也许是最艰难的时期：产后虚弱、伤口疼痛、疲劳等都会让人感到力不从心。此时除了要多让宝宝吸吮，还需要家人多配合，宝宝和妈妈都要尽量保证休息时间，而最关键的就是，家人一定不要质疑妈妈的奶量，奶量是渐渐增加的，但家人或者旁人的质疑会让妈妈感到焦虑甚至抑郁，家庭成员应当作的是多给予妈妈鼓励和陪伴。

乳房清洁与保养是必要的，但应有度

当宝宝出生、胎盘娩出，泌乳素就会开始指挥制造乳汁了，但乳汁并不会很快就被宝宝吸出来，通常要在2~3天后才会出来，这时妈妈会感到乳房充盈、胀痛、麻痒等，与此同时乳房也开始经历哺乳的考验。哺乳前后，乳房的清洁与保养非常重要，但很多妈妈矫枉过正，反而走入误区。

穿戴合身的文胸

哺乳期前，乳房的尺寸与重量仍会增加，到了哺乳期，乳房还会比分娩前后再增大不少，所以文胸一旦发现有点勒，就得及时更换，不宜将就。

由于孕产哺乳期妈妈新陈代谢快，因此文胸要勤洗勤换，热天一天一洗，冷天三四天一洗是比较适宜的。

乳头的清洁与保养

乳头上有积垢和痂皮是正常的，不做清洁也并不影响将来哺乳，但如果不能容忍，也千万不要直接用手指硬抠下来，这样做很容易损伤皮肤以及乳腺管出口，可以试试用植物油或矿物油涂敷乳头，使积垢和痂皮变软，再用温水和软毛巾轻轻擦洗进行清除，清除后涂些防裂油避免皮肤破损。

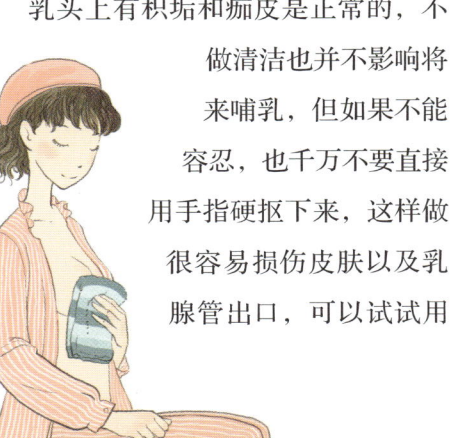

有的妈妈会认为洗得越干净越好，其实并不用过度清洗，过度使用肥皂、浴液等清洗乳头，反而会破坏皮肤功能，招致细菌感染。

不必每次哺乳前都清洁乳头

为了让宝宝吃得卫生，妈妈们往往都认为应当在喂奶前先擦洗一下乳头，其实不然。宝宝吸奶时先吞咽乳头和乳头周围皮肤上的需氧菌，再吸到乳腺管内生存的厌氧菌，这些细菌有利于宝宝肠道建立正常菌群，有助于消化吸收，同时可以促进免疫系统发育。

建议妈妈在哺乳前后不要特别清洁乳头和乳晕，只需要注意洗干净双手，哺乳完后待乳头风干再穿上文胸，平时常规洗澡即可。

准备好哺乳用品让喂奶更省心

让哺乳更舒适的小道具

布置一个舒服的座位：在沙发边、床边放一个搁脚凳，喂奶时能省不少力。

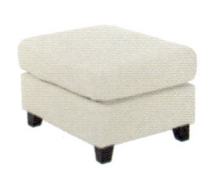

一个靠枕或哺乳枕：喂奶时可以用靠枕来支撑胳膊，让胳膊不那么累。哺乳枕的作用与靠枕类似，但比靠枕更有针对性，能够卡在妈妈身上，让宝宝正好在乳房附近，这样妈妈的手只用护着宝宝就行了。

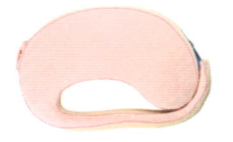

一个小箱子：在哺乳时，妈妈不方便走动，可以将可能需要用到的东西集中放在一个箱子里，这个箱子放在随手能拿取的地方。

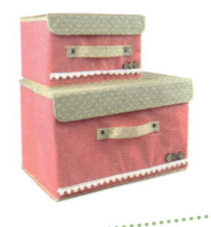

宝宝用得到的

1. **口水巾**：防止奶水沾湿衣服。

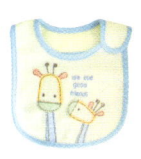

2. **纸巾**：宝宝吐奶时擦拭奶汁。

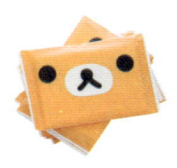

妈妈用得到的

1. **防溢乳垫和乳头霜**：喂奶时另一侧乳房可能会漏奶，这时需要用到防溢乳垫；如果乳头破裂，喂奶后可以擦拭乳头霜。

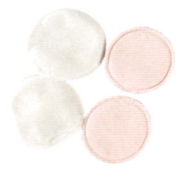

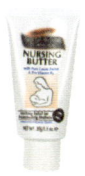

2. **水杯或水壶**：喂奶时妈妈也应当喝点水，这样有利于乳汁分泌，有的妈妈喂奶时会感到非常渴。

3. **手机或者时钟**：可以帮助妈妈判断宝宝的吃奶时间。

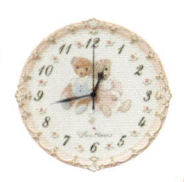

妈妈加油站

宝宝吃奶的时候，枕头、毛绒公仔这些床上经常摆放的东西要放在离宝宝远一点的位置，也不要让宝宝趴在沙发或任何柔软的椅子上睡觉，这些都会增加宝宝窒息的风险。

何时喂，喂多少，根据宝宝情况定

门诊案例

有一次去查房，一位奶奶正在给刚出生的孙子喂配方奶，我问："为什么不让宝宝吸妈妈的奶呢？"奶奶说儿媳妇下不来奶，宝宝饿得嗷嗷哭，着急了才给喂的配方奶。奶奶的心情我能理解，可是做法却让人无语。类似的事情经常发生。其实，宝宝第一天来到这个全然陌生的世界，哭是自然的，这个时候他需要的是拥抱、吸吮和一切令他感到安全的东西，而不是喂配方奶。一定要尽早吸吮，这是下奶的基本要求。在我的劝说之下，奶奶没再继续喂配方奶，而是让宝宝坚持吸妈妈的奶，那位妈妈也很快下奶了。

出生后半小时就要让宝宝吸吮乳房

一切顺利的话，宝宝出生后，做些简单的处理，护士就会将宝宝放到妈妈的怀里，并告诉妈妈可以喂奶了。出生后早点让宝宝多吸吮，这对成功实现母乳喂养非常重要。

> 吸吮可以帮助宝宝消除在分娩过程中承受的紧张，帮助宝宝适应新环境。
>
> 吸吮有助于宫缩，有利于胎盘的娩出，减少妈妈产后出血，有利于产后恢复。
>
> 吸吮可以刺激妈妈的脑垂体，脑垂体给身体发出指令，多分泌泌乳素，这样妈妈就能早下奶、多下奶，为成功实现母乳喂养打好基础，这才是最重要的意义。

只要条件允许，宝宝刚一出生，就要抱到妈妈怀里吸吮。新生儿在出生后20~30分钟吸吮反射最为强烈，这时大多数宝宝都准备好吸吮妈妈的乳房了，如果错过了这个黄金时间，在今后的1天半之内，宝宝的吸吮反射会有所减弱。

只要宝宝开始吸吮妈妈的乳房了，以后只要喂勤快点，比如1~2个小时就喂一次，母乳很快就会下来，如果这时喂奶粉就容易导致纯母乳喂养失败。

新生宝宝要按需喂养

在门诊中,有太多太多的家长来咨询类似下面的问题:

"医生,我想知道宝宝一顿吃多少才够啊?母乳的量也看不到,真担心会饿着宝宝。"

"医生,宝宝似乎很容易饿,才喂完没多久又想吃,如果一饿就喂,会不会养成不好的进食习惯啊?"

"医生,看到有的书上说宝宝三四个小时喂一次,到底按需喂养好还是定时喂养好呢?"

爸爸妈妈总是希望得到宝宝喂养的最佳标准,事实上哪里有普遍适用的标准呢?认为宝宝应该3~4个小时喂一次是错误的,新生儿一定是按需喂养的,宝宝饿了就要吃,能吃多少就喂多少。宝宝的能量消耗不是任何时间段都一致,而且母亲每次分泌的母乳量也并非总是一样的,按需喂养能为宝宝提供足够的热量和营养。

另外,宝宝会逐渐形成自己的作息规律,到3个月左右,大多数时候宝宝都是大约3~4个小时喝一次奶,偶尔也会很快又要吃奶,但这并不会养成不好的进食习惯,家长要充分相信并尊重宝宝的需求。宝宝和妈妈相互适应后,妈妈的奶水分泌就会达到刚好能满足宝宝需要的平衡状态,有了一定规律后,妈妈也不那么累了。

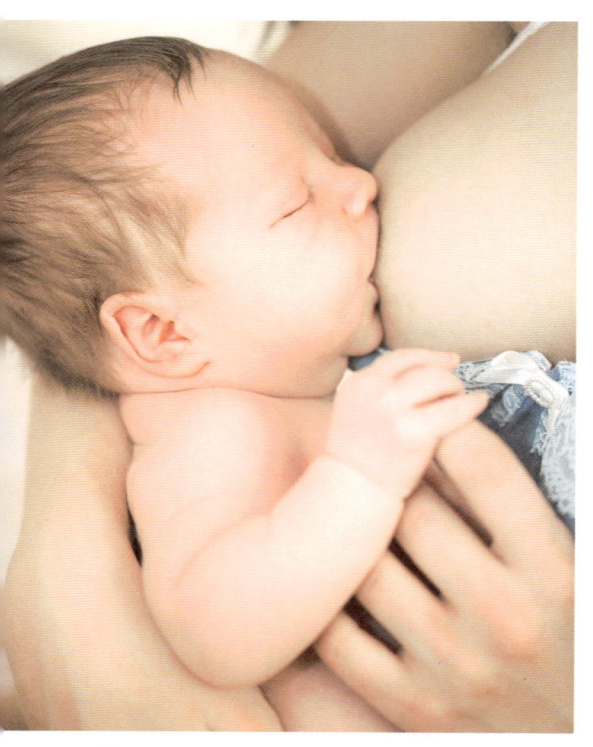

按需喂养是指宝宝饿了就喂奶,而不是宝宝一哭就喂奶,妈妈们要注意区分。

妈妈加油站

宝宝饿得快,妈妈就容易担心宝宝是因为没吃饱。宝宝越是小,越是频繁地要吃奶,这一方面是因为宝宝胃的容量小,另一方面是因为母乳好消化、易吸收,往往一两个小时就排空了。宝宝想吃奶,妈妈就放宽心喂吧,不会有坏处的。

宝宝总睡别担心，饿了自然醒

新生儿都是贪睡的，1个月以内的宝宝，每天睡20个小时都不过分，基本上除了吃就是睡，满月后清醒的时间渐渐多了起来，2~3个月的宝宝每天需要睡16~18个小时，此后至1岁左右每天需要睡15~16个小时，2~3岁每天需要睡12~13个小时。

宝宝的睡眠时间是随着月龄增加渐渐减少的，宝宝睡得多是十分自然的事情，本是无须担忧的，可并不是每一位父母都能安心。

门诊案例

有个妈妈抱着宝宝，十分忧心地问我："医生，您给看看宝宝这样子正常吗？"

小家伙正躺在妈妈怀里呼呼大睡，模样可爱极了！我不解地问妈妈发生什么事了。

原来，宝宝出生1个月以来，除了吃就是睡，妈妈担心宝宝有问题，就抱来医院想看一看。

我哭笑不得，宝宝出生后头几个月爱睡觉是正常的，以后会渐渐睡得少。

这位妈妈又接着问："如果宝宝睡得太久，我要不要叫醒他吃奶呢？"

通常来说，不满1周的宝宝如果一次睡得太久，超过4个小时，是需要唤醒来喂奶的，但这个阶段十分短暂。在现实生活中，大多数宝宝不需要叫醒喂奶，宝宝饿了会自然醒来。

绝大多数时候宝宝都不必叫醒喂奶

新生儿生理能力弱，主动性差，而生长发育又十分快。1周内的新生宝宝以及早产宝宝如果一觉睡得超过4个小时，或者遇到妈妈奶胀，就需要唤醒来喂奶。新生儿每天可以喂8次以上，每次间隔在4个小时以内。

而1个月以后的宝宝睡着了就完全不必要叫醒喂奶，因为这时宝宝已经能够在饿的时候自己醒来要奶吃了。

有的宝宝从4个月左右开始就能在夜晚连续睡整觉了，这中间会自己醒来要吃一次奶，有的宝宝夜里甚至一次奶也不吃了，这时也不必刻意叫醒喂奶，因为睡整觉对宝宝的生长发育意义更大。如果宝宝夜里只吃一次奶或者完全不用吃奶了，妈妈奶涨就应当起床，将奶挤出保存起来，如果妈妈没有奶胀的感觉，那么和宝宝一起睡个好觉是最好不过的了。

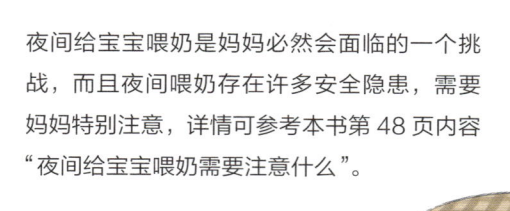

夜间给宝宝喂奶是妈妈必然会面临的一个挑战，而且夜间喂奶存在许多安全隐患，需要妈妈特别注意，详情可参考本书第 48 页内容"夜间给宝宝喂奶需要注意什么"。

整夜不醒来吃奶并非坏事

有的妈妈会担心宝宝整夜不吃奶会影响生长发育，这是不必要的担心，因为睡眠期间人体代谢慢、消耗少，且夜间激素分泌旺盛，反而有利于宝宝生长发育。此外，夜里睡长觉是宝宝建立昼夜规律的良好表现，同时大人也能得到足够的休息。

妈妈加油站

让宝宝晚上能够睡长觉十分必要，如果宝宝自己已经能够睡一整觉，父母千万不要人为干扰他。比如晚上家里仍然灯火通明，睡前和宝宝玩剧烈逗笑的游戏，电视的声音开得十分大，宝宝睡眠的地点不固定等。

如果家长仍然感到担心

如果家长仍然感到不放心，害怕宝宝饿着，可以试着唤醒，有时一些简单的方法可能会很奏效。

用温柔的声音试着叫宝宝的名字，并且观察宝宝的反应，如果没有醒来，可以缓慢地把宝宝抱起，轻声说话、唱歌，或挥动他的手臂、双腿，甚至可以轻挠他的脚底、摩擦他的脸颊等。

看看是否需要换尿片或者纸尿裤了，如果感觉可以换一片了就试试看，也许宝宝会因此醒来。

如果宝宝睡得实在很香，怎么样也不肯醒来，那说明他并不饿，也没有感到不舒服，就让他再睡会儿。千万不要用很突然的动作来叫醒宝宝，比如给睡着的宝宝脱衣服，宝宝大多讨厌脱衣服，因此醒来可能会不停地哭闹，并且不易安抚。

6个月以后夜里仍醒来几次要吃奶

一般6个月以后宝宝就可以养成晚上睡整觉的习惯了，如果宝宝仍然几次醒来要吃奶，不吃就不肯睡觉，多数情况并不是宝宝饿了，而是妈妈养成了宝宝有一点动静就喂奶的习惯。

宝宝夜间醒来，不要急着喂奶

很多宝宝夜间醒来时动一下就会重新睡着，如果妈妈急着给他喂奶或者把他抱起来，反而会弄醒他。如果宝宝没能自己入睡，妈妈再适当给予安抚也不迟，这时可以轻柔地在宝宝耳边说说话，抚摸一下他的后背，尽量不要喂奶。

如果宝宝还是哭闹不止，在确定他没有生病，也不需要换尿片时，可以让他吸吮安抚奶嘴试试。

此外，有的宝宝习惯了安抚性吃奶，当妈妈在旁边哄睡时，反而无法入睡。所以，当宝宝夜里醒来时，可以由家人帮忙安抚。一开始，宝宝可能不会很配合，只要坚持7~10天，宝宝夜里频繁醒来要吃奶的情况就可以好转，最终一定能戒掉。

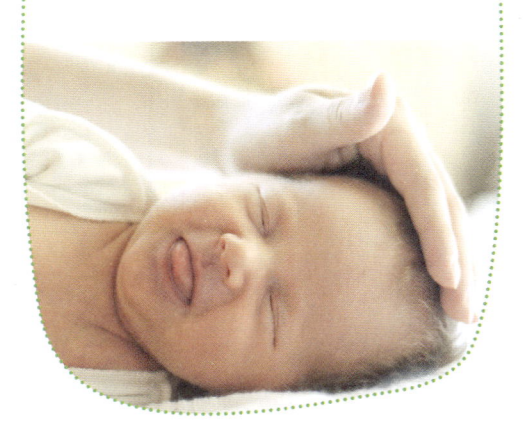

减轻宝宝的分离焦虑

宝宝在6个月以后会逐渐产生分离焦虑，往往过分依恋父母，不愿与熟悉的人分开，怕见生人，这样的宝宝夜间醒来也可能是因为分离焦虑造成的。

对于这种情况，妈妈一定要有原则：不要抱起、不要开灯、不要唱歌、不要说话、不要喂奶，否则宝宝夜间醒来的行为会被不断强化，以至于到一两岁都很难再整晚安睡。

同时，在白天，家长要多陪宝宝玩耍，特别是捉迷藏的游戏，让宝宝知道家人都很爱他，即便暂时看不见，也并没有消失，而是就在身旁，以减轻宝宝的分离焦虑。

养成良好的睡前习惯

在宝宝入睡前1小时,应该让他安静下来，并让宝宝学会自己入睡，而不是被抱着或摇着进入梦乡，否则，宝宝晚上醒来，也会想让人再次抱起。

另外，可以建立一个有规律的睡前程序。例如当宝宝有睡意时尽快将他放到床上，灯光调暗，并播放固定的音乐或童谣，音量由大到小，让宝宝逐步建立条件反射，从而容易进入睡眠状态。

宝宝食量各不同，别和其他宝宝比

虽然总是在给家长们强调按需喂养，可是总有一个别人家的宝宝让家长们惶惶不安，生怕自己家的宝宝没吃够。

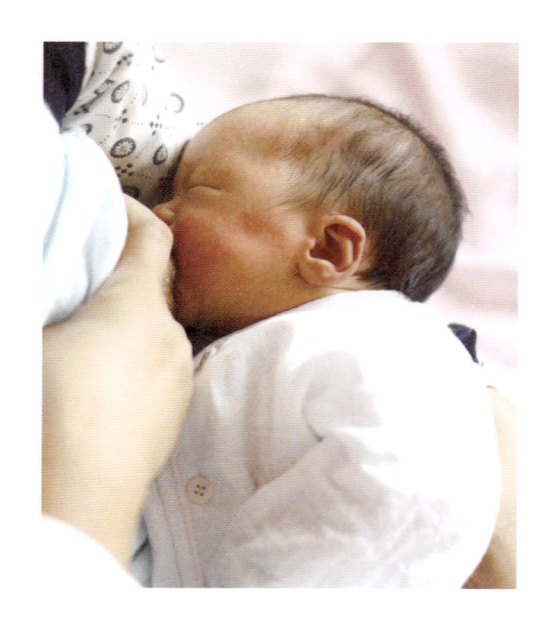

每个宝宝的食量都不一样

每个宝宝都有自己的特点，食量自然是不一样的，没有可比性。宝宝自己也知道要吃多少，饿了就会要吃，吃够了就会停止。只要宝宝身体舒适、生长正常就不必担心。

家长千万不要强求宝宝一顿一定要吃完多少量的奶，也不要一看别人家的宝宝比自己家的宝宝能吃，就感到焦虑不安，甚至强迫宝宝加餐。勉强进食会给宝宝的肝肾带来负担，也可能导致宝宝拒绝吃奶，还可能给宝宝带来令人遗憾的心理伤害。

不要过于关注每顿吃多少，重点是一天的总食量

宝宝一整天下来的总食量都较为规律，一般和前一天差别不大，整体是往后慢慢增加。但是每个宝宝增加的幅度和频率不同，不能简单比较。

假如宝宝一天的总食量有暴增或锐减的情况，要多留心宝宝的精神状态与排便情况：假如一切正常，偶尔增减并无大碍；假如宝宝身体不舒适，食量有可能受影响，要看看是不是胀气、肚子痛、长牙、鼻塞等，另外奶嘴孔径不合适也会影响宝宝食量。

根据实际情况调整宝宝的食量

如果宝宝提早饿了，下一餐可以考虑多喂一点。

如果宝宝这一顿吃得意犹未尽，可以让他多吃一会儿。

如果宝宝吃了一会儿就心猿意马，说明他不饿，不必勉强喂了，等他饿了再给。

留意宝宝吃饱的信号

由于不清楚宝宝是否吃饱了，很多妈妈看到宝宝不肯再吃奶，就以为是自己奶水不足，动摇了母乳喂养的信心，或过早地给宝宝加了奶粉。

判断宝宝是否吃饱了，有很多途径，比如看大小便、睡眠、体重增长情况等都可以：宝宝吃饱了便便是金黄色、小便次数在6次以上且不发黄；吃饱后睡觉很安静，即使不睡觉也充满活力；宝宝如果吃饱了，3个月内几乎每天长30克，3~4个月每天长约20克，不过出生第1周体重会有暂时性降低。

不过以上这些都是一时之间难以把握的，最直观的还是看宝宝的表现，如果宝宝吃饱了，他会有下面这些表现。

吃奶速度慢下来，吸吮力度也减弱，而且显得漫不经心，跟刚开始时的迫不及待完全不同。

把奶头吐出来，如果累了会闭着眼休息，或睁着眼发呆，如果用乳头逗弄他的嘴角，他也无动于衷。如果不累，就会玩耍妈妈的乳头，用小舌头将乳头顶出来，然后再吸进去，再吐出来，还会伸出舌头再舔一舔，但就是不再吸吮。

开始跟妈妈或周围的人咿呀"说话"，头转向离开乳头的方向，对乳头不再关注。

如果妈妈想强行把乳头塞给宝宝，宝宝会转开头躲过去，如果躲不过去会大哭表示抗议。

当宝宝有了以上表现就说明他吃饱了，妈妈就不要再勉强喂了，如果妈妈坚持喂，很可能会把宝宝逗引得吐奶，甚至有些倔强的宝宝会因此厌奶。

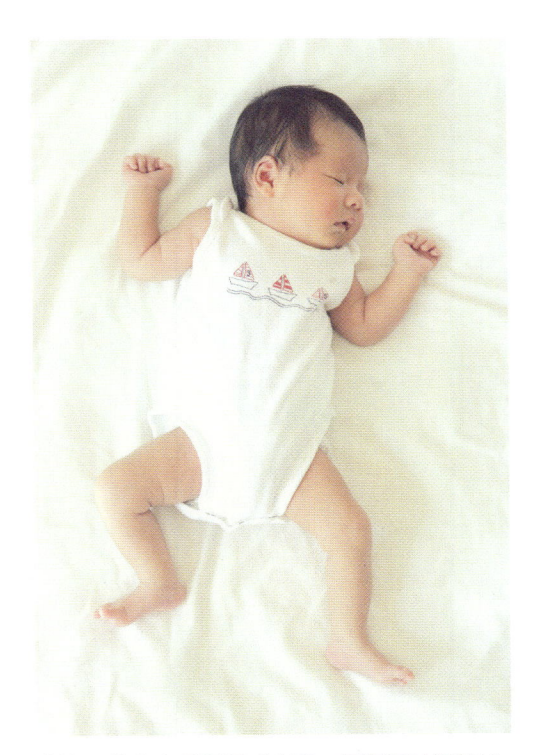

吃饱了的宝宝睡眠相对安稳，且睡眠时间较长，醒来时也会比较安静，作息容易有规律。

妈妈加油站

过度喂养的情况在奶瓶喂养的宝宝身上更容易发生，这与每次奶瓶喂养量完全由大人控制不无关系。大人总是存在一种希望宝宝吃更多的心理，很多大人冲奶粉时还喜欢让奶粉冒尖，刻意多放奶粉，加上宝宝用奶瓶吃奶不费劲，就容易胖起来。肥胖不代表宝宝长得好，而是一种病态，从婴儿期就开始的肥胖，将有可能增加儿童期及成年后肥胖的风险。

母乳喂养，给宝宝最好的免疫力

怎样知道宝宝饿了

给宝宝喂奶要遵照他的需求来,不限定时间和次数,宝宝想吃了就喂,哭闹是最明显的要吃奶的信号,但并非所有的哭闹都表示饿了。

提示宝宝饥饿的信号有很多,比如咂嘴的声音、转头找妈妈等,具体的表现有以下几种情况。

> 宝宝躺着时,头不停地向左向右转,像寻找什么东西似的,同时小嘴张开,这是在寻乳,要吃奶了。
>
> 宝宝会吸吮在嘴边的所有东西,比如被角、袖口等,还会把小手放到嘴里有滋有味地咂吧,这就是想吃了。
>
> 用手指点宝宝的嘴角,宝宝的嘴会迅速张开并转向手指,如果躲闪不及,手指会被宝宝嘴巴碰到。
>
> 把宝宝抱在怀里,宝宝会把头转向怀抱里乳房所在的位置并张开小嘴,碰触衣服,含不到乳头就会哭。

当宝宝有了这些表现时,妈妈只要把乳头送到宝宝嘴边,宝宝就会急不可待地叼住乳头,开始快速有力的吸吮,而且吃得非常认真,很难被打扰,如果你强行拔出乳头,宝宝就会大哭,这说明他真的饿了。

每个宝宝饿了的表现不尽相同,宝宝越大表现越有差异,久而久之,妈妈也会慢慢摸清楚宝宝的脾气,明白宝宝饿了的表现,进而培养出默契的亲子关系。

纯母乳喂养宝宝需要喝水吗

水确实是宝宝不可缺少的营养素,不过,纯母乳喂养的宝宝是不需要喝水的,因为母乳的主要成分就是水,能够满足宝宝对水的需求。

很多妈妈都说自己是纯母乳喂养,然而仔细再问是否除了母乳,有没有再吃别的东西,答案总是惊人地雷同。

门诊案例

有一位妈妈来咨询纯母乳喂养宝宝时,为何宝宝吃的次数不少,但奶水却一天一天地少了呢?

妈妈特意强调了是纯母乳喂养,如果真的是纯母乳喂养,宝宝的食量会一天天地大起来,妈妈的母乳自然而然要增加的,没有不增反减的道理,我问她除了母乳平时还给宝宝吃什么。

妈妈很困惑:"只吃母乳啊,现在天热,每天会喝几次水,要不肯定会渴的不行,喝水应该不算吧?"

很多妈妈都是这样的想法,认为喝水算不上是吃东西,然而,对于几个月内吃奶的宝宝来说,不应当轻易喝水。因为宝宝的胃还很小,如果多次喝水,就会影响到母乳的摄入,母乳吃得少了,就会错误地给身体反馈减少乳汁分泌的信号,奶水就会减少,反而不利于持续的母乳喂养。

门诊案例

我继续问:"宝宝是否常有腹泻?"妈妈点了点头,说:"是啊,天热以后腹泻多了起来,医生,这是怎么回事呢?"

我告诉这位妈妈:"宝宝肠胃较弱,母乳对宝宝来说是很清洁的食物,而水是外源食物,极容易带来污染物。首先是水源污染,其次喂水的工具也可能不够清洁,这些都会导致宝宝出现腹泻,影响营养吸收。"

妈妈这才明白过来,1个多月后复诊,妈妈说从上次问诊以后就没再给宝宝喂过水,宝宝体重上来了,自己的奶量也跟上来了。

母乳喂养是按需喂养,当宝宝渴了时,他会要求进食,天热了也是这样,假如天热宝宝流了汗,宝宝会多吃几口奶,或者要求多吃一次奶,以解决补水的需求,不需要刻意给宝宝喂水。

想要知道宝宝是否真的缺水,可以观察尿液,尿液无色透明或微黄都是正常的,如果尿液偏黄,说明水摄入少了,下次给宝宝多喂会儿奶就行。

当然,如果宝宝出现了特殊情况,医生确认需要补充水、维生素、矿物质或者服用药物等,则应遵医嘱执行。

一定要清楚什么是纯母乳喂养,纯母乳喂养的定义是:在婴儿生命最初的4~6个月内不喂除母乳之外的任何食物或饮料,甚至不喂水。母乳中80%以上都是水,宝宝喝够了母乳,就不会缺水,纯母乳喂养不但可以补充宝宝所需要的水分,还能保护宝宝不被腹泻困扰。

妈妈加油站

有一种情况要区别对待,每次喂奶后应当给宝宝喝少许水漱漱口,这样做不是为了给宝宝喝水,而是为了清洁口腔。

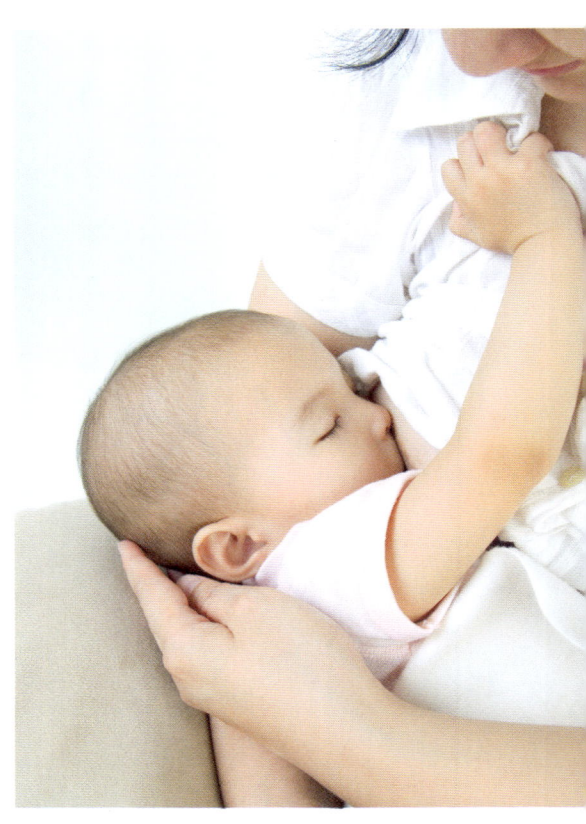

母乳中80%以上都是水,只要让宝宝喝够了母乳,一般都不会缺水。

母乳喂养,给宝宝最好的免疫力 31

不要给宝宝喂葡萄糖水

虽然我总是向家长们强调不用给母乳喂养的宝宝喝水,但是却发现越来越多的家长在给宝宝喂葡萄糖水,细问下来,下面这四种情况最为典型。

1 宝宝出生后好几个小时都没奶喝,每次哭就喂点葡萄糖水,很快宝宝就安静地睡了。

新生儿是带着水与能量降生的,最初几天他只需要很少的初乳就足够了,即便没有吃到奶,也不会缺乏营养。此时喂了葡萄糖水,宝宝会对甜食产生依赖,十分不利。

2 宝宝不爱喝水,但用葡萄糖水喂宝宝,宝宝每次都能喝上一些,不用担心缺水,也很营养。

母乳喂养的宝宝以喝奶为主,水分是充足的,所以宝宝不爱喝水是十分正常的。

3 听说喝葡萄糖水能退黄疸,所以给宝宝试了试。

黄疸在新生儿中很常见,随着宝宝排便增加,渐渐就会好起来,葡萄糖水只是补充了血液中的葡萄糖含量,与退黄疸没有什么关系。

4 我家宝宝吃得少,怕营养不够,喝点葡萄糖水补补就放心些了。

葡萄糖的确是一种重要的营养成分,但是决不能将葡萄糖水当作普通营养素,它应当划归为药物,供静脉输注用。当它通过肠道时,几乎不需要任何消化就会被吸收,会对宝宝的胰腺产生较大压力,这不符合宝宝的需求。

给宝宝喂葡萄糖水还会带来诸多问题

甜食吃多了会让宝宝不愿意吃奶或者辅食,时间长了宝宝会出现营养问题。

糖水很容易与细菌发酵产生酸化唾液,极容易损坏牙齿。

依赖上了甜食后,宝宝很难戒掉,当不满足他吃甜食的要求时,宝宝往往会拼命哭闹,直到满足,形成偏食习惯,且容易肥胖起来。

家长们一定要重视起来,不能将葡萄糖水等同于水或母乳。

纯母乳喂养至少坚持6个月

母乳是宝宝最好的食物,世界卫生组织建议,给予6个月以内的宝宝纯母乳喂养,6个月到2岁或更长时间内,在继续母乳喂养的同时,补充其他食物。

然而最新数据显示:最近20年,母乳喂养率一直在下降,全国0~6个月宝宝的纯母乳喂养率从1998年的67%下降到了如今的28%,在城市里,这一数字更低,不足16%。观念误区、缺乏指导、来自社会的支持少,这是母乳喂养面临的几个困难。

门诊案例

有一位美国妈妈在中国遭遇了母乳喂养的难题,总有人问她:"你宝宝看起来太瘦,得加点奶粉吧?"

这位妈妈无奈地告诉我:"我的宝宝并不是很瘦,他只是看上去没那么胖,而且他总是充满了活力,我认为他十分健康。这里的人都认为宝宝应该胖乎乎的才对,所以好多人建议我给宝宝加配方奶。"她的中国婆婆看到宝宝体重增加不快,甚至偷偷买了奶粉,尝试着给孙子喂。

我看了宝宝的生长曲线,的确很正常。我鼓励她从改变婆婆做起,老人比较相信权威,可以带婆婆一起来听医生的建议。

之所以建议坚持纯母乳喂养至少6个月,是因为即便不添加任何食物,妈妈的乳汁也完全可以满足6个月以内宝宝的营养需求。此外,大量的研究表明,即使是处于营养不良边缘的妈妈,所分泌的乳汁也仍然能满足宝宝的需求。

早期纯母乳喂养如果坚持下来,宝宝的发展将更为健康,例如,免疫力更强、智力提升更快、婴儿猝死症的发生较少、儿童期肥胖发生较少等,这些益处可以一直延续到成人期。

上班族妈妈在宝宝三四个月的时候可能会因上班而中断哺乳,但只要妈妈自己有信心,通过挤奶、存奶,也可以将母乳喂养坚持下来。

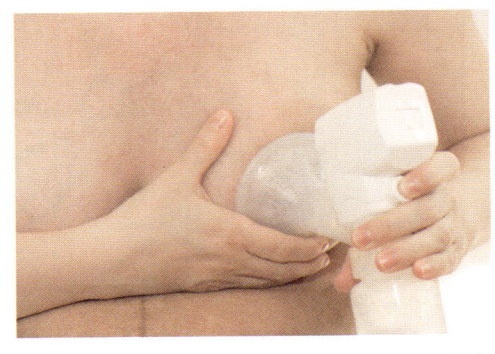

关于上班族妈妈挤奶、存奶的详细知识,可以参考本书第45页和第46页的相关内容。

掌握喂奶技巧让喂奶更轻松

找到最适合自己的喂奶姿势

一开始喂母乳总会比较笨拙，不知道怎样的喂奶姿势才是最好的，所有的妈妈都会遇到这个问题，其实也没有捷径，关键是靠自己去试，体会一下、实践一下，慢慢地就能找到自己喜欢的姿势了。

最常用到的四种哺乳姿势

摇篮式

妈妈用手臂的肘关节内侧支撑住宝宝的头，宝宝的腹部紧贴住妈妈，当需要的时候，妈妈用另一只手托住正在哺乳的乳房，这种方法最容易学，在家里或者户外都方便，是新手妈妈常用的姿势。

托起乳房也有一定的方法，一般的做法是用 C 字形法托起：妈妈将拇指和其余 4 指分别放在乳房的上下方，食指支撑着乳房基底部，大拇指轻轻放在乳房的上方。采用这种方法，妈妈可以通过活动拇指与食指轻压乳房，以改善乳房形态，使宝宝容易含接，但是要注意托乳房的手不要太靠近乳头处，这样会妨碍宝宝吸入更多的乳晕部分，也不要让乳房堵住宝宝的鼻子，保证呼吸畅通。

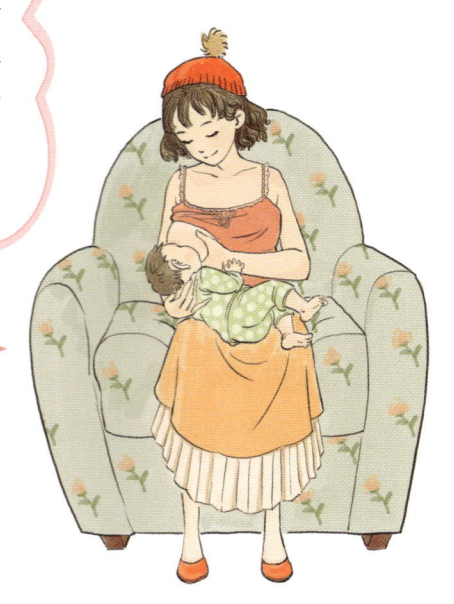

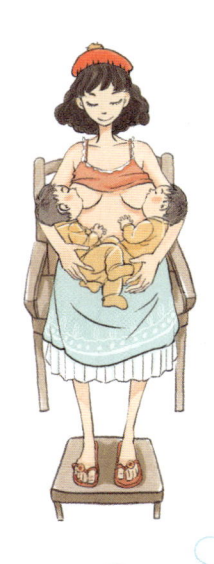

交叉摇篮式

妈妈靠在椅背上，尽量放松双肩和背部，妈妈托着宝宝的头、肩膀及臀部，让宝宝靠近乳房并衔住乳头和乳晕，同时身体与妈妈紧紧贴着，还可以在妈妈脚下放搁脚凳，帮助固定宝宝和放松身体。这种方式与摇篮式差不多，很适合喂养双胞胎婴儿，可以两边同时哺乳。

足球式

宝宝在妈妈身体一侧，用前臂支撑他的背，让颈和头枕在妈妈的手上，头部靠近妈妈的胸部，在宝宝身下垫一个枕头，让宝宝的嘴正好可以接触到乳头。这种方式很适合刚从剖宫产手术中恢复的妈妈，因为这样对伤口的压力很小。

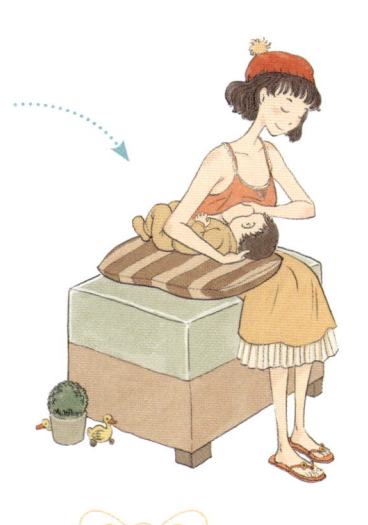

侧卧式

妈妈在床上侧卧，一只手臂上举，让宝宝的嘴靠近乳头，最后使得嘴与乳头保持水平，妈妈再用枕头支撑住后背以及头部。这种姿势最有利于妈妈休息，对于剖宫产以及会阴侧切的妈妈来说最为舒适，只是中途要注意是否要抱起宝宝拍嗝。

母乳喂养的过程中，妈妈和宝宝都应当是觉得舒服和放松的，妈妈多多尝试，就能找到自己和宝宝都喜欢的姿势。

保证宝宝安全最重要

妈妈们最终所钟情的姿势并不相同,有的喜欢坐在床上,有的喜欢躺着,有的喜欢半躺在沙发上,无论哪种姿势,妈妈舒服很关键,但同时还必须注意宝宝是否安全。

门诊案例

曾有一个还没满月的宝宝来就诊,宝宝哭哭停停,表情烦躁不安,小手小脚在半空中挣扎,看起来像是很痛苦。妈妈反映宝宝最近都不肯吃奶,每次吃不了几口就哇哇哭起来,再仔细看,发现宝宝时不时摆动着脑袋,这些都表明宝宝可能患了中耳炎。

我询问妈妈平时是怎么喂奶的,妈妈说是横抱着喂的,横着抱是最常见的喂奶姿势。我让妈妈示范给我看看:妈妈将宝宝放置在自己腿上,虽然手肘托着宝宝的头部,可是却不自觉地将自己的背部躬下去,将乳房递到宝宝嘴边,而此时宝宝几乎是仰卧的姿势。

喂奶姿势不当是引起宝宝中耳炎最常见的原因。当吞咽、咀嚼、打喷嚏或哭闹时,人耳朵通向咽部的一条管道会瞬间开放,以维持中耳内外气压平衡,而宝宝耳部发育不完善,咽鼓管较短,位置低而平直,其生理峡部又未形成,故管腔相对宽大,加上咽鼓管肌肉收缩力较弱,所以鼻咽部的液体容易流入耳部,这种特点使得宝宝容易因为口腔液体流入耳内而诱发中耳炎。

中耳炎的表现

中耳炎是宝宝发生耳痛的一种常见病因,宝宝常会感觉到耳深部搏动时跳痛或刺痛,在吸吮、吞咽及咳嗽时耳痛就会加剧,所以中耳炎患儿往往不肯吃奶。大一点的宝宝会诉说耳朵痛,但小宝宝就只能用哭闹来表达,伴随着烦躁、摇头或用手揉耳等。

别让宝宝平躺着吃奶

让宝宝平躺着吃奶,或者用奶口很大的奶瓶喂,都是诱发中耳炎的常见原因,所以一定要注意正确的喂奶姿势,千万不要图省事而让宝宝仰躺着喂奶,以预防中耳炎。

横抱着宝宝喂奶时,应当将宝宝斜着抱在怀中,孩子是侧向妈妈吸奶,而不是平躺着，如果将宝宝的上半身稍微垫高点，取头高足低位，也可以防止奶水流入中耳。如果是侧卧位喂奶，宝宝的身体也是侧向妈妈，妈妈同时用手肘或枕头将宝宝稍微垫起一些，取得一个最舒适的角度，决不能让宝宝平卧着喝奶。

喂奶过程应当是舒适的

母乳喂养不应该感到疼痛，也不应该感到疲劳，如果哺乳过程中妈妈感到疼痛，或者哺乳一段时间后感到疲惫，说明这种姿势不合适，要再调整。上文案例中的那位妈妈，她没有注意到自己是低弓着身子在喂奶，一次两次没感觉，时间长了就会腰酸背痛。

如果宝宝吃奶舒适，妈妈可以看到他不仅表情愉悦、眼神清亮，而且吸奶十分卖力，可以清楚地观察到下巴前后移动，而且会听到轻轻的吞咽声音，有时候还会边吃边朝着妈妈笑呢。

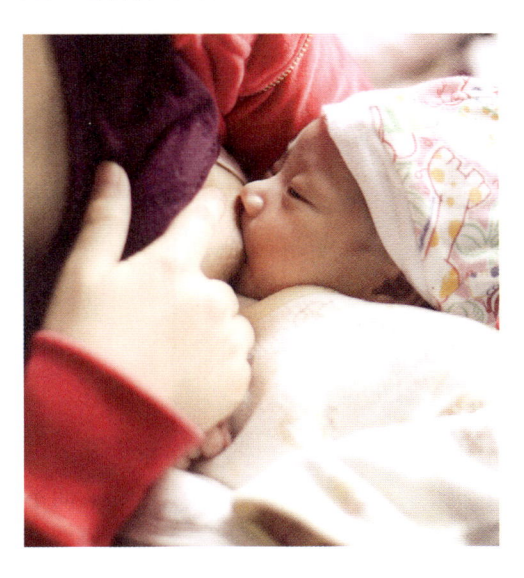

给宝宝拍嗝的技巧

无论是母乳喂养还是配方奶喂养，喂奶中或者喂奶后经常给宝宝拍嗝都能让宝宝排出多余的空气，减少吐奶，同时让他感到安心与舒适，拍嗝的方法有：

让宝宝趴在你的肩上，抱紧他，用一只手轻拍或轻抚宝宝的背部。

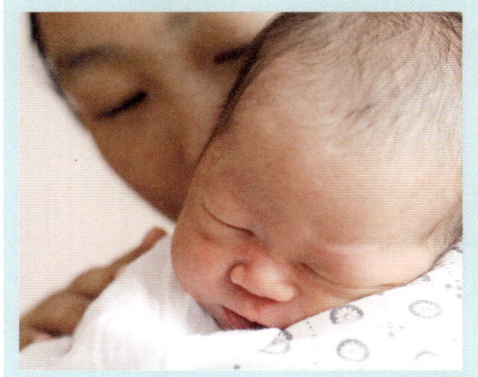

让宝宝趴在你的双腿上，面朝下，头部略高于胸部，一只手扶住宝宝，另一只手轻拍或轻抚宝宝的背部。

让宝宝坐在你的腿上，一只手扶住宝宝的下巴并支撑胸部，让宝宝的头部下垂，另一只手轻拍或轻抚宝宝的背部。

在给宝宝拍嗝时，大人手掌要呈杯状，并且不能过于用力，大人可以观察宝宝的表情，如果是宝宝能接受的力度，他通常不会出现难受的表情。宝宝不满4个月时，要注意支撑好宝宝的脖子。如果宝宝被拍出了嗝，大人会听到嗝出的声音，不过并不是每次拍嗝都会出嗝，大人可以反复拍嗝，渐渐地就能找到最适合的拍嗝方法。

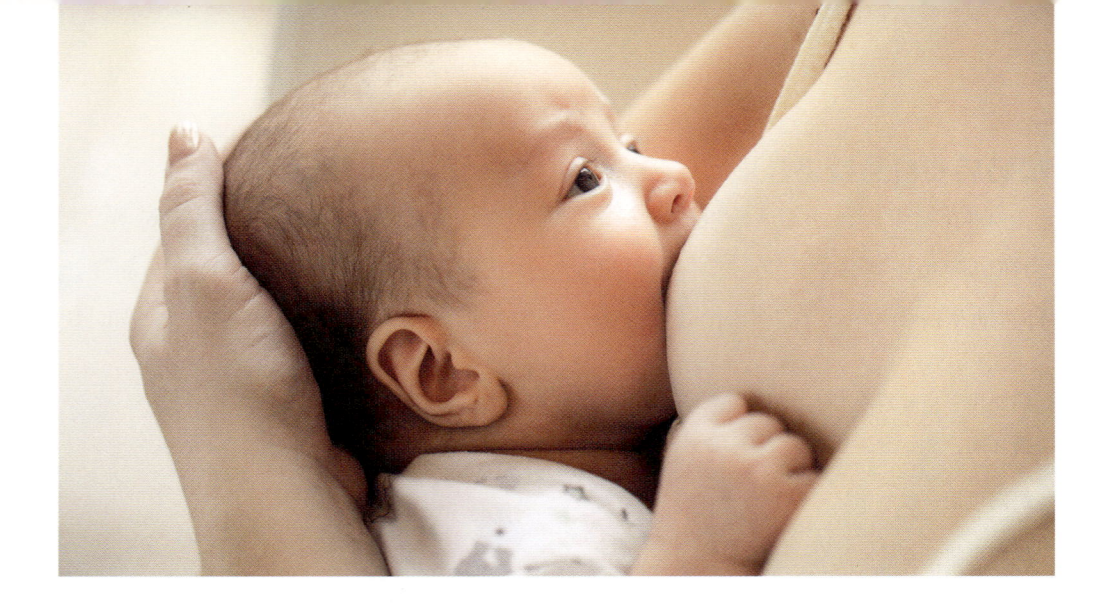

让宝宝自动张口寻乳

轻松自如的哺乳不是妈妈将乳头送入宝宝口中，而是妈妈把自己和宝宝的姿势都调整好以后，让宝宝自己来寻乳。

宝宝如果饿了，会迫切地到处找妈妈的乳头，一般不用担心宝宝不张口吃奶。如果宝宝找不到乳头，或者不着急寻找，妈妈可以用乳头轻轻抚弄他的嘴唇，这时宝宝就会把小嘴完全张开，就像打呵欠那样。

为了避免哺乳时宝宝吸吮自己的下唇，建议妈妈可以直接用乳头对准宝宝的鼻子抚摩，然后逐渐向下移到宝宝上唇黏膜，逐步诱导宝宝大大地张开小嘴，衔接乳头。

如果宝宝把头移开了，妈妈可以轻轻地抚摸宝宝的颊部将宝宝头部靠近自己的乳房，母乳的气味能吸引宝宝将头转过来，这时妈妈多和宝宝待一会儿，不要很快将他抱开，耐心也是哺乳成功的关键。

让宝宝含住乳头和乳晕，吃得更好

产后一两周内妈妈的乳头破裂是一种常见现象，大部分都是因为哺乳时宝宝吸吮方式不对造成的。

正确的含乳方式是宝宝整个嘴都张开，将乳头、乳晕都吸入口中，尤其是下半部分的乳晕。乳晕下方是输乳壶腹，乳汁分泌后就储存在这里，虽然开口在乳头上，但泌乳反射除了吸吮乳头，还必须要有挤压乳晕的刺激。如果宝宝只是吸吮乳头，就不能有效刺激乳晕处的乳腺管泌乳，乳汁分泌不充分，宝宝就会吃得很着急，加上妈妈乳头脆嫩，很容易造成乳头皮肤破损。

如果宝宝嘴唇向里缩或者宝宝双唇紧闭，只将乳头含在口中或者在乳头周围撅起嘴唇，妈妈可以用一根手指轻轻向后按压宝宝的下巴，迫使宝宝张大嘴。如果宝宝吸得紧，没办法调整，就把宝宝抱离乳头，重新再含一次。

喂奶后要自然脱出乳头

哺乳结束后,如果宝宝没有松开乳头,这时妈妈千万不要强行用力拉出乳头,因为在口腔负压下,拉出乳头容易引起局部疼痛或皮损,应该让宝宝自己张口,使乳头自然地从口中脱出。怎样让宝宝自然张口呢?下面这些方法妈妈可以试试。

妈妈用手指非常小心地插入宝宝的口角,让少量空气进入,并迅速敏捷地将手指放在宝宝上、下牙槽之间,直到宝宝松口为止。

妈妈可用一根手指轻轻按压宝宝嘴角或者下巴,使乳头从宝宝嘴中脱出。

妈妈可将宝宝的头轻轻地扣向乳房,堵住他的鼻子,宝宝就会本能地松开嘴。

宝宝叼着乳头睡觉不可取

有的宝宝经常叼着妈妈的乳头入睡,时间久了就养成了习惯,不叼着妈妈的乳头就哭闹不止,无法入睡;或者入睡后只要妈妈把乳头取出,宝宝就会从睡眠中醒来。这样的习惯不利于宝宝的生长发育,原因如下:

1. 宝宝长时间叼着乳头,口腔中会有残留的乳汁,从而滋生细菌产生许多酸性物质。这些酸性物质会侵蚀宝宝乳牙表面的釉质,使宝宝出现龋齿。

2. 当妈妈进入睡眠后,可能出现乳房堵住宝宝鼻孔的情况。这种情况非常危险,严重影响到宝宝的呼吸,甚至可能出现宝宝窒息的危险。

3. 宝宝叼着乳头睡觉也限制了妈妈的行动,不利于妈妈得到良好的休息。

正确使用安抚奶嘴

如果宝宝必须叼着妈妈的乳头才能入睡,可以使用安抚奶嘴来代替乳头。安抚奶嘴既可以满足宝宝的吸吮需求,让他学会用鼻子呼吸,训练他的吸吮及吞咽能力,又能保证宝宝幼嫩的口腔不被吸吮的物品伤到。

安抚奶嘴应在喂完奶后再给宝宝使用,如果宝宝对安抚奶嘴有抵触情绪就不宜给宝宝使用了。大多数宝宝到了6~9个月时就会失去对安抚奶嘴的兴趣,因为这一阶段的宝宝开始学坐、爬等技能,注意力得到了有效的分散。由于安抚奶嘴容易影响宝宝乳牙的生长,在宝宝满2岁之前要戒掉安抚奶嘴。

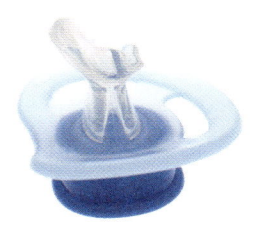

喂完一侧乳房再喂另一侧

在喂奶时，一般是先让宝宝吸吮一侧乳房，等这一侧乳房里的乳汁基本吸完了，再换另一侧吸，我原本以为这是常识，每一位妈妈都会自然而然地这么做，没想到有的妈妈在这里还是存在问题。

一位妈妈曾对我说："开始喂奶以后，婆婆和长辈们总是告诉我一开始出来的奶都不好，很稀，没有营养，挤掉以后再给宝宝吃才好，我都是这样做的。直到有一天，我的一个好朋友来看我，她看到我挤掉了开始的奶，十分惊讶，说奶水要都让宝宝吃才好，我疑惑了，前面刚出来的奶确确实实像清水一样稀薄啊，到底谁的说法才对呢？"

前奶、后奶营养重点不同

每次哺乳时，先分泌出的奶水叫做前奶，后分泌出的奶水叫做后奶，前奶水分高、蛋白质多，所以看上去十分稀薄，但是它可以满足宝宝对水分的需求，也是长高的基础，吃足前奶的宝宝在出生后前4个月，基本上都不需要额外补水。

后奶的主要成分是脂肪，所以看上去白白的，这主要是为了满足宝宝对能量的需求。后奶还富含乳糖和其他营养素，吃足后奶后，宝宝就不那么容易饿了，睡眠时间也会延长。

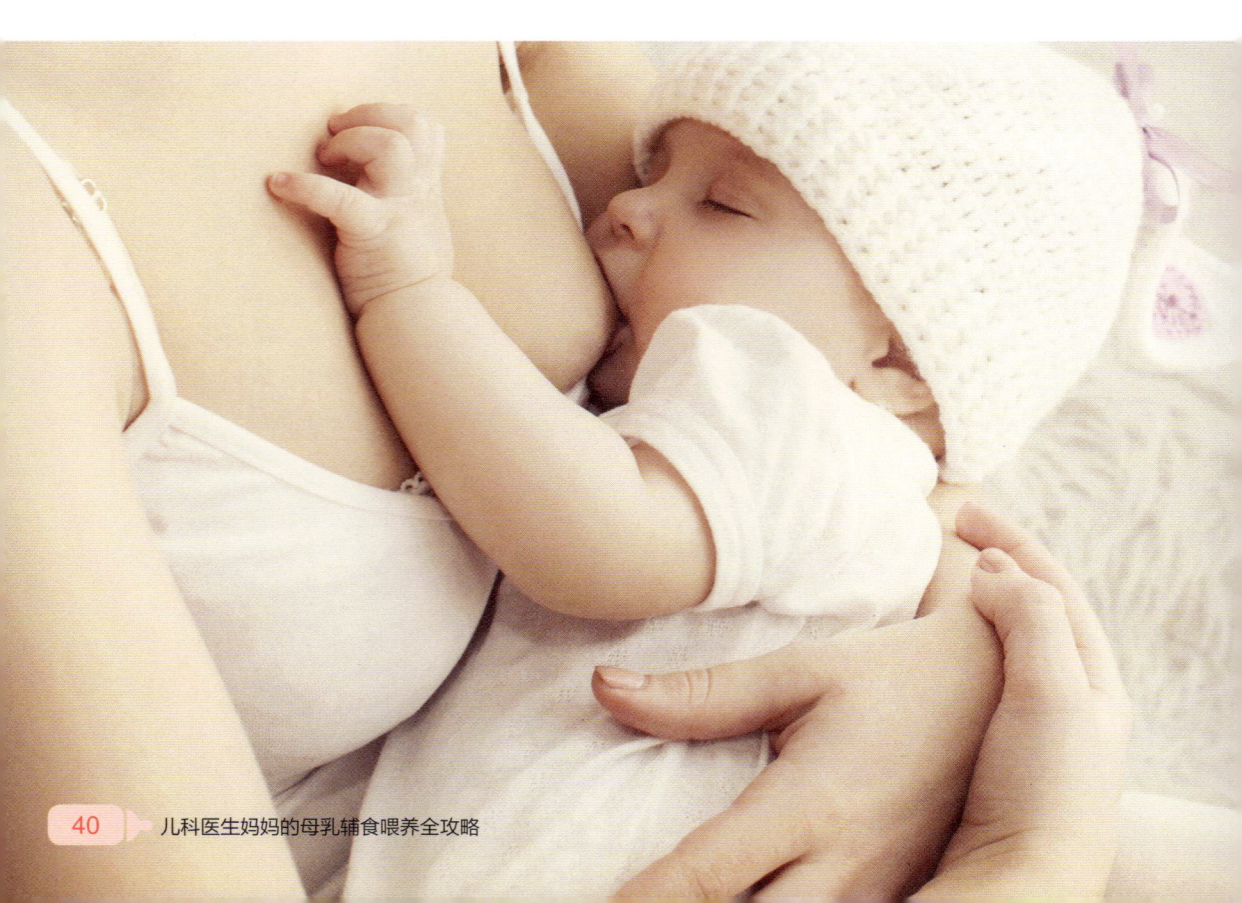

千万不要错误地以为奶水白才是营养好，前奶后奶都要吃，而且一定是先吃完前奶再吃后奶，先吃完一侧再吃另一侧。否则，宝宝很有可能出现奶不够吃，或者宝宝长得过胖，又或者宝宝水分摄入不够、尿液偏黄等不良现象。

只有当宝宝出现了腹泻症状，哺喂宝宝时才能适当减少后奶的量，因为后奶含有较多脂肪，宝宝吃得太多，容易加重腹泻症状。

如何让宝宝前奶后奶都吃到

妈妈每次给宝宝哺乳时，要让宝宝把一侧乳房先吃空，然后再换另一侧，这样能吃到足够的前奶，保证营养，也能尽量吃上足够的后奶，以免饿得太快。如果一侧没有吃完，换了另一侧，过一会儿再换回来，宝宝会因为吃了较大量的前奶，在吃足后奶之前就吃饱了，这样容易缺乏脂肪、乳糖等能量物质，睡眠时间会缩短，影响身体发育。

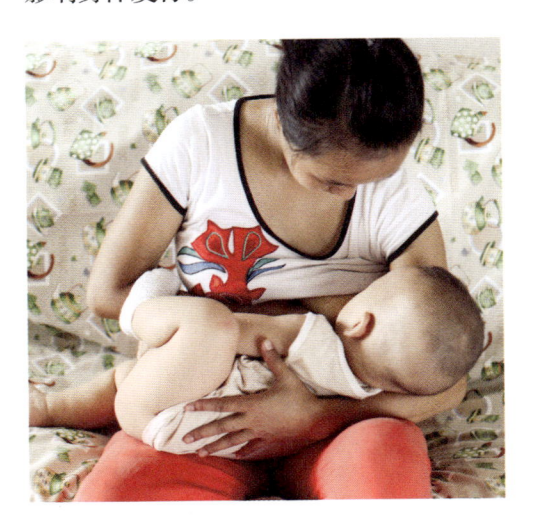

怎样确定宝宝把一侧奶吃干净了

如果宝宝将一侧奶吃干净了，妈妈胸前会感到十分舒畅，乳房摸上去像棉花一样软。

每次开始吃的那只乳房应当是上次最后吃的那一侧，这样能够保证总有一侧得到完全的清空。

如果奶太冲

当妈妈奶阵来时，往往流量大、流速快，这就容易造成大家说的奶太冲现象，这时候宝宝可能会吞咽急促，为了避免宝宝呛奶，妈妈可以用中指和食指摆出剪刀样夹住乳晕边缘，控制奶流速度。

一般喂奶的时候，不要等到宝宝饿极了才喂奶，这样宝宝会加大吸吮的力度，奶速很急，宝宝吃得也很急，就更容易呛奶了。

妈妈加油站

有的母乳喂养指导认为宝宝吃一侧奶的时间不宜超过15分钟，我认为这是不妥当的。因为每个宝宝吃奶得个性都不尽相同，有的宝宝吃得快，吃奶像打仗一样，几分钟就吃完了一侧，10分钟将两边都吃了个遍；而有的宝宝性子慢，一侧奶吃半个小时的也很多见，这就不能要求宝宝掐着时间吃，有的妈妈到点就赶紧换另一侧喂，这是我不提倡的做法。

医生妈妈的"追奶妙招"

泌乳是产后妈妈水到渠成的事,大部分妈妈生完就有奶,但还有很多妈妈没有那么顺利,有的妈妈觉得自己母乳少,喂了宝宝也吃不饱,因此而中断了母乳喂养。其实这些妈妈们错误地低估了母乳的数量。

即使妈妈自己认为母乳不足,实际上宝宝也是能吃出来的,吃不到足够的母乳,常常是因为宝宝吸吮时间不够或没有进行有效的吸吮,很少是因为妈妈不能充分泌乳。母乳是根据宝宝的需求供应的,宝宝吃得越多,母乳分泌也就越多。只要妈妈信心坚定,并辅以正确的方式,很快就能成功追奶。

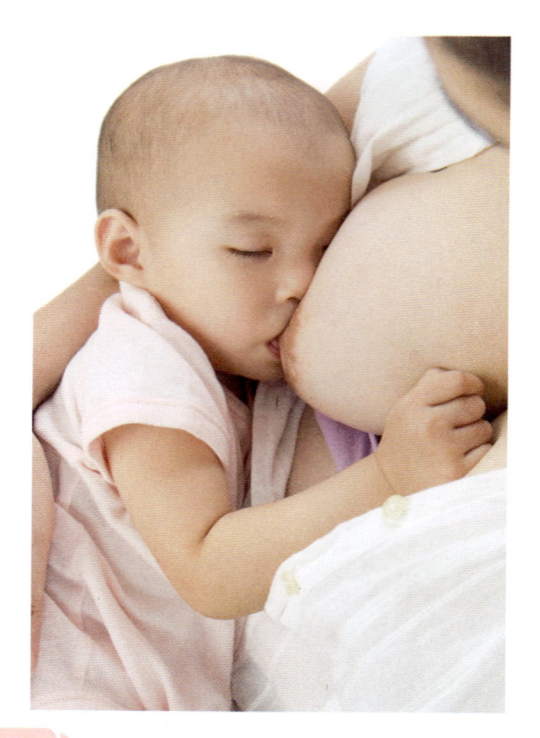

泌乳原理:只要持续吸吮就会一直供应

乳汁是由乳房里的乳腺分泌的,乳汁的多少由乳腺的数量和工作状态决定,乳汁多不多与乳房大小是没有关系的,乳房小的妈妈一样有能力提供充足的奶水。

乳腺像一棵树一样分布在乳房里,产生的乳汁集中储存在乳晕下方,开口在乳头上,宝宝吸吮乳头时,泌乳的过程就开始了。妈妈受到刺激开始产生泌乳素,同时产生催产素,它会作用于妈妈的乳腺平滑肌和子宫平滑肌,用于排出乳汁与恶露。产后1周内,如果妈妈喂奶时感到下腹刺痛或者出血,多数是因为宝宝吸吮产生了效果。

只要宝宝吸吮一直持续有力,妈妈的奶水就会一直供应,这的确非常神奇。

奶阵是妈妈们共同的说法,它其实是指泌乳反射,当新产生的乳汁源源不断汇入乳晕下方时,大多数妈妈能感觉到肩下方有刺痛感或者发胀感,时间从几秒到数分钟不等。初次生产的妈妈一般在喂奶两三周后会体会到;也有的妈妈从未感觉到,但不用担心,只要宝宝吸吮起劲,就不会吃不到奶。

有效的追奶方法

保持好的情绪

乳汁分泌与妈妈的情绪一定是相关的，情绪影响激素和泌乳反射，当妈妈感觉良好的时候，泌乳反射也会好，疲劳、害怕、紧张、焦虑等情绪都可能抑制泌乳反射。喂奶前如果妈妈情绪不佳，可以先调整一下，最重要的是平时尽量不急不躁，以平和的心态面对生活。

补充水分

哺乳妈妈常会在喂奶时感到口渴，这是正常的，因为乳汁中最多的成分就是水，妈妈喂奶时可以喝一杯热水、豆浆、牛奶、果汁等，以补充水分。

让宝宝多吸吮

宝宝吸吮的动作会刺激妈妈的大脑发出指令，刺激泌乳素分泌，当泌乳素从大脑释放到母体的血液中时，腺泡细胞就会产生乳汁以回应。妈妈的奶水越少，越要增加宝宝吸吮的次数，因为宝宝吸吮的力量很大，可以按摩乳晕，也会刺激奶水更多地分泌，有利于成功追奶。

安排时间让自己休息

因为日夜都要喂奶，妈妈夜里休息都不会很好，睡眠不足会消耗妈妈的精力，泌乳也会受到影响，在好好睡一觉后，奶水往往就多了起来。要意识到休息的重要性，无论白天还是晚上，有空闲时间不妨好好睡一觉。

吃些易于下奶的特效食物

许多妈妈吃了某些食物后会明显感到奶量增加，被妈妈们推荐较多的是牛奶、豆类。保持每天喝牛奶的习惯是不错的，黑豆、红豆、绿豆等豆类也推荐常吃。此外，也有不少妈妈在服用通乳中药后感觉效果明显，比如王不留行、通草等。注意，大补并不一定会促进乳汁分泌，传统的猪蹄、鸡汤、鲫鱼汤若食用太多，其中的高脂肪可能会堵塞乳腺管，反而不利于乳汁分泌，所以食用要适量。

假如怎样努力母乳都仍然太少，可以补充配方奶，但是建议坚持纯母乳喂养直到宝宝满月，因为新生儿大多数不太喜欢用奶瓶吃奶，也不喜欢尝试新的食物，等宝宝满了月，就会好一点。

宝宝食量小，吃不完的奶要挤掉

如果宝宝这一顿食量小，妈妈的奶吃不完，就要将吃不完的奶挤出来，一方面是防止乳汁淤积造成乳腺炎，另一方面是为了促进乳汁分泌，因为下一顿宝宝可能会饿得快、吃得多。

经过一段时间的磨合，妈妈的产奶量会和宝宝的需求达到平衡，假如宝宝食量小，总是吃不完妈妈的奶，妈妈要考虑到这样几点：

1 如果乳房胀痛，宝宝又不肯再吸奶，一定要预防乳腺炎，将乳汁稍稍挤掉一些，缓解涨奶压力。

2 如果没有储存母乳的计划，打算一直亲自哺喂宝宝，可以不把乳房挤空，否则大脑会因此接受到错误的信号，以为宝宝把这些奶都吃完了，从而产出更多乳汁来，导致供需进一步不平衡，加重涨奶。

3 如果有储存母乳的计划，可以将多余的乳汁挤出来，妥善储存，将来再给宝宝吃也是很好的。

有的妈妈会问：奶是越吃越多的，吃不完又不挤的话，奶不就慢慢少了吗？宝宝慢慢长大，吃的会越来越多，到时候奶不就不够吃了？

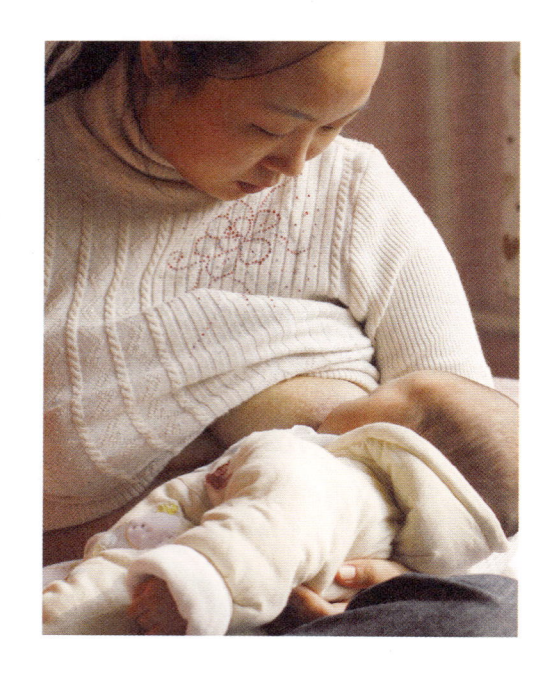

前面我们说到过，宝宝的需求与妈妈的产奶量经过磨合能达到供需平衡，当宝宝吃奶量增加了，他会吃得比上次更多，或者饿得更快，用增加吸奶时间以及吸奶次数来告诉妈妈的身体，他需要吃更多奶了。妈妈只要坚持按需喂，大概两三天后，就能适应宝宝的新食量了。

妈妈加油站

当宝宝饿得快时，妈妈认为这是宝宝没吃饱，进而动摇母乳喂养的信心，错误地以为自己的奶不够，于是赶紧加点奶粉。千万不要这样，其实宝宝饿了吃奶正是促使妈妈产奶的途径，如果此时急着加奶粉，宝宝不吸妈妈的奶，妈妈就不能分泌出相应的乳汁来。

挤奶也是个技术活

挤奶说来简单，却也是个讲究方法的活儿，如果挤奶方法不正确，尤其是用力过猛时，容易弄伤乳晕，使得乳房红肿，还会影响乳汁分泌。

手工挤奶

最古老也是最常用的挤奶方法自然是手工挤奶，手工挤奶正确的方法以及步骤大致上是这样的。

1.准备挤奶时要用消过毒的盛奶容器、乳垫、干净纱布等物品，洗净双手。

2.将双手靠近乳房，拇指在上，其余四指在下面托住乳房，握成一个C形。将拇指和食指及中指放在乳头后方约2.5~4厘米处。挤压以乳头为中心、半径约3厘米的区域。

3.规律地做一挤一放的动作，指腹向乳头方向滚动，同时将手指的压力从中指移动到食指，推挤出乳汁，挤压时避免太深或太用力，以免阻塞输乳管。

4.手指放在正确的位置，有节奏地重复按压、推挤的动作。隔一段时间后转换位置挤压。避免用摩擦或滑动的方式，以免皮肤被挤压造成红肿。刚开始不会有奶水流出，但挤压几次后，奶水会慢慢滴出。当催产素反射渐渐活跃，乳汁就会似泉水般涌出。

5.如果感觉到乳房疼痛，说明动作有误，要重新参考上述步骤调整。

吸奶器挤奶

偶尔挤几次奶，或者每次挤奶时间不长，手工挤是既方便又经济的，可是考虑到晚上也要挤奶，或者形成了规律的挤奶习惯，吸奶器能帮妈妈省不少事。

吸奶器有手动的也有电动的，无论哪种，使用的时候都要注意保护乳房，不要伤到乳头，具体使用方法请参照说明书，不过也一定要注意个人卫生，事先洗净双手，清洁乳房。

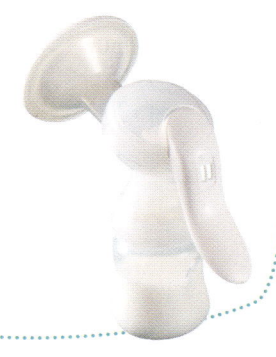

妈妈加油站

重返职场的妈妈很可能要在工作场所挤奶，最好准备一个电动吸奶器，这样妈妈只需要保证器具消毒、干燥就可以了，省时省事，如果是手动吸奶器，压力和频率都需要自己动手调节，妈妈的麻烦仍然不小。另外，一般每隔3~4个小时就应该吸奶，以免乳汁淤积引发乳腺炎。

挤出来的母乳要怎么保存

母乳挤出来后,要及时妥善地保存起来,方法得当的话,保存半年以上都是可以的。那么,该怎样保存才能让宝宝喝得放心呢?

母乳的储存技巧

1 无论放在哪种环境保存,都要用消毒过的干净容器密封盛放,塑料瓶、奶瓶、母乳袋都可以,如果是母乳袋,密封前应当先排出里面的空气。

2 母乳分装好以后,要贴上标签,写明挤出的日期,短期内要吃的还应当标记挤出的时刻,吃的时候按先后顺序来。

3 标记做好后,就要根据需要放到合适的环境中。

24 小时内准备吃的母乳,放在冷藏室里。

想要保存更久的母乳,放在冷冻室里。

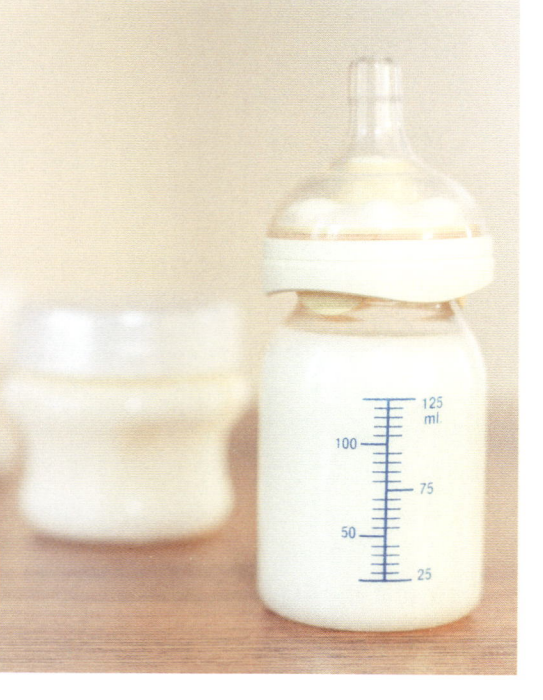

母乳具体的保存环境参见下表

环境与温度	保存时间
室温	4 个小时左右
4℃冷藏室	48 个小时左右(如果经常需要开关门,时间应缩短为 24 个小时左右)
-5℃ ~-18℃冷冻室	3~6 个月
-20℃冷冻室	6~12 个月

如果是早产儿,母乳保存时间要相对缩短。为了保证母乳的质量,建议挤出后尽量放到冰箱里,吃的时候先拿早挤出的,避免浪费。分装好的母乳不要再互相混装,分装时不要装得太满,以免在冷冻过程中膨胀破裂。拿出来放到室温后再进行温热,之后才可以打开母乳袋并将母乳装到一个奶瓶里给宝宝吃。

保存母乳的时候，如果妈妈是在家里，一切都可以按部就班地来，但是对于职场背奶妈妈来说，遇到的问题可就不少了。

门诊案例

有一位妈妈来问诊，她对怎么保存母乳有个不小的疑惑："我单位有冰箱，可是单位男同事太多，他们总是去里面拿可乐汽水之类的饮料，我将人奶放里面肯定会觉得不好意思的。可如果不放冰箱，放室温拿回家就坏了，这可怎么办？"我委婉地对她说："现在也有便携式的冰盒、保温袋这些设备，你可以拿回家以后尽快给宝宝吃或者快速冷冻起来。不过，用冰箱保存母乳是多让人羡慕的事啊，母乳放入冰箱能很好地保存营养，单位的冰箱放在眼前不用，实在有点可惜啊。"

这位妈妈听后眼前一亮，她拍了拍脑袋说："对啊，我可以变个法子，将母乳用个不透明的保鲜盒装起来再放进冰箱，这样大家就看不到我放的是什么了。"

这位妈妈的方法的确不错，我真为妈妈们各种巧妙的办法感到惊叹，为了宝宝，妈妈们可以有无穷的智慧。

母乳的解冻

不要将母乳直接用炉火或者微波炉加热，这样会破坏母乳中的养分，并且容易烫伤宝宝。

冷藏的母乳应该放到室温下退凉，然后再放到温水里加热，或者直接放在温水中慢慢加热。

冷冻的母乳可以先放冷藏室解冻，再按冷藏的方法加温；也可以放在流动的温水下解冻，然后放室温下退凉，再放到温水中加热；还可以直接放到温水中慢慢解冻、回温、加热。

放在冷藏室解冻后的母乳，不宜一直放下去，要在2天内回温食用，回温后的母乳要尽快食用。解冻后的冷冻母乳不能再次冷冻，宝宝喝过又没有喝完的母乳要丢弃，不要再次冷藏或者冷冻。

喂奶时与宝宝进行眼神交流

如果问妈妈们喂奶时都在干什么，有一半的妈妈会回答在玩手机。时代变了，和从前已经不一样了，我不反对妈妈们玩手机，毕竟生完宝宝后属于自己的时间本来就已经很少，趁着宝宝不吵闹了，玩会儿手机放松下是情有可原的。

不过，我会建议妈妈们不要忘了看一看宝宝，如果小家伙正渴望地看着你，你一定不会忍心冷落他的，这个时候也要看着他，这样的眼神交流有以下几点好处。

> 在哺乳时，妈妈总会发现宝宝边吃奶边看着自己的眼睛，这是宝宝情感发育过程中的视觉需要，也有益于其心理健康发育。
>
> 哺乳是妈妈与宝宝的亲密接触过程，宝宝喜欢被妈妈怀抱着，喜欢与妈妈身体接触，也喜欢妈妈看着自己。当他有一些意识后，甚至会边吃边偷偷地看妈妈，如果看到妈妈正看着自己，会满足地笑起来，吸吮的劲儿更大，吃得更欢畅。
>
> 当妈妈看着宝宝吃奶时，宝宝的吸吮动作、吞咽的声音都会刺激妈妈的下奶反射，同时分泌一种可以促进妈妈乳腺分泌乳汁的激素。
>
> 有时候宝宝吃着吃着，妈妈会感到另一侧乳房有麻刺感，这是因为妈妈收到了强烈的泌乳信号，刺激另一侧没有哺乳的乳房分泌出乳汁来，这些刺激还可以促进妈妈子宫的收缩和恢复。
>
> 妈妈看着宝宝还能注意到宝宝是否溢奶，鼻子是否被堵住等问题，能够防范潜在的安全风险。

夜间给宝宝喂奶需要注意什么

夜间喂奶是生产后遇到的最为困难的一件事，因为它迫使妈妈在睡眠中醒来，半梦半醒时还要抱起宝宝喂奶，这的确相当难。

我记得有一位妈妈，她白天要上班，晚上喂奶实在是辛苦，为了补个觉，她在夜里将宝宝交给了月嫂。可是问题来了，妈妈很快发现自己的奶渐渐变少，宝宝白天哭得也多了起来。之所以晚上不哺乳会令乳汁减少，是因为宝宝晚上吃奶能带给妈妈刺激，让妈妈产生更多的乳汁，如果刺激减少了，乳汁分泌也会相应减少。

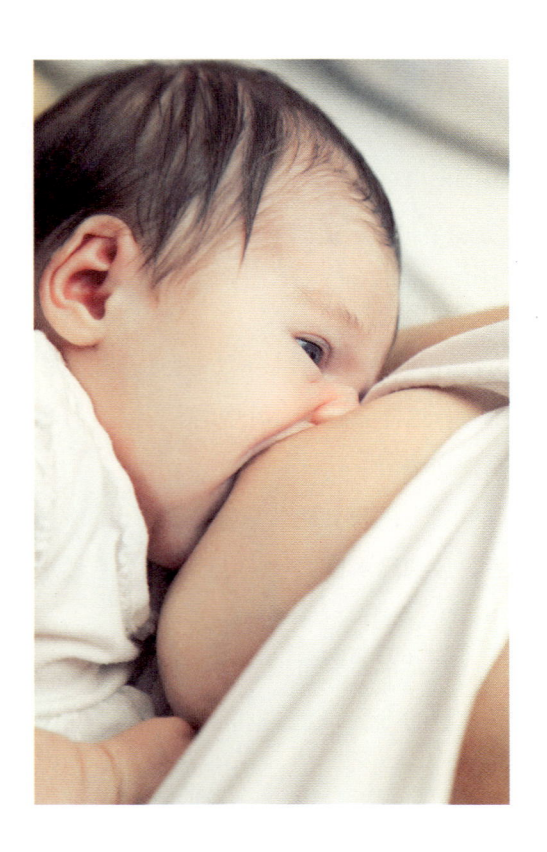

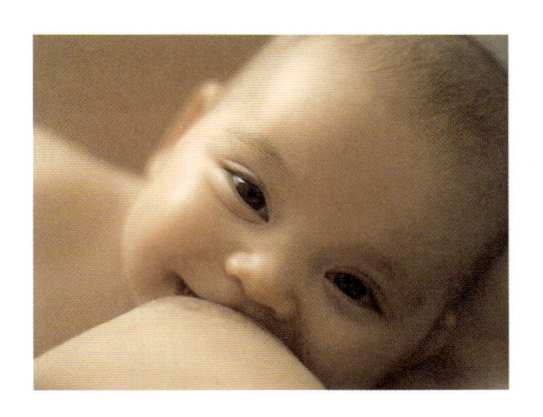

喂夜奶的意义

宝宝夜里要吃奶是正常需求，即使是 10 个月大的宝宝，也有 25% 的母乳是在夜间进食的。在晚上，妈妈体内泌乳素的产生量是白天的 50 倍，虽然夜间喂奶是件辛苦的事情，但是却对宝宝很重要。

其实，妈妈只要从一开始就坚持喂，过不了多久就能适应晚上醒来喂奶，很多妈妈还找到了让晚上喂奶更方便的窍门，比如在手边准备一条舒服的毯子，晚上起来随手披上，喂奶舒服又不容易着凉，起床也没那么难了。

另外，夜里喂奶还可以使妈妈体内有镇静作用的荷尔蒙水平提高，从而有助于睡眠。

妈妈加油站

睡觉前，妈妈应将夜间所需用品放在床边，以免晚上来来回回走动，影响宝宝睡眠。而且在寒冷的冬天，妈妈一晚上要起来几次，还容易受凉感冒。

夜间喂奶要注意宝宝的安全

夜间妈妈疲劳，光线不好，所以特别需要提醒妈妈们注意宝宝的安全，防止意外发生，需要注意到以下几个问题。

保持坐姿喂奶

建议妈妈像白天一样坐起来喂奶，躺着喂奶妈妈容易睡着，如果宝宝很小，没有控制自己的能力，就容易发生乳房堵住鼻子、妈妈压到宝宝等意外情况。

开灯喂奶

千万不要摸黑喂奶，否则妈妈看不到宝宝的表情，容易出现意外，光线至少要能看到宝宝皮肤的颜色、看清宝宝是否溢奶、吐奶。

环境要安静

夜晚是睡眠时间，安静的环境可以刺激宝宝减少神经兴奋活动，进而进入睡眠，也能让宝宝渐渐适应白天晚上的不同作息规律。

在公共场所巧妙地解决哺乳问题

妈妈带宝宝外出的时候，最担心的莫过于"哪里能找到地方给宝宝哺乳？"这个问题了。哺乳的配套公共设施还远远不够完备，出门在外时，妈妈们不得不在众目睽睽之下给宝宝哺乳，既尴尬又无奈。这里有一些方法可供妈妈们参考。

寻找较为隐蔽的地点

如果是去饭馆、酒店等地方，尽量订包厢，或者找角落的位置；如果是开车出去的，可以考虑回到车里喂。

如果是逛商场或者超市，事先了解附近的试衣间、母婴室、服务台等可能提供隐蔽空间的地方在哪里。当需要哺乳时，尽快到那里去。

如果是乘坐公共交通工具，机场、火车站、汽车站一般都有特殊候客室或者母婴室，找不到时可以问问工作人员。

如果是去公园，可以找个位置相对偏僻的长椅，或者到人流量少的地方去。

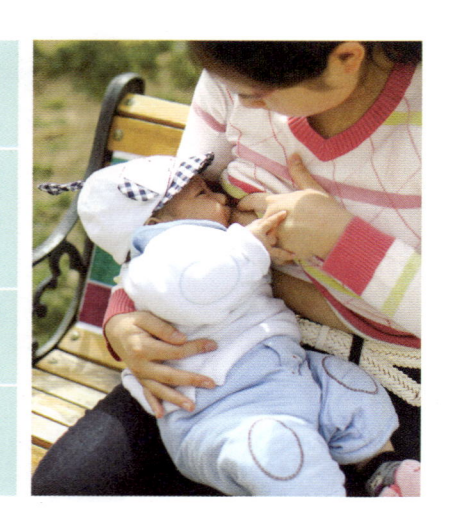

用好工具自制哺乳区

外出的环境无法控制，随时可能遇上让妈妈感到不安的喂奶环境，所以准备一些有用的哺乳工具是必要的。

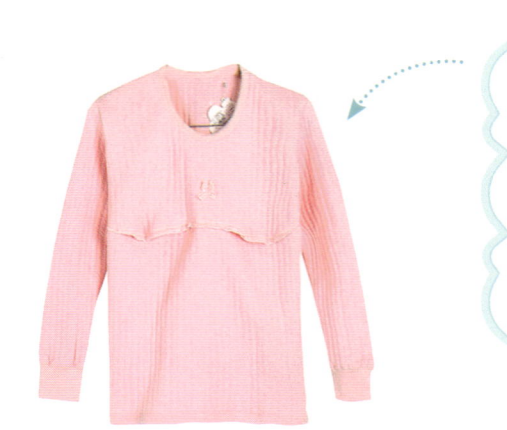

哺乳衣

一些哺乳衣、哺乳内衣等有特殊设计的开口，在胸部开了一条隐蔽的缝，增加了喂奶的隐蔽性，但是外观上跟普通衣服没区别，或许能减缓妈妈在户外哺乳时的不安。

哺乳斗篷

斗篷搭建起来很方便，穿脱也方便，哺乳的时候，斗篷就像一个罩子一样，将宝宝和外界隔开来，但又不会影响妈妈观察宝宝，因为它们往往有宽大的领口，妈妈能够从这里看到自己的宝宝。在户外时，斗篷还能作为宝宝防晒、防风的好工具。

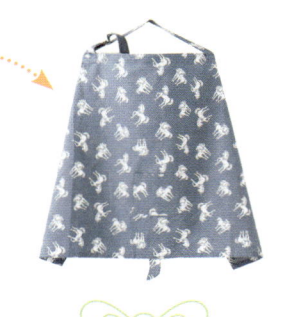

围巾、披肩、伞等

和斗篷类似，但这些都是平时出门带得多的东西，如果恰好带着，哺乳时可以拿出来派上用场，比如在公园里可以撑开伞，在超市休息区可以用披肩、围巾搭在肩膀与手臂之间，制造一个隐蔽区间。

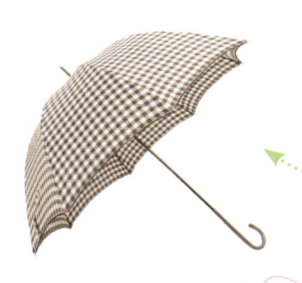

育儿背巾

近年来越来越多的妈妈们使用育儿背巾，它一般是一大块柔软结实的布，妈妈们可以像袋鼠一样把宝宝包裹起来系在身上，背巾的垂布可以盖住宝宝头部，起到挡风、挡光、保护隐私的作用。如果是将宝宝背在胸前，妈妈甚至可以一边走路一边给宝宝喂奶，虽然使用起来方便，但是一开始仍然需要很多练习才能用得自如。

另外，在使用时妈妈一定要注意宝宝的安全，不要把宝宝的鼻腔和嘴巴遮住，如果宝宝还无法坐立，最好不要背在背上，放在胸前比较安全。如果不够熟练，建议妈妈不要将4个月以下的宝宝用育儿背巾带出去，等宝宝大了再用，毕竟安全是最重要的。

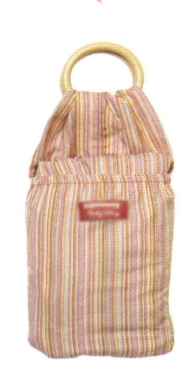

短途外出前先喂宝宝

如果是短途外出，比如出去散散步、带宝宝去亲子馆玩一会儿等，不妨在家先给宝宝喂奶，尽量让宝宝吃饱，这样出门后给宝宝喂奶的概率就会小很多。

此外，如果平时给宝宝存了母乳，可以带上一顿的量，同时带上温开水、温奶容器、奶瓶等，以供在外哺乳使用。

医生妈妈教你特殊情况下的母乳喂养

剖宫产

剖宫产是一项手术,术后妈妈要卧床休息,在术后头一天麻醉未消,妈妈精神状态往往比较差,而等到麻醉消失后,腹部伤口又会疼痛,护理起来也要更加注意。虽然剖宫产恢复得相对较慢,但是妈妈还必须要尽早活动身体。因此,剖宫产妈妈遇到的困难比顺产妈妈多很多。

术后尽早让宝宝吸吮母乳

术后至少 6 个小时内,妈妈是不能吃东西的,此时妈妈的肠管受手术刺激,蠕动减慢,肠腔内容易积气,因而产生比较明显的腹胀感。过早吃东西,消化后的食物残渣堆积在肠道中,会使妈妈的腹胀感更强烈,加上此时妈妈全身反应慢,吃东西还容易呛咳、呕吐。

这段时间内,妈妈一般是卧床休息的,需要在妈妈清醒时尽早将宝宝抱给她,让宝宝吸吮母乳。

术后头几天这样哺乳

术后妈妈只能仰躺着休息,宝宝可以趴在妈妈身体的一侧,用俯卧位来吸吮。这种姿势也不会压迫到妈妈腹部,在手术后的头几天都可以这样躺着喂奶。

等到硬膜外麻醉作用消失后,妈妈可以在床上做活动了,还可以采取侧卧位(如下图)的办法来喂奶,妈妈侧身躺好,宝宝的头部枕在妈妈手臂或是垫子上,嘴在乳头附近就可以了。

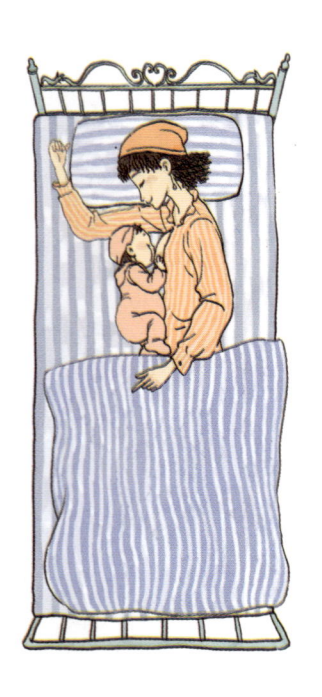

能下床活动后可以这样哺乳

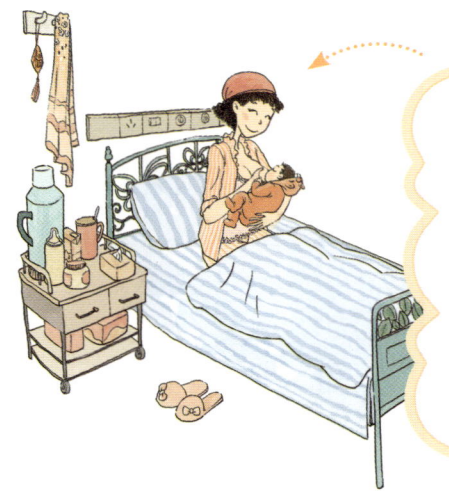

床上坐位哺乳

妈妈背靠床头坐或半坐卧,背后用靠垫支撑,让自己尽量舒服。妈妈用一只手抱住宝宝,使宝宝的腹部紧贴妈妈的腹部。妈妈用另一只手以 C 字型法托住乳房,让宝宝含住乳头和大部分乳晕。如果胳膊觉得酸,可在胳膊下方增加棉被等支撑物,但要注意不能压迫到腹部伤口。

床下坐位哺乳

妈妈坐在床边的椅子上,尽量坐得舒服,身体靠近床边,并与床边成一夹角。把宝宝放在床上,用枕头或棉被垫到适当的高度,使他的嘴能刚好含住乳头及乳晕。妈妈可以用一只手环抱住宝宝,用另一只手以 C 字型法托住乳房给宝宝哺乳。

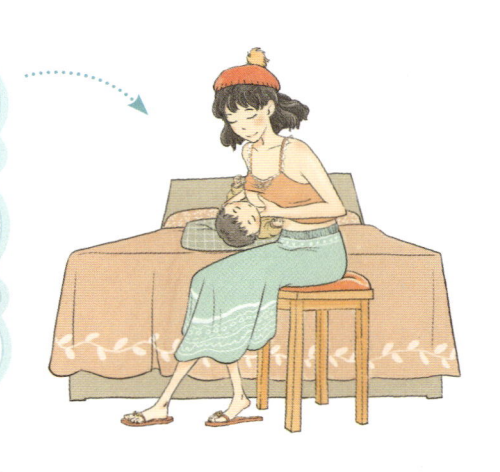

无论哪一种哺乳姿势,只要是能克服刀口疼痛的姿势,都鼓励妈妈尝试,最终找到适合自己的,关键是妈妈要有信心,克服伤口疼痛以及行动不便的困难,勤哺乳、早下奶。

妈妈加油站

剖宫产麻醉药未消时,妈妈可能会担心麻醉药进到奶水里,这种担心是不必要的。因为剖宫产所用的麻醉药剂量一般不会对奶水造成影响,而且当妈妈清醒和肢体能够活动的时候,麻药已经代谢得差不多了。另外,宝宝初次吸吮常常是吸不出乳汁的,真正吸出乳汁也许是第二天,甚至第三天了。

同样的,产后输消炎药一般也不会影响乳汁,医院都会尽量选择对母乳没有影响的药物,如果妈妈实在不放心,可以提前跟医生说明情况,请医生开更安全的药物。

双胞胎或多胞胎

双胞胎宝宝在出生时体内的营养储备普遍较低，加上双胞胎宝宝足月出生的不太多，通常都是早产，在胎儿迅速储备营养的时期还没过完时就出生了，所以双胞胎宝宝出生时较单胞胎宝宝体重轻，体质也要差一些。双胞胎在肚里不会均分营养，所以出生时往往一个重一些，一个轻一些；一个体质好一些，一个体质差一些。

双胞胎宝宝出生时体重轻、体质差，在最初的几个月里，发育、生长速度也可能较慢。

不过，这并不一定会影响长大以后的体质或者总体生长速度，只要好好喂养，他们也能非常健康地长大。基于双胞胎宝宝的身体特质，妈妈要比抚养单胞胎宝宝更用心地让他们都吃好、吃饱。

尽量母乳喂养双胞胎

双胞胎宝宝本来营养储备就不够，在母乳还够吃的时候，尽量都母乳喂养。

给双胞胎宝宝喂母乳尽量同时喂，这样喂奶所需时间就会较单独喂减半，而他们也比较容易形成一致的作息规律，妈妈也能轻松一些。

不过，同时给双胞胎宝宝喂母乳不是一件容易的事，妈妈需要多尝试些办法，看怎样自己才能更轻松，以下有两个方法可供双胞胎妈妈们参考。

> 妈妈坐在有靠背和扶手的沙发上，腿上垫个长枕头或者垫两个抱枕，枕头或抱枕的高度以能接触到手肘为好，这时妈妈就可以一只手抱一个宝宝，左右手分别托一个宝宝的小屁股，左右手肘弯分别放宝宝的头，这时两个宝宝的脚会交叠在一起，嘴正好在乳头的附近，就可以让一个宝宝吃一侧乳房，开始哺乳了。妈妈可准备一种"双胞胎哺乳环垫"，这可以将两个宝宝同时放在上面喂奶。

> 妈妈坐在床上，用被子或枕头在身体两侧垫高，高度以接近乳房为好，然后让两个宝宝分别躺在左右两侧，妈妈双手分别由身体外侧向内侧托着宝宝的头，让宝宝含住乳头，也可以开始哺乳了。

双胞胎宝宝能同时喂最好，不过，如果一个已经醒了哭着要吃，另一个还在酣睡，那也不必叫醒另一个或者让这个等，就只能前后分开喂了。有时双胞胎宝宝中一个比较弱，要确定较弱的宝宝得到足够的奶水。

公平喂养两个宝宝

我所指的公平是让宝宝平均地吃母乳。如果是前后分开哺乳，要轮流优先，这次先喂大的，下次就要先喂小的，不能总是先喂大的或者先喂小的。另外，妈妈的乳房一般都是一侧乳汁较丰富，另一侧较少些，要让两个宝宝轮流吃两侧乳房，这次大的吃乳汁丰富的那侧，下次就吃乳汁较少的那侧，把乳汁丰富的留给小的吃。

如果母乳不够吃了，有的妈妈选择纯母乳喂养其中一个宝宝，另一个宝宝就完全用配方奶了。我不提倡这种做法，母乳对哪个宝宝来说都很重要，最好能把公平的做法坚持到底，仍然坚持让两个宝宝轮流吃两侧乳房，不够的用配方奶补足，虽然会麻烦些，但是宝宝得到的却是说不尽的好处。

如果是多胞胎

如果是三胞胎或者三个以上的宝宝，妈妈处在喂奶中的时间会更长，因为无法像双胞胎那样同时喂两个就完事，所以妈妈会有总是在喂奶的感觉。

与其从喂奶中节省时间，不如将喂奶转变成妈妈最舒服的时光，只要喂奶姿势得当，喂奶其实是一种休息，因为妈妈可以躺着，也可以舒服地靠着沙发垫等。所以如果是三胞胎宝宝，妈妈可以不纠结于先喂哪个后喂哪个，宝宝们的性格和作息规律会不同，尊重他们的不同，按需喂养，一个先醒来要吃就先吃，如果醒了两个，就试试两个一起吃，假如三个都醒了，就只能让其中一个等到最后吃了。

三个以上的宝宝也是一样的做法，按需而不是按时喂养宝宝，让他们分别形成自己的哺乳和睡眠习惯，当宝宝们长大一些后，每个宝宝吃奶的时间会大大减少，那时妈妈就能拥有更多自己的时间了。

妈妈要相信，乳汁的供应量是根据宝宝吸吮（或挤乳）的频率对乳房所产生的刺激而定的，这就是说，即便是多胞胎，妈妈也可以有充分的乳汁来喂养自己的宝宝们。

喂养双胞胎或多胞胎宝宝对于妈妈来说会很累，最好有家人帮助妈妈带宝宝，否则喂养的压力也会影响到妈妈乳汁的分泌。

早产

满 28 周却还不足 37 周出生的宝宝都属于早产宝宝,早产宝宝喂养时,需要家长更加细心。

喂养早产宝宝的 3 大注意事项

1. 早产宝宝的吸吮能力较差,主要是吸吮力小,可能吸不出奶水,也可能根本就不会吸,也有的宝宝会吸吮,但吸吮和吞咽的动作协调不起来,容易呛奶。

2. 早产宝宝的消化能力差,肠胃蠕动能力较差,而且不协调,对营养的吸收能力也差,给早产宝宝的饮食也要特别注意。

3. 早产宝宝经过的胎儿期较短,错过了一段储存大量营养物质的胎儿期,身体素质达不到足月新生儿的标准,免疫力也普遍偏低,所以早产宝宝对营养素的要求更高些。

因此,早产宝宝的早期喂养很关键,只有合理、耐心地喂养,将来才会和其他足月出生的宝宝一样健康。

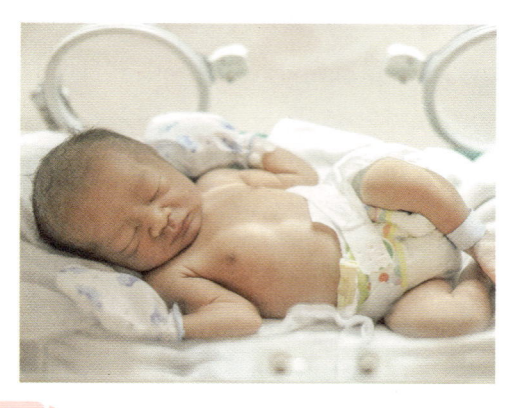

母乳对早产宝宝比足月宝宝更重要

尽管宝宝提早出生,可一旦宝宝出生,妈妈就会开始泌乳,对早产宝宝来说,吃妈妈的奶有着更加重要的意义。

> 早产妈妈的乳汁比足月产妈妈的乳汁所含的营养素和氨基酸更丰富,其中蛋白质要比足月产妈妈的乳汁高出 80%,而且各种营养素都更容易吸收,适合早产儿生长发育的需要。

> 母乳中含有较多的免疫物质,如免疫球蛋白 A,而且含有较高浓度的乳铁蛋白,这些对免疫系统发育缓慢、功能差的早产宝宝有极大好处。

> 人脑发育必需的物质——长链不饱和脂肪酸只存在于母乳中,早产儿只有在母乳中才能获得。

> 早产宝宝的消化道黏膜尚未发育成熟,通透性大,对牛奶等异性蛋白质容易过敏,而且肝脏、肾脏的功能也未尽完善,所以含酪蛋白高的牛奶不易被消化吸收,还容易造成排泄困难,并引发其他病症。母乳蛋白质以易消化的乳清蛋白为主,且母乳中蛋白酶含量高,使母乳更易消化吸收。

早产宝宝的第一次哺乳

早产宝宝根据出生时的月份及大小体重的不同,能够直接吸吮妈妈乳头的时间也不同,从出生后几天到几星期不等。

如果宝宝还无法直接吸吮母乳

很多早产宝宝出生后需要住在保温箱里,妈妈没法亲自哺喂宝宝。如果宝宝出生时间提前很多,没有发育成熟,一开始是通过一根鼻胃管把挤出来的母乳喂给他(管饲法),以确保宝宝尽可能多地获得营养。这时妈妈要多和医护人员配合,积极地挤奶、存奶,按需将母乳送给宝宝吃。

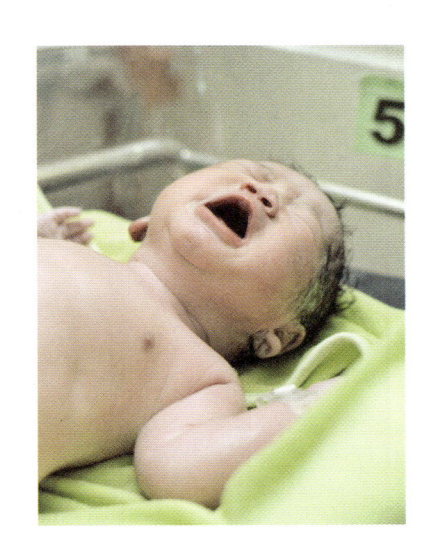

在接近原定预产期之前,妈妈要频繁地给早产宝宝喂奶,不过早产宝宝每次吃奶都吃不了太多,因此,妈妈要在喂完奶后再挤奶,挤出来的奶保存好,这样既能增加泌乳量,也能保证宝宝现在和将来随时都有奶吃。

如果宝宝能够叼住妈妈的乳头

一旦宝宝能直接从乳房吸吮乳汁了,要立即开始让宝宝练习吃奶,哪怕每天只尝试几次,也远远好过其他喂法。一般来说,在宝宝孕32周之后,吸吮-吞咽-呼吸反射开始发育成熟,就具备自己吸吮吃奶的可能了。

借助勺子、滴管喂养不会吸吮的宝宝

如果宝宝完全不能吸吮乳汁或者总是呛奶,妈妈可以在将要喂奶的时候把乳汁挤出来,放到小杯子里,用小勺子或者滴管喂宝宝,喂的时候要注意方法,将乳汁喂到嘴角、齿颊之间或者舌根,让乳汁顺着脸颊流入喉咙。

挤出的乳汁喂给宝宝前,可能已经变凉了,要再热一下,滴在手腕上热而不烫就可以喂了。需要注意的是早产宝宝吃奶慢,还要避免在吃完之前奶变凉,妈妈要经常试试温度,最好找个大杯子装满比乳汁略温热的水,把放乳汁的杯子放入温水中,边喂边保温。

不能用一般的方法来判断早产宝宝是否饿了

早产宝宝的生活基本上就是吃和睡，宝宝不睡的时候，就要考虑他是不是饿了，需不需要吃奶，早产宝宝饿了的表现有以下几种。

早产宝宝想要吃奶时，动静都比足月的宝宝要小，所以，与大多数宝宝饿了就会扯着嗓子哭不同，不睡觉可能是饿了的唯一提示。

吃够了奶的宝宝每天会尿至少 6~8 次，如果穿着纸尿裤，每天需要换大约 5 个纸尿裤。注意，大便的次数和多少不能用来做是否吃饱的判断标准，纯母乳喂养的宝宝大便次数有很大差异，这是正常的。

喂奶至少保证 3 小时 1 次，每 24 小时至少 8 次，如果宝宝一次睡超过 3 个小时，妈妈可以试着叫醒他吃奶，比如把襁褓打开，摸摸他的手脚等，刺激宝宝找奶吃。

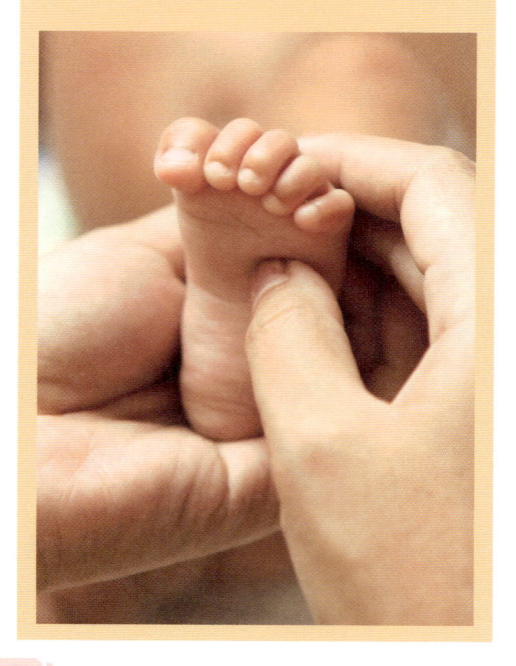

尽量不用奶瓶喂养早产宝宝

早产宝宝更适合吸吮妈妈的乳头而不是奶瓶，早产宝宝吸力弱、累得快、睡得多，所以吃奶时会吃吃停停。吸乳头时宝宝可以自由控制吸吮与吞咽，能随时中场休息，然而吸奶瓶时，宝宝停止吸吮了，奶水也许还会一直流出。

此外，有的早产宝宝会乳头混淆，使用奶瓶久了就会拒绝吃妈妈的乳头，除非有医疗需求，建议尽量不要使用奶瓶喂养早产宝宝。

喂早产宝宝吃奶要耐心

早产宝宝吃奶慢很正常，有时候一次只能吃几秒钟，妈妈不要着急，等宝宝咽下一口再喂一口。

喂奶姿势尽量采用半卧，宝宝更容易吞咽，喂奶前，妈妈可以托起乳房，用乳头逗弄宝宝的嘴巴，等他嘴巴张大后轻轻地把乳晕和乳头送入宝宝口中。

喂的过程中，对宝宝的反应妈妈要有足够的敏感，如果宝宝累了就让他休息下再喂，如果宝宝呛奶了立刻揪揪他的耳朵或者竖直拍背，帮他缓解。

喂完后，妈妈要将宝宝侧卧放置，以预防溢奶。

宝宝住院

当宝宝需要住院时，宝宝没有条件吃奶，这时需要妈妈将奶挤出后送到病房喂给宝宝，乳汁挤出后，在存奶、送奶、温奶的过程中，妈妈要注意的事情如下：

母乳储存

1. 储存母乳必须使用灭菌过的容器，医院里的无菌瓶、消毒过的奶瓶、消毒过的母乳袋都可以，塑料袋或普通玻璃瓶是不可以的。

2. 密封好以后，要用标签准确标明宝宝的床号、姓名、挤奶的日期和时间。

3. 如果不是立即送去给宝宝喝，要放到冰箱保存，如果24小时内送给宝宝，就放冷藏室；如果奶水很多，宝宝可能吃不完，要放冷冻室保存。

母乳运送

1. 如果妈妈在医院里挤奶，可以现挤现送。

2. 妈妈不在医院时，挤出来的奶需要先冷藏，然后将盛奶容器放入清洁防水袋内，再放入加了冰块的保温箱中，冷藏时间超过24小时的奶要丢弃，不要喂给宝宝，防止感染。

喂奶前的准备

1. 先彻底清洗双手，严格控制手的卫生。

2. 将冷藏的母乳隔水复温，确认奶温保持在38~40℃，有的医院配备有巴氏消毒机，可以用机器复温，只需要大约5分钟，千万不要用微波炉加热母乳，以免烫伤宝宝。

3. 母乳回温后会出现脂肪分离，使用前轻微地摇晃，使脂肪混合均匀。

4. 已经解冻或者回温的母乳不能再放回冰箱，吃不完必须丢弃。

5. 温奶前先确认挤奶时间，按挤奶时间先后顺序喂给宝宝。

6. 如果一份母乳不够喂，可以将两份或者多份母乳回到同样温度后混合在一起喂，但是存母乳时，不同时间挤出的奶以及不同温度的奶最好不要混合在一起存放。

妈妈加油站

住院时，如果宝宝习惯了奶瓶，等抱到妈妈身边时，有可能不愿意吸母乳。出现这种情况时，妈妈要耐心培养宝宝对母乳的兴趣，可以在宝宝饿的时候先给宝宝吸一会儿母乳，再用奶瓶吃奶，逐渐延长母乳吸吮时间，直到宝宝完全不再要奶瓶。经过纠正，都是能改回来的。

妈妈或宝宝生病

如果妈妈或者宝宝生病了，是否能母乳喂养？如果能母乳喂养，又需要注意什么事情呢？

如果妈妈感冒了

感冒不会通过喂奶传染给宝宝，不过假如妈妈患了感冒，宝宝就处在了被传染的环境中，不喂奶也可能被传染，此时更应当喂奶。因为妈妈的抗体会出现在乳汁中，宝宝获得来自妈妈的抗体，反而更有利于抵抗疾病的侵袭。

轻度的感冒一般不需要吃药，如果感冒严重需要吃药，可以在喂奶后吃，吃药后半小时以内不喂奶。妈妈在感冒期间要注意多喝水、吃些清淡易消化的饮食，注意休息，这样有利于尽快恢复健康。

如果妈妈是乙肝患者

无论妈妈是"大三阳"还是"小三阳"，只要宝宝在出生后12小时内接受乙肝免疫球蛋白和乙肝疫苗的注射，就能获得很高的保护率，达到93%~97%，被传染上乙肝的可能性很小，所以目前医学界的共识是提倡乙肝妈妈母乳喂养。

乙肝疫苗是国家计划内的免费疫苗，一共有三针，新生儿出生后打第一针，1个月后打第二针，然后再过5个月打第三针。

如果妈妈患有某些慢性疾病

妈妈如果患有某些慢性疾病，比如抑郁、糖尿病（Ⅰ型或Ⅱ型）、心脏病、慢性高血压、胰腺的囊性纤维化、多发性硬化、癫痫、甲亢或甲低、红斑狼疮、风湿性关节炎等，在密切的医疗关注下都可以母乳喂养。即使不能纯母乳喂养，部分的母乳喂养也能给妈妈和宝宝都带来益处。

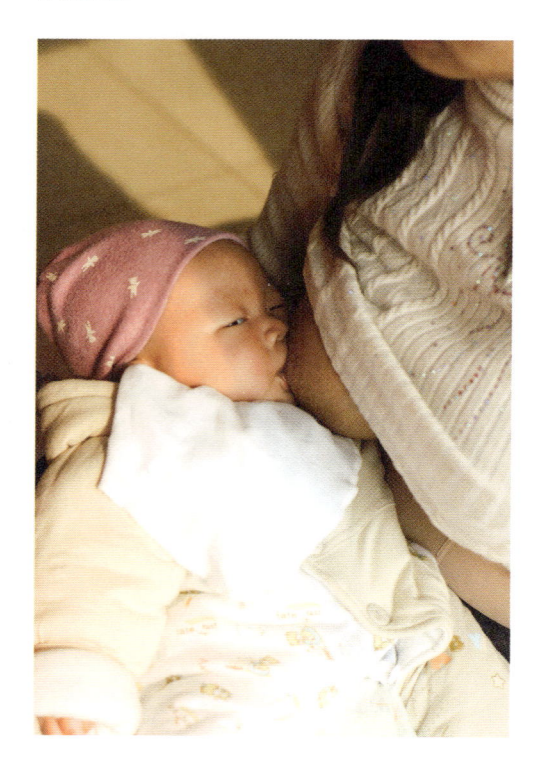

不建议母乳喂养的情况

- 妈妈有严重传染性疾病，比如艾滋病。
- 妈妈是严重的心、肝、肾等重要器官衰竭的疾病患者。
- 妈妈有精神病、肿瘤等疾病，在治疗或化疗期间。

有这类身体状况的妈妈要及时回奶，以免乳汁淤积对身体不利，可以采用以下方法。

- 用生麦芽或炒麦芽90克，水煎服，每天1剂，连服3天。
- 在乳汁尚未分泌之前，用皮硝250克，分2包用纱布包好，外敷在乳房上。每24小时更换1次，一般2~3天就可退奶。
- 在医生指导下口服维生素B_6。
- 如果以上方法都没有起到效果，需与医生沟通，遵医嘱采取其他方式进行回乳。

如果宝宝生病了

宝宝常见的不适病症包括湿疹、腹泻以及发烧，当出现这些情况时，妈妈是否能坚持喂奶，又需要注意什么呢？

湿疹

湿疹往往是过敏引起的，牛奶是宝宝过敏的首要原因。如果宝宝刚出生时接触过配方奶，以后牛奶过敏的可能性会很大，要避免接触牛奶及其制品；假如母乳喂养引起了湿疹，妈妈可以试试限制食用鸡蛋、牛奶、海鲜等易过敏的食物，假如湿疹好转，再一种一种增加，找出是哪种食物引起了宝宝过敏并避免摄入该食物；如果湿疹不见好转，要咨询医生，找出过敏源，才能彻底远离湿疹。

腹泻

腹泻会引起小肠黏膜上的乳糖酶受损，导致母乳中的乳糖难以分解，从而加剧腹泻，出现胀气现象。如果宝宝出现腹泻，在喂母乳前可以加喂乳糖酶，平时要注意避免宝宝腹部着凉或者抓不干净的东西吃。

发烧

发烧时不但可以正常母乳喂养，而且还要增加喂奶的次数，给宝宝补充水分、热量以及电解质，同时母乳中的免疫物质也有助于宝宝恢复。

服用药物

哺乳期妈妈服用药物后的哺乳方法表

药物种类	代表药	办法
解热镇痛药	阿司匹林	暂停哺乳
抗精神病药	氯丙嗪	忌哺乳
抗精神障碍药	百忧解	忌哺乳
抗神经系统用药	抗癫痫药等	不忌哺乳但应观察
抗组胺药	阿司咪唑	根据药物说明决定是否哺乳
止咳祛痰平喘药	甘草、茶碱	继续哺乳
拟胆碱药	毛果云香碱	慎用
抗胆碱药	阿托品	慎用
强心药	地高辛	可继续哺乳
抗心律失常药	美西律	可继续哺乳
补血药	右旋糖苷铁	慎用
利尿药	氯噻嗪	可继续哺乳，但减少乳汁分泌
消化系统用药	助消化药	可继续哺乳
止吐药	与药物种类有关	慎用或禁用，看说明
止泻药	与药物种类有关	部分不宜哺乳
导泻通便药	巴豆除外	可继续哺乳
激素类	避孕药	可继续哺乳，但应监测乳儿情况
雌激素	乙烯雌芬	不宜继续哺乳
肾上腺皮质激素	地塞米松、强的松	部分可继续哺乳，部分慎用，依说明
糖尿病用药	胰岛素等	应减少用量，监测乳儿血糖
甲状腺疾病用药	他巴唑、硫氧嘧啶	对乳儿进行甲状腺功能监测
抗生素类	青霉素类	可继续哺乳
抗生素类	头孢菌素类	可继续哺乳
抗生素类	大环内酯类	可继续哺乳
抗生素类	氨基甙类	部分忌用，使用时注意菌群失调
抗生素类	喹诺酮类	慎用或忌用
抗真菌药	克霉唑、斯皮仁诺	慎用或忌用
磺胺类	复方新诺明	不宜哺乳
抗结核药	雷米封等	部分不宜哺乳，使用时应定期查肝功
呋喃类	呋喃坦定	暂停哺乳
抗病毒类	病毒唑、乌环鸟苷	禁用
杀虫类	驱蛔灵、肠虫清	服药3天内暂停哺乳
降脂类	他汀类和贝酸类	禁用
减肥药	各种	禁用

注：引自《郑玉巧育儿经·婴儿卷》，郑玉巧著，二十一世纪出版社，2008年9月第1版。

以上内容仅供参考，哺乳期妈妈服用各类药物时能否继续哺乳还需遵照医嘱。

做过胸部整形

有的妈妈从前做过胸部整形术，担心会不会影响哺乳，这要看具体做的是什么手术，做手术的医院是否正规以及手术所用的材料是否达标等。

乳头内陷矫正术

乳头内陷一般不需要手术，可以自己尝试经常往外提拉，哺乳时让宝宝含住乳晕，吸出来的可能性也很大。

如果妈妈已经做了矫正手术，由于手术切掉了部分皮肤，不能完全保证没有影响到乳腺以及乳腺管出口，所以有可能影响到哺乳。

妈妈可以试着哺乳看看，如果一切正常，就继续喂下去，如果乳房出现异常，要及时咨询医生。

乳房下垂矫正术、乳房缩小术

如果做过乳房下垂矫正术，那么手术会切掉或者移动乳房皮肤下的一部分组织，以实现矫正乳头乳晕位置以及形状的目的。这个步骤会切断一部分乳头神经以及乳腺管、血管，这些因素都有可能阻塞乳腺管，影响乳腺功能，也就是说很有可能会影响哺乳，但也有不受影响的。

乳房缩小术和下垂矫正术原理差不多，很有可能妨碍哺乳。所以，做过这两种胸部整形术的妈妈在哺乳时遇到困难一定要多咨询医生。我建议所有未婚未育的女性不要轻易做这样的手术，如果要做，不妨等生育、哺乳都完成后再考虑。

乳晕、乳头整形术

如果做过乳晕、乳头整形术，一般也施行了乳晕、乳头附近的切除、移动等操作，和下垂矫正术、乳房缩小术一样，也有可能会影响哺乳和知觉，具体是否能哺乳，也是要看恢复情况，妈妈需要多向医生咨询。

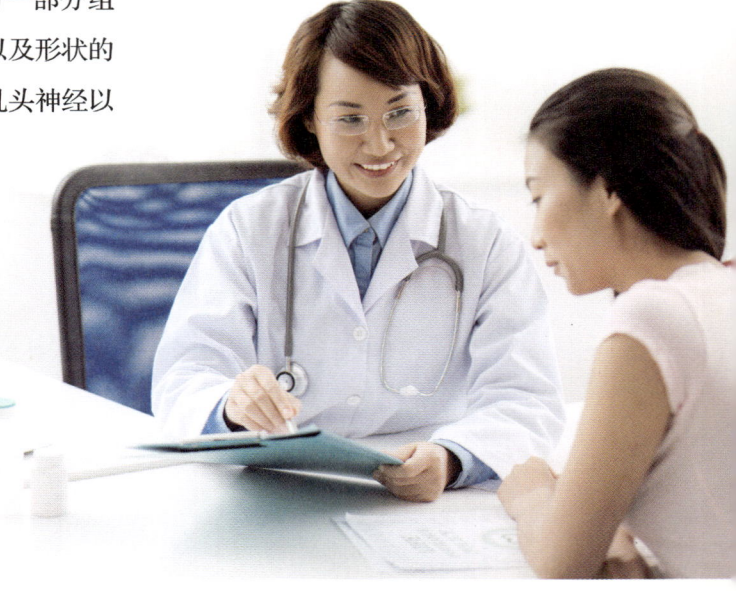

隆胸

乳房发育不佳，或者第一次生宝宝母乳喂养后乳房松弛变小，有的妈妈因此接受过隆胸手术，令人宽慰的是，绝大多数隆胸的妈妈都不会影响哺乳。

假体植入对乳腺基本没有影响

假体植入式的隆胸术，切口通常选在腋下或者乳房下缘，远离乳腺组织，一般不会损伤乳腺。还有一种切口在乳晕，如果事先与医生说明将来需要哺乳，医生会尽量避免这样的切口，因为这可能会对乳腺及乳腺管造成部分损伤。植入的假体一般放在胸肌下方，这里基本对乳腺无影响。假如是放在乳腺下方，可能对乳腺略有影响，但出现问题的几率很少，妈妈哺乳时要持续关注自己的状态。

注射隆胸法要关注所使用的材料是否安全

人造脂肪，学名"亲水性聚丙烯酰胺凝胶"（奥美定），在人体内能分解，会对神经、肾脏、循环系统造成伤害，一般建议不要哺乳。自体脂肪注射隆胸是目前较为安全的方式，即从自己身上脂肪多的部位取一些，加工后注入乳房中，如果术后无异常，妈妈可以安心哺乳。

透明质酸是皮肤中的天然成分，隆胸用的透明质酸更加稳定，注射入体内后，在 1~2 年后会自然分解消失。所以，如果妈妈接受过透明质酸隆胸，普遍认为 2 年后再哺乳也是安全的。

哺乳妈妈生活饮食有讲究

生气郁闷会让乳汁减少甚至回乳

每个妈妈都明白生气不好，可现实中总是忍不住会生气，尤其是产后，不过只要不是一直生气郁闷是不要紧的，多数妈妈都会很快调节过来。只是有的妈妈在对生气郁闷与乳汁的关系认识上有很大的误区。

门诊案例

一个妈妈问我："医生，听说哺乳期生气的话，乳汁会有毒，有小孩因为吃了妈妈生气的奶水死了，我月子里烦心事一大堆，不知道生过多少气，完了完了，我是不是把宝宝给害惨了？怎么办呢？"

我听完不禁噗嗤笑了，这位妈妈是白领，怎么会相信这样没有根据的谣传呢。我肯定地告诉她："千万别瞎担心，是人就会生气，哺乳妈妈也不例外，如果一生气就产毒奶汁，那还得了，放心吧，宝宝没事。"

生气愤怒可能对乳汁产生影响，但绝不会产生毒素，多半是使哺乳妈妈产生的乳汁减少。这是因为心情压抑会刺激肾上腺素分泌，从而使乳汁分泌减少。

产后情绪不稳很正常，生气过后只要很快调整过来就没事，千万不能放任不管。哺乳妈妈一旦发现自己经常不开心，成天生气，要注意是不是产后抑郁。抑郁不但会使乳汁分泌减少，甚至会回奶，对妈妈身心健康更不利，这种情况要及时咨询医生。

妈妈加油站

在哺乳时，妈妈看着怀里的宝宝很容易感到莫名开心，这时千万不要贸然逗宝宝笑，避免意外发生。宝宝吃奶时若被逗笑，吸入的奶汁可能误入气管，轻者呛奶，重者会诱发吸入性肺炎。

如果患上产后抑郁症

产后 3~10 天是最容易出现情绪问题的阶段，这时候各种各样的问题像潮水般向妈妈涌来，养育宝宝的问题、自己睡眠不足的疲惫，以及与丈夫、家人之间的矛盾等错综复杂的因素，都可能成为产后抑郁症产生的导火索，产后 1 年内是产后抑郁症的高发期。

产后抑郁症的主要症状

产后抑郁最直观的感受就是情绪不稳定，容易哭、脾气急躁等，这样的情绪在产后头几天大部分妈妈都会经历，不一定会演变成产后抑郁。但如果产后几周内情绪一直不太好，就要考虑是否患上产后抑郁了，它的主要症状包括：

- 心情一直很低落
- 对未来的生活提不起兴趣，感觉过不下去了
- 很容易没来由地哭泣
- 总是感到疲惫不堪，没精神没力气
- 脾气差，动不动就发怒
- 发脾气后，或者感觉自己什么事情没做好时有内疚感
- 对周围的人不信任，或者对别人的帮助没有太大感觉
- 当宝宝哭闹时感到生气、愤怒，或者对宝宝没有感觉

爸爸在关爱宝宝的同时，更应该关注虚弱、疲劳的妈妈，经常陪妻子聊聊天，或者讲几个笑话，都能帮助妈妈放松心情、远离抑郁。

多和妈妈聊聊天，了解妈妈的情绪

由于产后事务繁多，很多妈妈在慌忙之下并没有意识到自己患上了产后抑郁症，只是觉得自己过得很累很不开心，家人哪怕察觉到妈妈有些反常，也往往认为可能是累的，并不会去过多细问，妈妈自己也就一直憋着情绪。

如果此时妈妈有可以聊天的人，家长里短地随便聊聊，很可能对方问一句："生完宝宝感觉怎么样啊？"妈妈就会应声将自己紧绷着的神经泄闸，人也会得到放松。在情绪不佳时，有个人来问问自己的感受，会给妈妈带来极大的安慰。

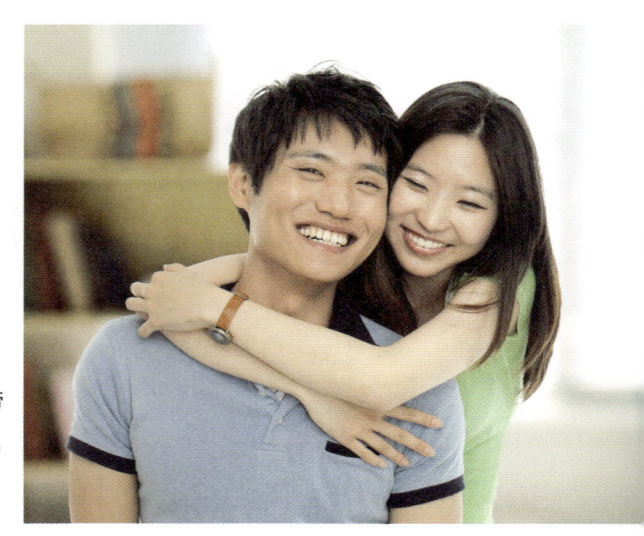

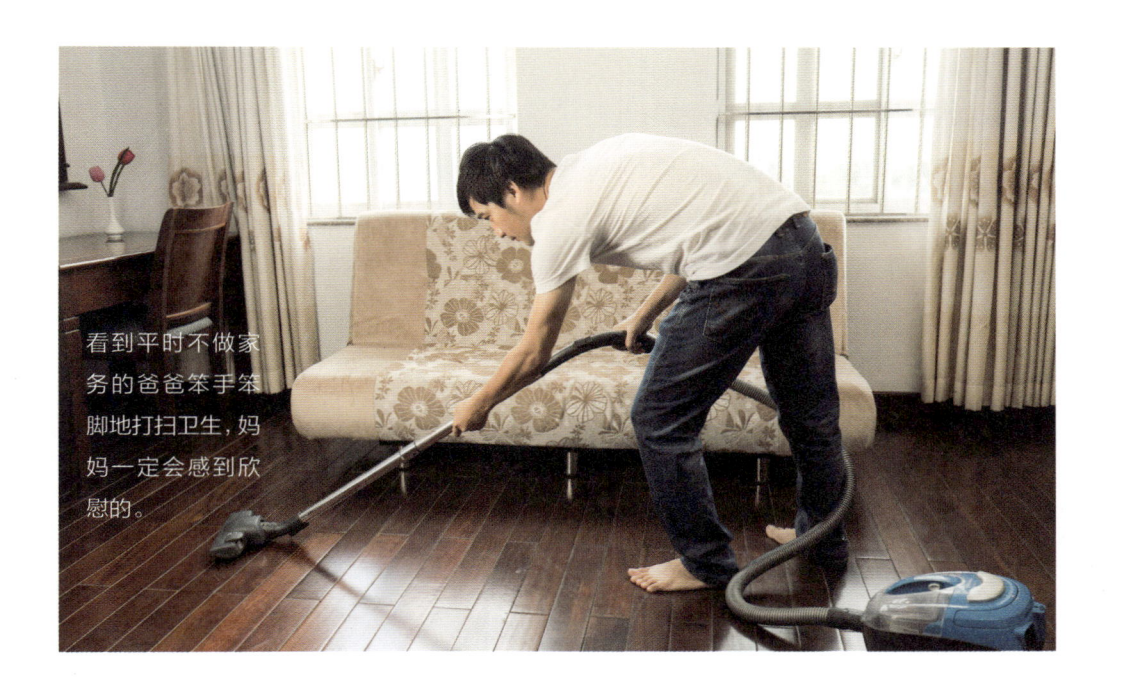

看到平时不做家务的爸爸笨手笨脚地打扫卫生，妈妈一定会感到欣慰的。

家人的支持会提升妈妈的幸福感

首先是爸爸，爸爸如果主动承担一些家务和分担照料宝宝的责任，就是对妈妈极大的帮助，不但能让妈妈得到充分休息，而且能够给妈妈莫大的精神支撑，让妈妈对自己的婚姻感到满意，从而提升幸福感。

其次，如果妈妈在家人这里得到更多的是爱与包容，而不是抱怨与责备，不但不容易患上产后抑郁，即便患上了，恢复起来也会很快。如果妈妈情绪不稳定，家人一开始很容易因此而感到焦虑和不愉快，但如果意识到可能是产后抑郁症，就一定不要去责备她，此时应当试着和她交流。

家庭成员可以时常询问妈妈是否需要帮助，比如是否需要帮忙抱宝宝、是否需要帮忙换尿布、是否需要帮忙买东西等。当然，很多时候妈妈自己也不知道她需要什么帮助，家庭成员可以做一些能够减轻妈妈负担的事情，比如多帮助照看宝宝，帮忙做饭，帮忙打扫，陪妈妈去公园逛一逛等，不要让她感到很孤独就行。

妈妈加油站

不管是妈妈自己还是家人朋友，一旦察觉到妈妈有一些产后抑郁的症状，就应当予以关注。产后抑郁不同于一般的情绪低落，不能很快消失，会影响到哺乳以及照顾宝宝，需要家人朋友甚至医生给予帮助，不能忽视。

不要盲目地禁吃海鲜

常常有妈妈问我哺乳期吃海鲜是不是会引起宝宝过敏或拉肚子。确实有的宝宝会因为哺乳期妈妈吃了海鲜而过敏，但并不是每个宝宝都是如此。

如果宝宝因为吃了妈妈的母乳而引起了湿疹，要考虑可能是过敏，至于是不是吃了海鲜而引起的还需要进一步判断。

容易引起过敏的食物除了海鲜，还有鸡蛋、牛奶、大豆等，妈妈可以停吃这些食物，再看看宝宝过敏是否好转。

如果停吃之后一两周内过敏仍不好转，说明过敏不是由这些食物引起的，要另外找原因，或者求助医生。如果过敏好转，还需要进一步判断是哪一种食物引起的，可以先往妈妈的食物里加海鲜，再看宝宝是否再次过敏，如果又过敏了，才可以确定过敏是海鲜引起的，以后妈妈就要禁吃海鲜了。如果没有过敏，说明过敏不是海鲜引起的，妈妈可以用同样的方法继续试验。

除了垃圾食物外，哺乳期妈妈不必盲目忌口。

辛辣燥热的食物会让宝宝上火

辛辣燥热的食物口感刺激，对喜欢这种口味的妈妈来说是不小的诱惑，不过我建议哺乳期妈妈要克制一下，因为宝宝很可能因此上火。

饮食中的辛辣刺激会通过乳汁影响到宝宝，而宝宝的肠胃功能脆弱，所以很容易因此出现长痘、便秘、脱水等情况。

此外，产后妈妈肠道蠕动较慢，加上还要照顾宝宝，需要卧床休息，消化能力也不佳，吃辛辣、燥热、刺激性的食物会增加肠胃负担，便秘上火的概率也高了很多。

辛辣、燥热的食物

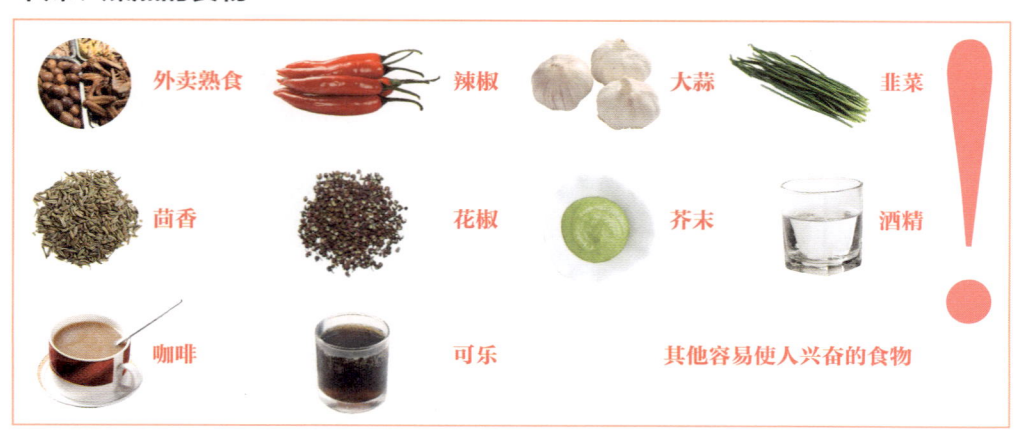

外卖熟食　辣椒　大蒜　韭菜

茴香　花椒　芥末　酒精

咖啡　可乐　其他容易使人兴奋的食物

回乳食物要避免

虽然没有科学的研究证实回奶是否和某种食物有关，但是生活中确实有妈妈因为吃了某些食物导致回奶的现象，而且这种现象还不少。我认为回奶和饮食可能有一定关系，根据妈妈们的描述，大致上有以下常见的食物可能导致回奶。

蔬菜类	韭菜、韭黄、竹笋、芦笋、辣椒、苦瓜、芹菜
水果类	西瓜、柿子
海鲜水产类	田螺、螺蛳、螃蟹
调料类	桂皮、大蒜、花椒
茶水、酒水类	炒麦芽、菊花茶、烈酒、啤酒、浓咖啡、浓茶、冰镇饮料
其他	薄荷、人参、梅子

我们每个人的体质都不一样，平时喜欢吃的食物也不尽相同，同一种食物，有的妈妈吃了会明显回奶，奶量变少，有的妈妈吃了就完全没事。具体自己吃什么食物可能回奶，妈妈要以自己的感觉为准，发现有奶水变少的迹象，立即回避可疑食物即可。

表中所列出的食物只是表达一种可能性，如果妈妈吃了没有回奶，就完全不必过虑。只是酒、浓茶、冷饮等对身体不利的食物就一定要多加回避。

少吃味精、鸡精，以免影响宝宝摄入锌

哺乳期妈妈如果在日常饮食里食用过多味精（鸡精与味精影响相似），味精中大量的谷氨酸钠会通过乳汁进入宝宝体内，与宝宝血液中的锌发生特异性结合，形成不能被身体吸收的锌化合物并随尿排出，容易导致宝宝缺锌。

宝宝缺锌不仅会出现味觉差、厌食等状况，先天体质较虚弱的宝宝还可能有智力减退、发育迟缓以及性晚熟等不良后遗症。

过量的谷氨酸钠摄入对越小的宝宝影响越大，尤其是1~2周的宝宝，这时宝宝各方面都不成熟，最容易受到伤害。我建议母乳喂养的妈妈，至少在产后3个月内应少吃或不吃味精以及鸡精。可以尝试往菜里加点香菇碎，或加一两勺自家熬的鸡汤或骨头汤等方法来提升食物的鲜味，增加食欲。

母乳喂养，给宝宝最好的免疫力

催乳食物，要掌握吃的时机

产后催乳是必要的，但是许多家长容易陷入催乳的误区，最后得急性乳腺炎的很常见，不但哺乳期妈妈受苦，宝宝吃奶也受影响。

门诊案例

有位二胎妈妈来问诊，她痛苦地说："医生，我真没想到喂奶比生孩子还痛苦，整个胸像蚂蚁噬骨一样，喂奶时我就只希望快点熬到断奶。"

这位妈妈说的就是急性乳腺炎，初起乳腺炎时，不仅乳房触痛不适，而且母亲情绪不佳，之后乳房不仅肿胀能见血丝，而且一直有硬块。已经出现乳腺炎，就要及时就诊，配合热敷和专业按摩，同时用吸奶器吸空乳汁，吸通乳腺管，这样乳腺炎才会好转，而且今后也不会再得了。

急性乳腺炎多半和催乳不当有关，这位妈妈因为第一胎宝宝没有吃到母乳，所以第二胎宝宝刚出生就喝了不少下奶的汤水，还请了催乳师，以至于虽然下奶了，但很快就因为乳腺不通而得了乳腺炎。

下奶早期容易出现 3 类催乳干扰

1. 总担心宝宝不够吃，只要宝宝一哭闹，就想着给宝宝喂奶粉，可过一会妈妈排乳了，宝宝却不乐意吃了，因为他还不太饿。母乳消化比奶粉快，如果急着喂奶粉，容易造成母乳喂养不顺利，在下奶阶段，让宝宝多尝试着吸吮才是正确的做法。

2. 不要等宝宝哭闹了才让他吸吮，如果妈妈感觉乳房涨了，也要让宝宝吸，避免出现乳房硬块。

3. 家人不要总催妈妈，好情绪是泌乳良方，妈妈压力大了，容易导致奶量减少或不通畅。

喝催奶汤不要太早

一定要注意，催奶汤水一定不要太早喝，汤水是催奶特别好的食物，下奶以后应当每天都喝，但是乳腺管没通之前，不要喝催奶汤，在产后 2~3 天乳腺管往往都还没通，这时喝催奶汤，乳汁出不来，就会慢慢淤积在乳房里形成硬块，如果硬块得不到及时解决，就会发展成急性乳腺炎。

产后 1 周内宝宝吃得并不多

产后 1 周之内只适宜喝点清淡的汤，比如番茄蛋汤、瘦肉汤、肉丸汤、丝瓜肉片汤、蔬菜汤、红枣银耳汤、果汁等。催奶的汤留在产后 1 周以后再喝不迟，并且不要一下子喝太多，必须循序渐进。

有的妈妈会问，那这 1 周宝宝吃不饱怎么办？其实，新生儿虽然老在哭着要吃，但吃得并不多，他的胃很小，第一天只能容纳一小勺奶，第二天两勺，到第五天，也才一个鸡蛋大小，这和妈妈下奶的速度是相匹配的。反而是妈妈乳汁分泌过多，而孩子吃不了，会造成乳汁淤积。

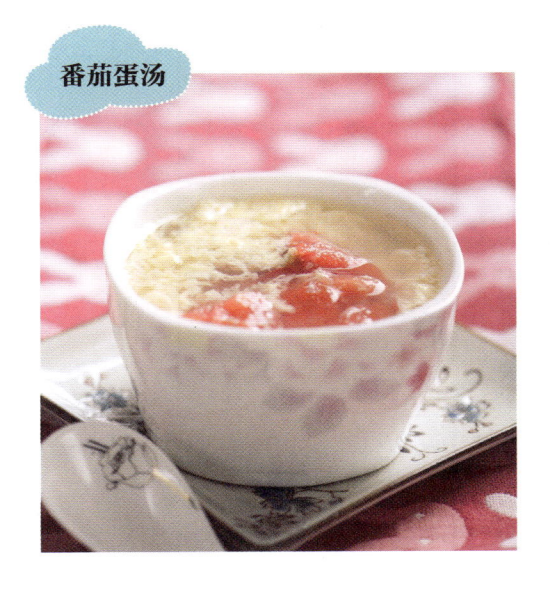

催奶汤不宜太油腻

新生宝宝的肠胃脆弱，消化脂肪的能力很弱，如果摄入太多脂肪会引起腹泻，而催奶汤大多使用动物性食品，比如鸡、猪蹄等，都是比较油腻的。家人做汤时不要选择太肥腻的食材，母鸡、猪蹄等都要选皮下脂肪比较薄的，汤熬好后最好把表面的油撇掉再喝。

催奶汤不要随便加补药

有人认为催奶汤中加点人参、当归、黄芪、枸杞等，滋补一下更好，这样奶自然也多了。这种想法是错误的，药物不能随意加，滋补过头对妈妈和宝宝都不利，加药物要先咨询医生，如果需要加，应当选药食同源的食材，比如桂圆、山药等，保证安全最重要。

番茄蛋汤

妈妈加油站

这世界上再也没有比宝宝更好、更强大的催乳师了！吸乳是新生儿的天性，不学自会，而且宝宝的吸吮对妈妈有百利而无一害，最好的通乳办法便是让宝宝勤吸吮，宝宝的吸吮力非常大，在下奶的最初阶段，妈妈不会感觉奶胀，需要自觉主动多让宝宝吸，吸得越早，乳汁的产生就越顺利，吸得越多，乳汁就越充沛。

几款催奶食谱推荐

下面是几款妈妈们认为效果不错的通乳下奶的食谱，产后1周以后，妈妈可以吃一吃试试。

黄花瘦肉粥

材料 粳米100克，猪瘦肉100克，黄花菜（干）50克，姜、盐各适量。

做法 1. 将粳米淘洗干净，加水浸泡半小时。

2. 猪瘦肉洗净，切片；干黄花菜用水泡透；姜去皮切丝。

3. 将煮锅内放入泡好的粳米，连带泡米的水煮至七分熟。

4. 放入肉片、黄花菜、姜丝，再用小火慢慢煮至黏稠，加盐调味即可。

功效 黄花菜有止血、下乳的功效。

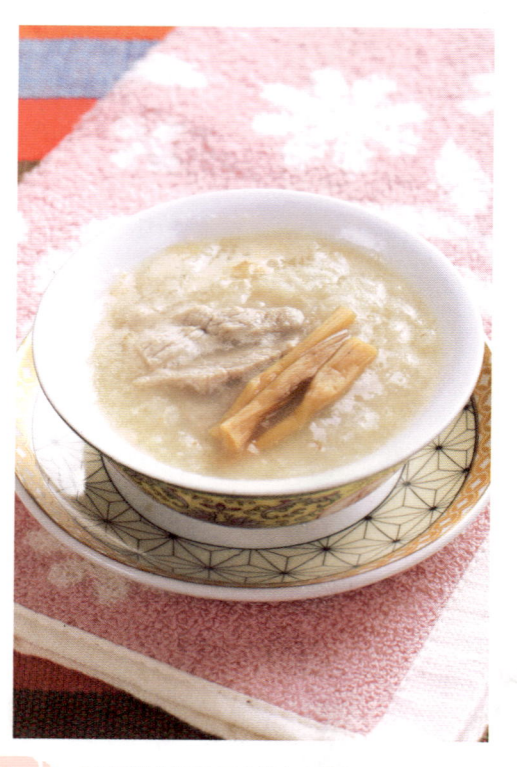

莴笋炒肉片

材料 莴笋300克，猪瘦肉150克，酱油、料酒、盐、醋、蛋清、淀粉、鸡精、葱段、姜片各适量。

做法 1. 莴笋去皮切小长块；猪瘦肉切片，加入料酒、蛋清及盐、酱油拌匀，然后加适量淀粉抓匀上浆。

2. 锅中放油烧热，爆炒香葱段和姜片，再加入猪瘦肉片翻炒。

3. 放入莴笋块，加入醋、鸡精、盐、酱油一起翻炒，快熟时，加少许水淀粉勾芡即可。

功效 莴笋除了有丰胸功效以外，还能促进排毒，改善母乳质量，适合哺乳期的妈妈食用。

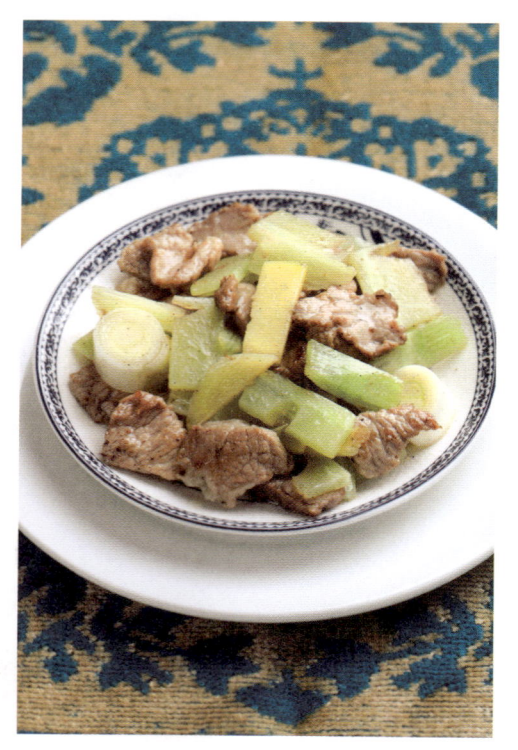

猪蹄茭白汤

材料 猪蹄 150 克，茭白 50 克，葱、姜、盐、料酒各适量。

做法 1．猪蹄用沸水烫后刮去浮皮，用小镊子拔去毛，并反复冲洗干净。

2．将猪蹄放入锅内，加入清水，清水没过猪蹄即可。将料酒、葱、姜也一同放入锅内，大火煮沸后撇去浮沫。

3．改用小火将猪蹄炖至酥烂。

4．猪蹄酥烂后放入切好的茭白片，再煮 5 分钟，加入盐调味即可。

功效 这款汤可有效地促进乳汁的分泌，适用于妈妈产后乳汁不足或无乳，是传统的催乳佳品。

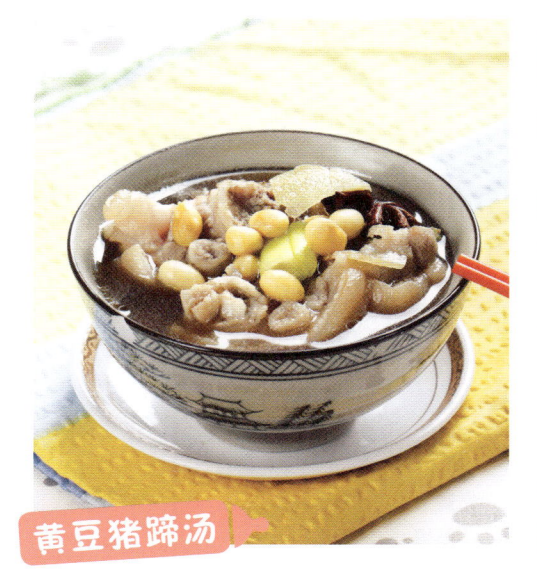

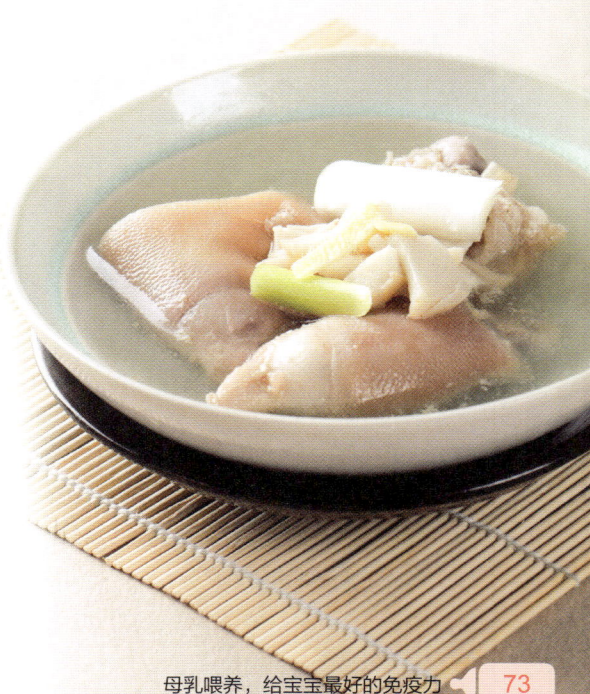

黄豆猪蹄汤

材料 猪蹄 1 只，黄豆 150 克，黄酒、葱、姜、盐各适量。

做法 1．将黄豆放入冷水中，浸泡约 1 小时。

2．猪蹄用沸水烫后刮去浮皮，用小镊子拔去毛，冲洗干净后放入锅中，加入适量清水、姜片煮沸，撇去浮沫。

3．将浸泡好的黄豆、适量黄酒及葱放入锅中，加盖用小火焖至猪蹄半酥，加盐调味后再煮 1 小时即可。

功效 猪蹄含胶体蛋白质及钙质，黄豆含植物蛋白，二者都可促进产奶。

腰花木耳汤

材料 猪肾 150 克，笋片 20 克，水发木耳 15 克，葱段、盐、高汤、胡椒粉各适量。

做法 1．猪肾切两半，去臊，洗净，切片，再切麦穗花刀，泡入清水；木耳洗净待用。

2．清水入锅，下腰花、木耳、笋片，煮熟后一并捞出，放于汤碗内，加入葱段、盐、胡椒粉，再将烧沸的高汤倒入汤碗内即可食用。

功效 木耳可滋阴润肺，妈妈食用对肺、胃、肾等均有很好的补益作用。

母乳喂养，给宝宝最好的免疫力

混合喂养，补充妈妈乳汁不足

补授法、代授法，混合喂养分两种

只要有条件，我希望每一位妈妈都能母乳喂养，采用混合喂养的，只限于母乳确实不足的情况。

混合喂养有两种喂法，应优先采用补授法，实在没有时间喂奶的妈妈再考虑代授法。

补授法——比较好

每次哺乳时，先喂母乳，把母乳吃完为止，再过一会儿用配方奶补足，这就是补授法。

补授法的好处是可以避免宝宝吃了配方奶后，因为没有饥饿感，不愿意吸吮母乳而导致母乳分泌进一步减少，同时也有利于持续刺激母乳分泌，保证宝宝能得到一定的母乳。

代授法——不提倡

根据妈妈的乳汁分泌情况，每天用配方奶代替1次或者数次母乳喂养，这就是代授法。

但凡妈妈有时间或者家里有挤出存着的母乳，就不推荐使用代授法。因为妈妈本身就已母乳不足，如果再减少母乳喂养的次数，只会使母乳越来越少。

混合喂养的具体方法

母乳是否不足，最好是根据宝宝体重增长情况分析，宝宝4个月以内，如果1周体重增长低于200克，就可能是母乳量不足了，可试着添加1次配方奶，一般在下午吃这次配方奶，加多少可根据宝宝的需要。

妈妈可以先准备100毫升配方奶，如果宝宝一次都喝光，好像还不饱，下次就冲120毫升，如果宝宝不再半夜哭，或者不再闹人了，体重每天增长30克以上，或1周增加200克以上，就表明配方奶的添加量合适。

如果宝宝仍然饿得哭，夜里醒来的次数增加，体重增长不理想，可以1天加2次或者3次，但不要过量，过量添加配方奶，会影响母乳摄入，也会使宝宝消化不良。

在夜间给宝宝喂奶时，最好选择母乳，因为妈妈在夜间休息时，母乳分泌量较大，基本上可以满足宝宝的需求，这样也可以避免妈妈起床冲奶粉太劳累。

一次只喂一种奶

一次只喂一种奶，意思是说这一顿如果是吃母乳，那就只吃母乳；如果是吃奶粉，那就只吃奶粉。

有的妈妈按照混合喂养的字面意思去理解，刚喂完母乳马上补点奶粉，或者刚喂完奶粉马上补点母乳，这样的做法是错误的，不仅不利于宝宝消化，还容易使宝宝对乳头产生错觉，可能引发厌食奶粉，或者有的宝宝更爱吃奶粉，拒绝吃母乳了。

如果喂母乳后宝宝没有吃饱，一定要先等一会儿，让宝宝先消化母乳，到了下一顿再吃奶粉，可能隔半个小时，也可以间隔1~2个小时，主要看宝宝的需求。

如果上一顿宝宝母乳吃得很饱，到下一顿时妈妈感觉到乳房胀了，有奶，那么这一顿仍然喂母乳，因为母乳是靠宝宝吸出来的，边吸边产，而不是先产好了等着宝宝吃。

宝宝吃配方奶后不吃母乳的两大原因

1 宝宝吸吮母亲乳头之前先吸吮了奶瓶，或者频繁使用了奶瓶，于是宝宝出现了不会吸吮或不愿吸吮母乳的现象，这就是我们常说的乳头混淆。

宝宝越小，使用奶瓶的时间越短，纠正乳头混淆就越容易，只要停止使用奶瓶，耐心地、不厌其烦地帮助宝宝正确衔乳，在宝宝重新接受妈妈乳头之前，可以使用小匙、滴管等方式喂奶。

2 在混合喂养的过程中，不知不觉奶粉喂得越来越多，导致妈妈的母乳越来越少，当宝宝吃母乳吃不饱或者怎么都吸不出时，就会哭，进而抗拒吃母乳。

恢复母乳的方式很简单，就是多让宝宝吸妈妈的乳房，在宝宝不哭的情况下，可以每次先喂母乳，宝宝吸吮力强，母乳就会越来越多；如果宝宝哭闹，就先喂奶粉，但是减少奶粉量，宝宝很快会饿，下一顿宝宝饿了就先喂母乳，这样渐渐地母乳就好吸了。

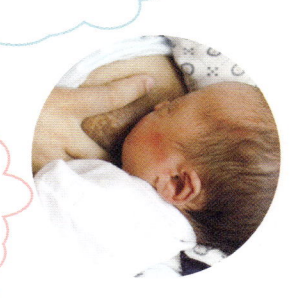

选对奶瓶、奶嘴，让宝宝乖乖喝奶

无论怎样想办法，母乳都不足甚至没有母乳的时候，就要用配方奶来补充，这时候奶瓶、奶嘴就成了生活中的重要物品了，奶嘴的开口大小、材质的软硬程度、奶瓶的手感气味等，都能成为宝宝不爱吃配方奶的原因。

怎样选择合适的奶嘴

奶嘴的选择很重要，它影响着宝宝吃奶时的速度和舒适度，合适的奶嘴应该综合这样几个方面来看。

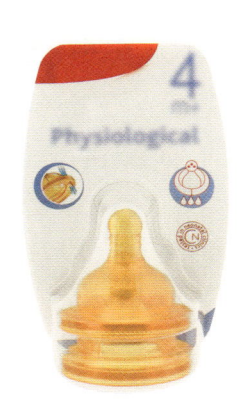

奶嘴的口感和气味

尽量选用与妈妈的乳头相似的奶嘴，对不喜欢橡胶味道的宝宝，可以换成异戊二烯胶或硅胶做成的奶嘴。

奶嘴的开口方式

市售的奶嘴有两种开口方式，小洞洞和十字叉。奶嘴上留有一个洞口，给细菌的侵入开了方便之门，而十字叉的开口不用时处于封闭状态，挡住了细菌的入侵。宝宝吸吮时，十字叉能依宝宝的吸吮力量大小而开合，起到调节进食流量的作用。

奶嘴孔的大小

奶嘴孔的大小以奶瓶倒立时，奶以滴状连续流出为宜。喝水的奶嘴孔一般小于喂奶的奶嘴孔，应用时应区分清楚。过大的奶嘴孔在宝宝吸吮过急时会引起呛奶，过小的奶嘴孔会让宝宝在吃奶的时候费劲。

奶嘴的软硬程度

选择奶嘴的时候，橡皮奶头不宜过硬或过软。过硬小宝宝吸不动；过软奶头会因吸吮时的负压而粘在一起，吸不出奶。

奶瓶的材质

各种奶瓶的主要区别点就在材质上，现在市场上的奶瓶主要是玻璃材质和塑料材质的。

玻璃材质的奶瓶安全性和耐热性都好，而且玻璃材质的奶瓶容易更准确地感知温度，刻度也清晰，适合于新生儿期的宝宝，虽然有易碎的缺点，但是因为此时都是大人把持使用，倒也无妨。

塑料材质的奶瓶轻便，适合宝宝自己握持喝奶，待宝宝自己能够喝奶了用比较好。塑料材质又分为PC、PP、PPSU、PES几种，PC材质含有能导致内分泌失调的双酚A，要避免购买；PPSU、PES材质价格昂贵，目前在国内市场还不太多；最常见的是PP材质的，PP材质的奶瓶实用实惠，是塑料奶瓶的主流产品，可以放心购买。

无论什么材质，奶瓶以透明度越高、硬度越高越好。透明度高说明材质好，硬度高加热后不容易变形。另外选购时要闻闻味，味道越轻越好。

奶瓶的口径

奶瓶有标准口径的和宽口径的，宽口径的奶瓶放奶粉时不容易洒出、清洗底部比较容易，而且比较接近母亲乳房，可以优先考虑。

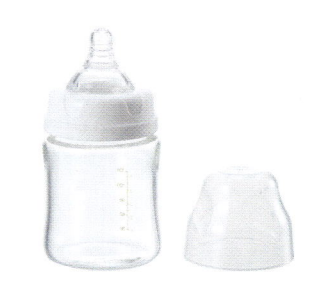

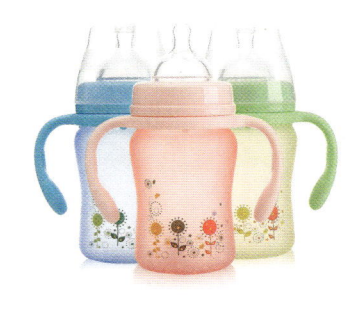

奶瓶的大小

奶瓶的大小方面，新生儿期选择120毫升、60毫升的奶瓶各1个喝奶和喝水就可以，以后随着宝宝长大再看情况更换更大的奶瓶。

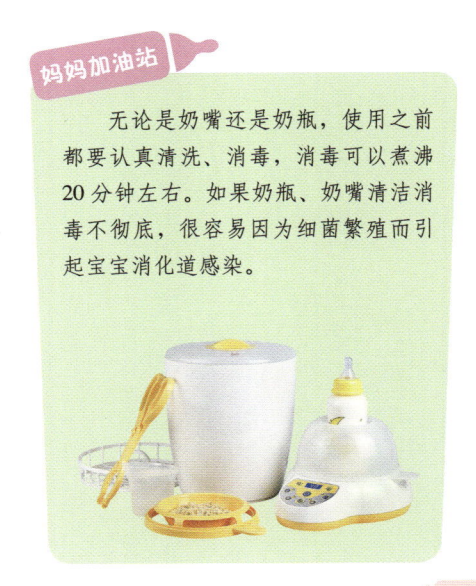

妈妈加油站

无论是奶嘴还是奶瓶，使用之前都要认真清洗、消毒，消毒可以煮沸20分钟左右。如果奶瓶、奶嘴清洁消毒不彻底，很容易因为细菌繁殖而引起宝宝消化道感染。

奶粉的选择应当结合自身实际情况

市面上的奶粉种类不少，品牌也多，到底买什么配方的，哪个品牌的，需要斟酌，选定品牌、种类后，还要学会几个鉴定奶粉质量好坏的方法。

不必纠结于是选羊奶还是牛奶

市场上比较多见的是以牛奶为原料的配方奶，以羊奶为原料的配方奶比较少，选择范围也相对窄，具体是选择牛奶粉还是羊奶粉不需要太纠结，这两种奶粉从营养、消化上讲没有高下之分。无论选哪种，只要注重其营养配比就可以。首先是酪蛋白和乳清蛋白的比例为40:60，其次是钙磷的比例为2:1，这样就可以了，如果添加了维生素D就更好了。

一般人们总是先选牛奶粉，如果牛奶粉不适合宝宝，妈妈也可以换羊奶粉试试。需要注意的是，羊奶中缺乏叶酸，选择羊奶为配方奶后要注意给宝宝补充叶酸。

无须盲目追逐进口奶粉

由于国产奶粉的安全问题频发，很多妈妈都更倾向于进口奶粉。在一开始选择奶粉时，妈妈不应当盲目追逐进口品牌，有的进口奶粉宝宝吃了不合适，出现上火、拉肚子等不适反应，而吃国产奶粉却没有不良反应，这说明给宝宝选奶粉不在于是国产还是进口，最重要的是选适合宝宝的配方。

如果不用考虑经济条件，建议妈妈尽量选择国际品牌正规进口到中国的奶粉，原因如下：

> 会根据中国宝宝的体质适当调整配方，更能满足宝宝的生长需要。
>
> 有严格的质量检测，质量上基本能够放心。
>
> 超市与母婴店都有卖，不必花工夫在购买渠道上，也能给妈妈们省不少心。

但是，如果一直给宝宝吃外国当地的奶粉，并没有不适，生长发育也正常，那就说明宝宝吃这种奶粉是可行的，也不用刻意更换，只是需要注意弄清奶粉包装上的配方说明以及保质期等基本信息。

过敏的宝宝怎么选奶粉

如果宝宝喝普通配方奶粉就腹泻，或者已经确认宝宝对牛奶过敏，那么就需要喝深度水解配方奶粉，包装上一般会注明"深度水解蛋白配方"（外国进口奶粉也会注明该国意为"深度水解蛋白配方"的字样，例如英语为"Pepti"），这种配方奶粉的牛奶蛋白完全被水解，不会透过肠壁而引起宝宝过敏。

有的宝宝喝普通配方奶粉腹泻，但并不是因为牛奶过敏，而是因为乳糖不耐受，是由于肠道乳糖酶缺失或活性低，无法分解奶类中的乳糖而引发腹泻，这种情况只需要喝无乳糖配方奶粉就行。

如果有家族过敏史，为了预防过敏，可以先吃部分水解配方奶粉，包装上一般会注明"部分水解蛋白配方"。在由深度水解配方向普通配方转变时，也可以吃部分水解配方过渡。

奶粉质量

在决定好买哪一种奶粉后，选购时妈妈还可以检查一下奶粉的质量，具体方法是：

拍
拍内包装，如果有漏气现象或者干脆没充气，奶粉质量可能有问题。

看
看奶粉性状，颗粒均匀、颜色乳黄、色泽均匀的质量好。

摸
摸奶粉质地，手感松软平滑，有流动感的是好产品，有结块的不能买。

试
取适量奶粉冲调，调好后奶水成乳白色，有自然奶香味，静置5分钟没有沉淀，说明质量好。

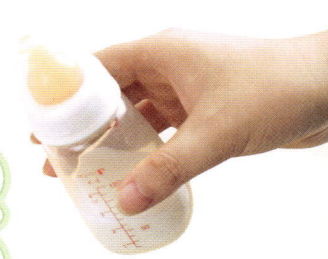

正确冲泡奶粉，让营养更完整

奶粉的调配步骤

冲奶之前先用清水及肥皂洗手，拿一个已经消毒的奶瓶。

加入正确数量平匙的奶粉（用专门的奶粉勺），奶粉需松松的，不可紧压，再用筷子或刀子刮平，对准奶瓶将奶粉倒入奶瓶。

泡奶时，温开水保持在 40~50℃ 最为适宜。不要用滚烫的开水冲泡奶粉，否则易结成凝块，可能造成宝宝消化不良。

冲好水后套上奶嘴，轻轻摇匀即可。

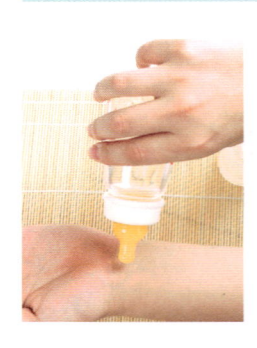

每次喂奶前别忘了试试温度，不要隔着奶瓶试温，滴几滴在手腕上试最准，以不烫为宜。

奶并非越浓越好

很多大人在给宝宝冲奶粉时，以为冲得越多营养越好，每一勺都恨不得堆成小山包，这是特别要纠正的坏习惯。

配方奶粉应严格按照奶粉说明调配，过浓、过稀都达不到营养效果，尤其是新生宝宝以及 6 个月内的宝宝，身体调节能力以及肠胃能力都很弱，奶粉稠了宝宝很快就会脱水或者上火，而如果奶粉稀了，宝宝就会缺乏营养。

让宝宝顺利接受奶瓶的 3 个方法

早介入

奶瓶的介入最好在宝宝出生快到 1 个月的时候，因为宝宝出生 20 多天以后，已经习惯了在固定的时间吃奶，而且此时妈妈的奶水也已经正常了。所以，如果情况允许，要尽量等到这个时候再给宝宝使用奶瓶。如果介入时间晚了，到了 3 个月时宝宝已经能清楚地分辨妈妈的奶头和人造奶头了，可能会拒绝使用奶瓶。

不强迫

开始给宝宝用奶瓶喂奶，宝宝往往会哭闹。这个时候不要把奶嘴硬往宝宝嘴里塞，这样会让他更加厌恶奶嘴和奶瓶。妈妈们要缓一缓，可以先用奶瓶逗逗宝宝，然后喂他吃几口，使他熟悉奶瓶，反复多次给宝宝吸吮，让宝宝慢慢适应。

重时机

给宝宝用奶瓶喂奶时应该选在宝宝饿了的时候，这时候宝宝比较容易接受奶瓶，一般选在下午 4~6 点之间，因为这段时间妈妈的乳汁分泌得最少。有时也需要在妈妈不在的时候给宝宝喂奶，有些宝宝只要听见妈妈说话，就坚决不用奶瓶吃奶了。

让宝宝接受奶瓶需要一个过程，妈妈们不要太心急，要给宝宝足够的时间适应。

第一次喂奶粉时，要注意观察宝宝

第一次喂食注意观察宝宝的皮肤和大便，看宝宝对这种奶粉的接受度是否良好，如果没有问题，就可以继续使用这种奶粉；如果宝宝出现过敏现象，或者大便异常，停掉看宝宝是否好转，如果一加就出问题，停掉又好转，可以换个牌子试试，或者咨询医生。

为了避免浪费，我建议妈妈们一开始买奶粉时，选小包装或者小罐的，因为奶粉开了包装后，保质期都不长，一般只有1个月，这样一旦宝宝吃了不适应，可以马上换其他品牌，如果适应再买大包装也不迟。

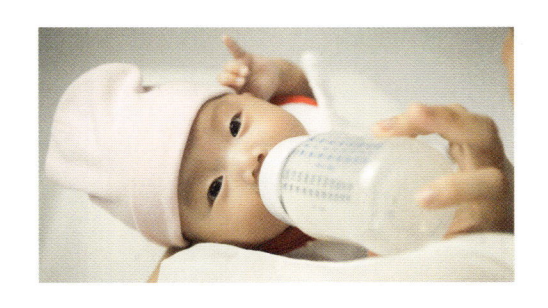

混合喂养的宝宝要适当喝点水

如果是母乳喂养的宝宝，在纯母乳喂养期间都是不需要额外喝水的，直到添加辅食。如果宝宝吃了配方奶，就需要适当喂些水了，原因如下：

1 奶粉中所含的矿物质比母乳高，但其吸收率却比母乳低，多余的矿物质要经过宝宝的肾脏从尿中排出，这需要充足的水分，否则宝宝容易上火。

2 适量补充水分，能促进胃液分泌，增强宝宝对非母乳食物的消化能力。

如果宝宝吃了配方奶，可以在吃过配方奶后一段时间，或者两次吃配方奶之间喂水，每次大概喂50毫升。

至于宝宝水分是否已经充足，可以观察宝宝的尿液，如果尿液偏黄，说明体内水分不足，尿液透明是水分充足的标志。

妈妈加油站

喂奶时，大人手持奶瓶的斜度应使乳汁始终充满奶头，以免宝宝将空气吸入，哺乳后应将宝宝竖抱拍嗝，可以有效减少吐奶。

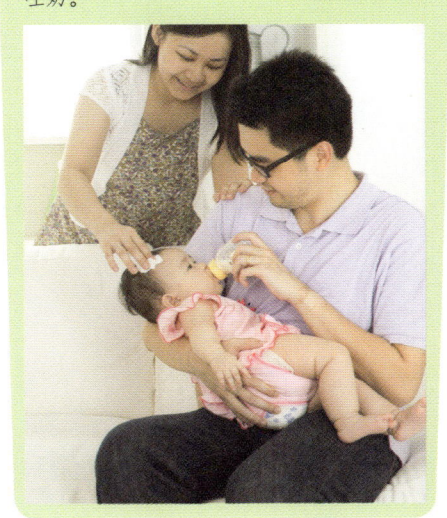

妈妈加油站

要注意，当宝宝因高热、大汗、呕吐、腹泻等引起失水时，无论母乳喂养还是混合喂养，所有的宝宝都要补充水分，最好补充点淡盐开水，以防脱水或发生电解质紊乱。

人工喂养是不得已的情况

每一位妈妈都应当有母乳喂养的自信，只要方法得当、信心充足，母乳喂养是很自然的事情。实在母乳不足时，采取混合喂养的方法，人工喂养只是不得已而为之的一种措施，保证宝宝只依靠配方奶也能和母乳喂养一样健康长大。

有的宝宝早产或患有唇腭裂，没有吃奶的能力，这种情况也不建议放弃母乳喂养，需要妈妈将母乳挤出，用滴管、小勺等来间接母乳喂养。在临床上，只有少数几种情况下，我们才会建议妈妈完全放弃母乳喂养，最常见的是以下几种情况。

宝宝患半乳糖血症

宝宝如果患有半乳糖血症，不能母乳喂养。半乳糖血症是先天性的酶缺乏症，由于酶的缺乏，母乳中的乳糖不能很好地代谢，会生成有毒的物质，有毒物质会影响神经中枢的发育，从而导致宝宝智力低下、白内障等。这时候妈妈可以为宝宝选择不含乳糖的特制奶粉进行喂养。

宝宝患苯丙酮尿症

患有苯丙酮尿症的宝宝，由于酶的缺乏，不能使苯丙氨酸转化为酪氨酸，造成苯丙氨酸在体内的堆积，这会干扰脑组织代谢，从而导致智力障碍、毛发和皮肤色素的减退。这种情况下，妈妈可以给宝宝买特制的专供苯丙酮尿症宝宝食用的奶粉。

宝宝患枫糖尿症

患有枫糖尿症的宝宝，最主要的是要控制蛋白质的摄入，因此不能母乳喂养，妈妈可以为宝宝选择蛋白质含量较低的食物如米粉、特制奶粉等喂养。

妈妈患有某些疾病

即便妈妈患病了，大多数情况下也都是可以进行母乳喂养的，除非是吸毒、艾滋病、严重的器官衰竭、精神病、肿瘤等严重影响到母乳喂养的疾病，才不建议母乳喂养，改为人工喂养最为妥当。

妈妈加油站

人工喂养相对母乳喂养来说会略显复杂，但只要细心，同样会收到较满意的喂养效果，如果真的没有条件母乳喂养，家长就应当宽下心来，认认真真地进行配方奶喂养。

给宝宝喂多少配方奶才合适

宝宝没有标准的喂奶量，实际需要喂多少必须大人自己慢慢去试，可以按照宝宝目前的体重测算一下平均奶量，大人再根据宝宝的具体情况相应增减，以宝宝的需要为准。

平均奶量的测算方法

此处奶量仅指"婴儿配方奶粉摄入量"，不包含冲泡奶粉的温水量，针对6个月以内人工喂养的宝宝。数据参考沈晓明和王卫平主编的《儿科学》第7版（人民卫生出版社）的相关内容。

一般市售婴儿配方奶粉每100克提供能量约为500千卡，每天1千克的宝宝大约需要100千卡的能量，所以宝宝对配方奶粉的需求量约为20克／（千克·天），即每天1千克的宝宝所需的配方奶粉量约为20克。具体的冲泡次数和方法可参考所选奶粉包装上的说明，例如，某品牌奶粉喂养提示为"1平勺（4.5克）兑30毫升水，可得33毫升奶液"。

举例：如果给宝宝选择该品牌奶粉，假设宝宝体重是3.5千克，则每天的配方奶粉需求总量约是3.5×20=70克，如果每天哺喂9次，则平均每次哺喂量约为7.8克，每次大约需要兑52毫升温开水冲泡即可。

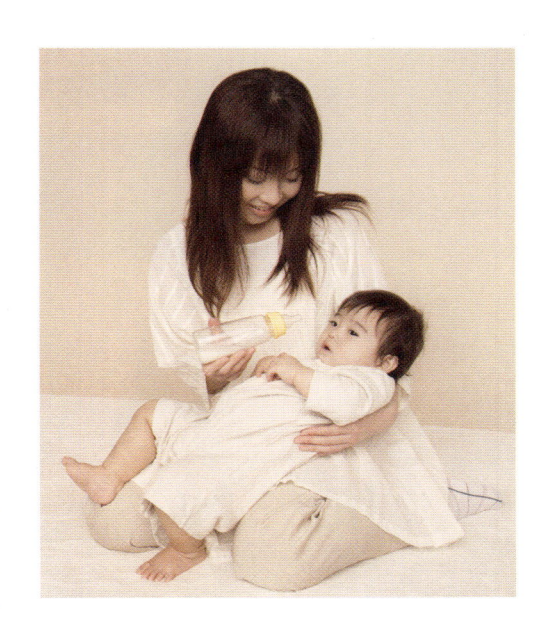

具体每天喂多少次，每次喂多少要多试

新生宝宝大概2~3个小时就要吃一次奶，知道了宝宝每天大概要吃多少奶，就可以粗略知道每次先泡多少量。

如果宝宝没有吃饱，不等2~3个小时会再要，这时可以比上次多泡一点，如果宝宝还是很快又饿了，再继续少量加；如果宝宝吃不完，下次就减少，直到宝宝能一次吃完，或者剩下不多。

以后每天给宝宝喂多少次，每次给宝宝喂多少奶量可能都在不断微调中，这是根据宝宝的实际情况做的合理变化。

各种哺喂问题，看医生妈妈如何轻松解决

无奶或少奶

有的妈妈产后出现少奶甚至无奶的情况，很是焦急，其实真正会出现无奶情况的妈妈是极少的，少奶甚至无奶往往是与下面这几个因素息息相关的，需要妈妈结合自身情况多多调节。

妈妈的精神状况

1. 妈妈产前过分紧张，怕难产、怕疼痛，因而吃不下、睡不着，精疲力竭，造成产程延长，机体的内环境紊乱，影响了产后泌乳。

2. 妈妈产后没能调节过来，新生儿出生头几天啼哭，妈妈感到束手无策，心情焦虑，怀疑自己的哺喂能力。

早期奶瓶喂养

在新生儿出生头2~3天内一般不建议急着加奶粉，这时宝宝睡得多，醒得少，醒来让宝宝吸吮妈妈的乳房，累了他会继续睡，有的宝宝这时期吸了奶瓶，造成了乳头错觉，之后不愿意吸吮妈妈的乳头，妈妈乳房刺激少，就会影响乳汁分泌。

吸吮乳头不力

如果宝宝对妈妈乳房的吸吮力太弱，或者人为造成吸吮次数太少，也容易造成少奶、无奶。一般来说，早产的宝宝吸吮力相对弱，需要妈妈自己用吸奶器辅助吸奶；有的家长错误地认为反正宝宝吸也吸不出奶，吸了白吸，而人为不让宝宝吸乳房，这是不对的。

一些错误认识导致妈妈哺乳信心不足

1. 有的妈妈因自己产后好多天都没有乳房胀感，就认为自己无奶或奶水不足，这种观点是错误的。实际上，奶水是可以边吃边产的，宝宝吸吮，妈妈受到刺激就会出现泌乳行为。有时候还没有喂奶，奶水就已经很充盈，这是因为妈妈受到任何能激发泌乳素的刺激，都可能引起泌乳行为，比如想起宝宝可爱的模样，看到宝宝笑了等。

2. 很多长辈一看到宝宝吃奶不久就哭，就会诉说宝宝是不是没吃饱，有的妈妈也认为这是宝宝没吃饱，于是认定自己奶少，事实上，宝宝哭未必是饿，宝宝很容易因为过热、肚子胀气、屁屁不舒服等原因而哭。

3 还有很多家长错误地认为宝宝便便干才是吃饱的象征，看到宝宝大便又多又稀，就会以为是没吃好，恰恰相反，吃母乳的宝宝大便稀又多才是正常现象，假如宝宝大便干，反而说明有异常。

4 有极少数的妈妈觉得哺乳会使乳房下垂，影响体形，因而在潜意识上排斥母乳喂养，这样自然不会有奶。

妈妈加油站

真心提醒每一个家庭，哺乳妈妈的情绪是否好关系着母乳喂养能否成功，无论是奶奶姥姥还是爸爸，都要对宝宝妈妈的母乳喂养给予热情支持，不要随意在宝宝妈妈面前抱怨宝宝没有吃饱、奶少这样的问题，否则极容易造成宝宝妈妈怀疑甚至否定自己，家人不妨多一点肯定与夸赞。

乳头疼痛

乳房在刚刚哺乳时会经受前所未有的刺激，疼痛是可能的，不过并非每个妈妈都会有尖锐的痛感，一般过10多天，乳头就不那么敏感了，再喂奶就丝毫没有疼痛的感觉了，当感到疼痛时，妈妈可以尝试以下方法来缓解。

1 哺乳之前先刺激乳房产生喷乳反射，可以用手按摩，也可以用毛巾热敷乳房或者轻轻地挤出少许奶水等，喷乳反射发生后再让宝宝含乳头就不会那么痛了。

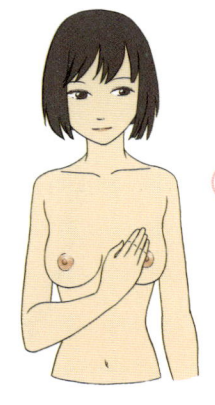

2 如果两侧乳头总有一侧较痛，一侧不痛，喂奶的时候先喂比较不痛的那一侧，当另一侧乳房有乳汁滴出来，乳头感觉刺痛时，再把宝宝换过这边吸吮就不会那么痛了。

3 如果需要让宝宝离开乳头，不要突然抽离，要先中断宝宝的吸吮动作，否则很大的拉扯和摩擦力会让妈妈感觉乳头疼痛。中断宝宝吸吮可以捏捏宝宝的鼻子或者挠挠他的下巴。

4 跟乳头直接接触的衣服要足够柔软，最好用纯棉的，如果浸了奶水，要尽快更换，一旦干了，就会发硬，摩擦乳头也会很痛。

乳头皲裂

对于妈妈来说，乳头皲裂是一件让她痛并快乐的事情，痛是因为身体备受折磨，快乐是因为宝宝可以吃到香甜的母乳。

连续哺乳几天之后，有些妈妈的乳头会发生皲裂，乳头先是变得粗糙僵硬，而后出现细微裂纹，严重时会沿着乳头基部出现裂痕很深的环状裂口，有的时候是垂直的皲裂，一般1周左右会自然愈合。

乳头皲裂可以说是哺乳期的一种常见病，症状轻者只是乳头表面有裂口，局部渗液渗血，长时间反复发作，就会形成小溃疡，若处理不当，可能会引发乳腺炎。由于乳头乳晕有丰富的感觉神经，一旦出现这种症状，哺乳时就会产生撕心裂肺之痛，让妈妈坐立不安，十分痛苦。

妈妈加油站

许多妈妈会经历一段过渡性乳头疼痛，那是乳头的皮肤在适应吸吮的过程中自然引发的，多喂几次奶就会好。为了保护乳头皮肤，妈妈最好不要用肥皂之类的清洁剂清洗乳房，因为乳头上有自然分泌的油脂，肥皂清洗除去了这些油脂，皮肤会干燥，容易破裂。

乳头皲裂时怎样哺喂宝宝

每次喂奶前用温热毛巾敷乳房和乳头3~5分钟，同时按摩乳房以刺激泌乳。先挤出少量乳汁使乳晕变软再开始哺乳，这样，宝宝在吃奶时嘴就容易与乳头衔接。

每次喂奶前后，都要用温开水洗净乳头、乳晕，保持干燥清洁，防止再发生裂口。

哺乳时应先从疼痛较轻的一侧乳房开始，以减轻对另一侧乳房的吸吮力，并让乳头和一部分乳晕含吮在婴儿口内，以防乳头皮肤皲裂加剧。

妈妈出现乳头皲裂且伴有乳头内陷时，宝宝吸不住乳头，这时，可使用玻璃奶罩哺乳，宝宝可以直接吸吮玻璃奶罩上的奶头，从而避免直接吸吮妈妈的乳头。

勤哺乳，以使乳汁排空，乳晕变软，利于宝宝吸吮。

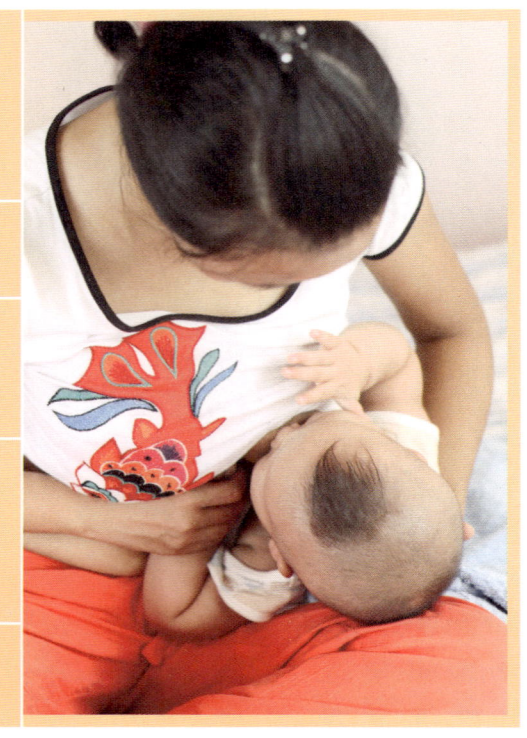

护理好皲裂的乳头

1 如果只是较轻的小裂口,可以在喂奶后涂些小儿鱼肝油,喂奶时注意先将药物洗净。

2 可外涂一些红枣香油蜂蜜膏:即取1份香油,1份蜂蜜,再把红枣洗净去核,加适量水煮1个小时,过滤去渣留汁,将枣汁熬浓后放入香油、蜂蜜,以微火熬煮一会儿,除去泡沫后冷却成膏,每次喂奶后涂于裂口处。

3 每次喂奶后也可挤出少许乳汁涂抹在乳头及乳晕上,奶水中的蛋白质能促进乳头破损处的修复。

4 哺乳后穿戴宽松的胸罩,并放正乳头罩,有利于空气流通和乳头破损处的愈合。

是否需要暂停喂奶得看妈妈的情况

如果是轻度的乳头皲裂,建议妈妈继续喂奶,但要注意纠正宝宝的吸吮方式:不能让宝宝只吸乳头,而要让宝宝将乳晕也含入口中。再就是先让宝宝吃乳头完好的一侧乳房,这样做是因为饥饿的宝宝在吸奶时用力很大,等吸完一侧乳房后吸吮力就会小一些,这时再吸乳头皲裂一侧的乳房,就可以减轻痛感。

如果皲裂处的裂口疼痛厉害,喂奶时痛彻心扉,就暂时别让宝宝吸吮,可用吸奶器吸出乳汁,或用手挤出乳汁,用小杯或小匙喂给宝宝喝,以减轻炎症反应,促进裂口愈合。但不能就此停止母乳喂养,不然就会使乳汁分泌减少或积聚而引起乳腺炎,暂停母乳喂养也可能使宝宝就此不再吃妈妈的奶,造成母乳喂养失败。

妈妈加油站

并不是所有的乳头皲裂都是由于喂奶方法不当引发的,妈妈乳头娇嫩,如果是头胎,即使宝宝吸吮方法得当,长久吸下去,在第1个月也有很多妈妈会出现乳头皲裂,只要积极保养,克服喂奶困难,伤口1周以后便会愈合,此后也不会再裂开,更不会无故疼痛。

乳头内陷

有的妈妈对哺乳信心不足是因为自己乳头内陷，尽管我会告诉她们乳头是否内陷并不影响哺乳，但似乎并不能完全打消她们的疑虑，乳头内陷已然成为哺乳路上的一个心理阴影。

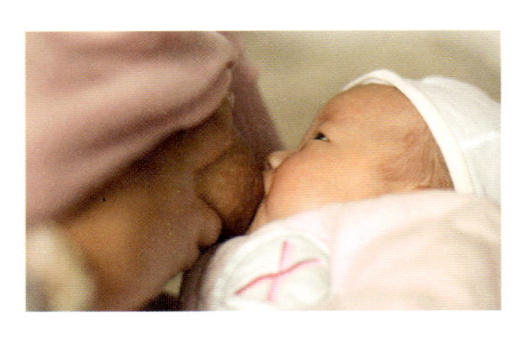

乳头内陷并不影响吸乳

乳头突出在哺乳上主要有两个作用：引导孩子含乳和碰触口腔引起吸吮反射。这两点通过妈妈的简单协助，很容易就能实现，所以乳头内陷的妈妈一定不要因此失去哺乳的信心。

事实上，只要宝宝能含住乳房，就能吸出乳汁，乳头的形状与大小并不十分重要。根据我的临床观察，只要妈妈自己没把乳头内陷当成困难，和正常的妈妈一样哺乳，十有八九都能哺乳成功。

乳头内陷导致吸乳不成功多半是因为没能让宝宝正确地含住乳房，正确的含乳姿势是：让宝宝将大半个乳晕含入口中，并贴到口腔，刺激宝宝引起吸吮反射。如果不熟练，可以在每次喂奶前用手挤出一点乳汁，使得乳房变得柔软好拉伸，宝宝也就能更好地含住了。

如觉必要，可以矫正乳头内陷

绝大多数妈妈都期望产前就可以矫正乳头内陷，我建议妈妈们试试这样做。

> 用一只手按压内陷乳头四周，使乳头向外突出；用另一只手的拇指和食指向外牵拉内陷乳头，然后轻轻按摩乳头，每次持续几分钟。
>
> 注意在怀孕早期和晚期不要过度刺激乳房，避免引发流产以及早产，适宜在怀孕5个月以后进行，若感觉到宫缩不适，肚子一阵阵发紧，必须停止。现在市面上的乳头吸引器以及吸奶器等也都能牵拉乳头，可以试一试。

如果试了很多办法，乳头还是没被拉出来，妈妈们就会很着急，这时我建议不要和乳头内陷硬抗了，把注意力放到迎接宝宝出生上来，更何况这多半不会影响哺乳，还有很多妈妈经宝宝吸吮后乳头就自然向外突出了，所以千万不要悲观，也许只是时机未到而已。

乳汁淤积成肿块

乳汁淤积是哺乳期常见的困扰，是因为一个或者几个腺叶的乳汁排出不畅，致使乳汁在乳内积存而成，摸起来像硬硬的肿块，要是不及时处理的话会引发乳腺炎，甚至形成脓肿。

怎样疏通淤积的肿块

1. 一般如果妈妈产后三四天泌乳后，发现某些部位有硬结，这并不是乳腺炎，而是乳腺不通导致的乳汁淤积，此时最好的疏通方法是让宝宝用力吸奶。一般宝宝吸奶时，下嘴唇的吸吮力更强，如果是乳房下侧有淤积，可以通过调整宝宝的吃奶姿势，让宝宝下嘴唇的位置尽量靠近乳汁淤积的地方，这样有利于宝宝将乳管吃通。

2. 在宝宝吸吮时，妈妈还可以用手轻轻按压硬结，注意不要揉，稍微给一点压力即可，帮助疏通，揉会很疼，疼能抑制泌乳，还可能导致乳腺管受伤。

3. 不给宝宝喂奶时，妈妈可以避开硬结，从其周围向乳头方向轻揉5~10分钟，主要用拇指和食指指腹轻轻按压乳房，力度以不要让自己感到疼痛为准。

乳汁淤积的情况只要妈妈多想办法疏通，坚持喂奶，一旦乳汁流出就彻底好了，一般两三天就可以好转，所以妈妈不用过于担心。

怎样预防乳汁淤积

在我接触过的妈妈中，发生乳汁淤积绝大部分是因为产后喝过催奶汤、补汤等，致使乳腺没通的情况下乳汁大量分泌，从而造成了淤积。所以喝催奶汤一定不能早，最早也是在分娩1周之后。

还有少数妈妈是因为长时间不哺乳，导致乳汁积存。此外，宝宝吃奶姿势也可能导致某些乳腺管不通。所以妈妈要及时喂奶，并尝试着变换一下喂奶姿势。

要特别提醒，产前产后的妈妈千万不要穿过于紧身的衣服，无论内衣还是外衣，都要合身，允许稍微宽松，但一定不能太紧，否则可能因为衣服压迫而阻碍乳腺管的畅通。

乳腺发炎

如果妈妈乳房变得胀痛、有硬结，就会怀疑这是不是得了乳腺炎，其实在宝宝2周之前，真正得乳腺炎的妈妈非常少，多数都是乳汁淤积而成的硬块，这种硬块不会导致妈妈发烧，乳房的皮肤也不会变红，妈妈只需要想办法疏通硬结，让乳汁流出就好了。

真正的乳腺炎通常发生在宝宝出生3~4周之后，是由化脓菌引起炎症反应而形成的。妈妈除了乳房胀痛，情绪通常不佳，碰触乳房，不仅会感到疼痛，而且还会发冷或者发热38℃以上，伴有乳房皮肤发红，心侧淋巴结肿大、变硬、有触痛。

所以，当乳房硬、痛时，妈妈首先要判断仅仅是乳汁积聚过多，还是真的感染所致。

乳腺发炎时怎样哺乳

妈妈在患有乳腺炎时，最担心的还是能否给宝宝喂奶，这需要视病情而定，一般来说，如果乳腺炎没有严重到非得住院治疗、医生严令停止哺乳的程度，都可以正常哺乳。

1 在乳腺炎初期，常有乳头皲裂，乳汁淤积不畅，乳房有胀痛、压痛感，硬块或有或无，皮色不红或微红，皮肤不热或微热等，症状表现不严重，这时可以给宝宝喂奶，而且要亲喂，尽量把奶水吸完，奶水排空有利于病情好转。

2 乳腺炎病情加重时，各症状较明显，疼痛感加重，结块明显，皮肤发红发热，形成脓肿。这个时期不宜给宝宝喂奶，或用另一侧健康的乳房进行哺育。为促进乳液顺畅排出，停止喂奶的乳房要用手挤出奶水，或用吸奶器吸出。

3 在患有乳腺炎期间，若有高烧症状。需要及时就医，在医生指导下进行正确的治疗。治疗过程中，若服用药物，要根据药物的特性和医生的指导，来确定是否能给宝宝喂奶。

4 如果病情严重，需要手术，最好和宝宝一起入院，方便哺乳，如果医院离家很近，宝宝可以在家，隔一段时间家人把宝宝抱到医院吃奶。假如没有办法亲喂，也必须挤出乳汁。

乳腺炎反反复复的两个原因

妈妈的哺乳习惯不好，没有及时把乳汁排空

乳汁淤积、排乳不畅是产后乳腺炎发病的主要原因，有的哺乳妈妈外出或者上班懒得将乳汁挤出或者吸出，极容易导致乳腺管堵塞；还有的是因为宝宝吸吮姿势不正确，导致奶水没办法完全被吸出，宝宝在吸不到乳汁的情况下便会加大用力，会将妈妈的乳头咬破，进而造成细菌感染，出现乳腺炎。

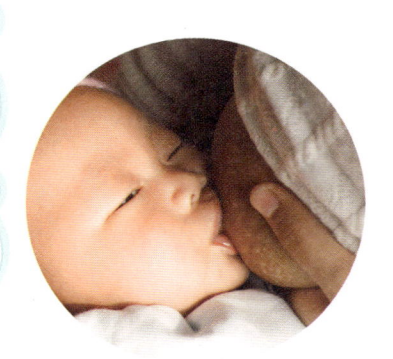

第一次治疗乳腺炎时没有将细菌全部杀死

很多妈妈得了乳腺炎，医生开了抗生素，妈妈一感觉症状缓解了，烧退了，乳房也不疼了，就以为病好了，再加上担心总吃药会影响到宝宝，于是把药停了，事实上这时细菌并没有完全被杀死，一旦过早停药，这些扛过药效的细菌会变得更强大，重新导致妈妈感染，乳腺炎不仅会反复发作，而且越来越难治。

当第一次服用抗生素治疗乳腺炎时，疗程为10~14天，如果正在吃药，一定要用足疗程，吃药时间放在喂奶之后，尽量延长药物代谢时间，同时多喝点水，加快代谢，这样吃药对宝宝的影响极其有限，妈妈大可以放心。详细用药及注意事项需遵医嘱。

妈妈加油站

乳头损伤是诱发乳腺炎的一个重要原因，妈妈要经常检查乳头，看有无红肿或破裂。如果乳头已经有了损伤，比如破损、皲裂了，在清洗后可以再挤出两滴奶涂抹在乳头上，然后风干；如果乳头损伤严重，为加快愈合，可以暂停直接哺喂，用吸奶器吸出喂，也可以用哺乳罩让宝宝间接吸吮，保护乳头。

上班时漏奶

漏奶是产后3周左右很多妈妈都会经历的事情，然而对于已经回去上班的妈妈来说，却是个问题，如果奶水渗出内衣，浸湿外衣，就会尴尬不已了，怎么办呢？

双手抱胸法

漏奶一般发生在奶阵下来时，所以漏奶之前你一般都会感觉到，当乳房一阵阵发紧发胀的时候，你就要意识到要漏奶了。这时可以双手抱胸，让手臂向乳头施压，压1~2分钟后，奶阵压力减小，就不会漏奶了。

防溢乳垫

你可以备一些防溢乳垫，防溢乳垫有一次性的，也有可以重复使用的，两种都可以买一些。上班时用一次性的，塞到胸罩罩杯里，一旦湿了就换新的，可以预防乳汁渗到外衣上。居家时可以用能重复使用的，湿了取出洗洗可以再用。

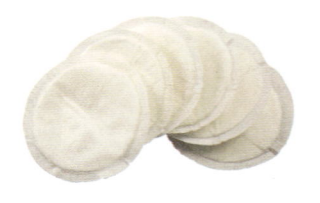

挤出乳汁法

"双手抱胸法"不适宜次次都用，如果方便，最好到卫生间里挤出一点乳汁，只要挤出十几滴，乳房饱满的感觉就会缓解，漏奶也停止了。这样做有个好处就是能提醒大脑，不需要那么多乳汁，促使泌乳量自动调节到适合的程度，漏奶次数也就减少了。

如果工作时间比较长，或者没有办法及时哺乳，则应当用吸奶器或者手及时排出所有乳汁，以免乳房长期充盈得不到及时疏导，乳腺堵塞。上班前需要准备好消毒过的奶瓶1~2个或者母乳专用储存盒（保存袋）、冰盒或保温袋，吸奶器也要提前洗干净。

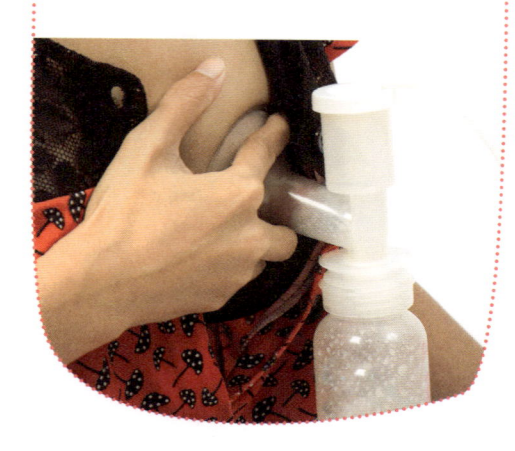

宝宝拒哺

来咨询"宝宝不肯吃母乳该怎么办"的妈妈不少,其实哪有不爱吃妈妈奶的孩子呢,如果妈妈能耐心点,多观察一下宝宝,一定会明白其中的原委。

看看宝宝是不是困了

如果宝宝含着乳头,但不吸吮或吞咽,或吸吮得很弱,也许只是宝宝饿过头或想睡觉了,妈妈只要再结合看宝宝的眼皮是不是艰难地一眨一眨就能判断了。如果刚出生,宝宝可能会因为太小而吸吮力不足,这也不代表宝宝不爱吃奶,新生儿长得非常快,一天一变,只要他有力气,就一定会吃母乳的。

宝宝病了也可能拒吃母乳

如果当妈妈试着喂奶时,宝宝一碰乳房就哭闹和抗拒,这可能是因为生病了,鼻塞或口腔疼痛等,比如患有鹅口疮的宝宝一吸吮就疼,自然会拒奶,其他口腔感染也会让宝宝因为疼痛而害怕吸吮。

生病的情况下,宝宝不但有拒哺表现,还会有其他的一些症状,比如腹泻、呕吐等,宝宝身体不舒服,喂奶时也许就会不配合,这个时候不要勉强他,可以换个方式,比如用小匙喂,尽量让他舒服一些,等病好了再亲喂也不迟。

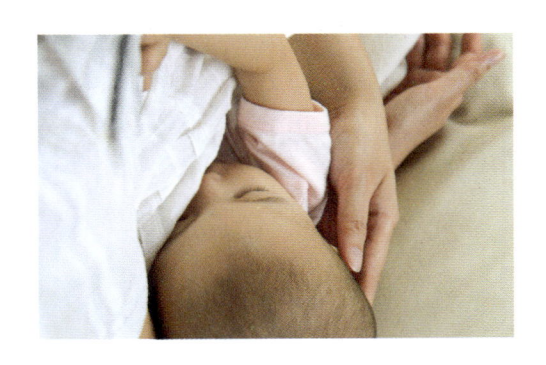

喂养方法有问题导致宝宝不爱吃母乳

有时宝宝吃着吃着奶就开始哭闹,马上又开始吃,或者吃着吃着放开乳头呛咳,这种情况在一次喂奶中可能会出现好几次,不要武断地认为宝宝这是拒哺,而是要看是不是喂奶方法出现了问题。

奶瓶、安抚奶嘴的干扰,吸乳费劲(嘴乳衔接不好),喂奶姿势不舒服等都可能让宝宝感到不愉悦,从而产生抵抗情绪,但实际上他并不是抵抗母乳,而是抗拒吸乳的过程。

> **妈妈加油站**
>
> 6~9个月是宝宝最经常表现出拒奶的时期,有些妈妈一看到宝宝拒奶就认为他是想要断奶了,这实在是太糊涂了,对于1岁以下的宝宝来说,母乳是再好不过的选择了,如果有条件,千万不要过早断掉母乳。

宝宝吃母乳后拉肚子

母乳喂养的宝宝在出生后头几个月里都可能每天频繁地便便，而且便便属于稀便，于是有不少妈妈以为这是宝宝腹泻、拉肚子，带着宝宝的便便去医院化验，结果也看不出什么异常来。

其实，6个月以内的母乳喂养的宝宝大便稀是正常的，体现在宝宝身上有这样几个特点。

1. 大便次数每天从2~3次到8~9次不等，像浆糊一样，没有特殊臭味。

2. 宝宝有点虚胖，面部、耳后或发际往往有奶癣。

3. 尽管有些拉稀，但宝宝身体所吸收的营养物质不少，宝宝一边拉稀，一边继续长胖，体重增长也很快，生长发育不受影响，胃口好，不生病。

随着宝宝长大，消化功能的健全，逐渐添加粥、面、鱼、菜泥等辅食，宝宝的大便会慢慢变稠成形，同时也会变得臭起来。

也有非常罕见的情况，就是宝宝天生乳糖不耐受，这在出生后就需要进行医学干预。不过，任何肠道损伤因素（比如肠道炎症、寄生虫感染、食物过敏等）都可能引发或者加重乳糖不耐受现象，这是因为乳糖酶产生于肠道，乳糖不耐受会表现为拉肚子，只要肠道好转，拉肚子现象就会好转。

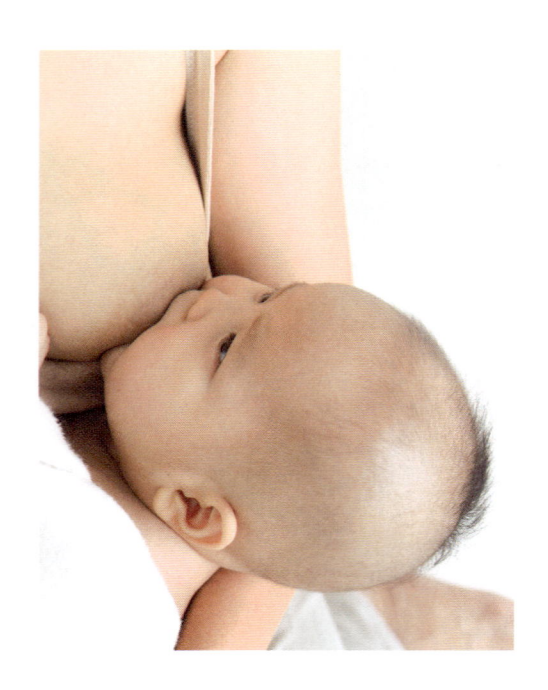

其他原因

有的宝宝会因为妈妈两侧乳房的情况不一样，如一侧比另一侧更难吸吮、一侧奶阵太强烈等原因而只吃一侧奶而拒吃另一侧奶。

有的宝宝会因为环境的变化而不高兴，如与妈妈分离、频繁换保姆、妈妈身上的气味变化（吃某种新的食物）等。

还有的宝宝（尤其是3个月以后有了一定意识的宝宝）吃一会儿就要玩一会儿，玩尽兴了再回来找奶吃，这时候宝宝情绪高昂，还会和妈妈互动玩耍，并不是拒哺。

妈妈遇到这些情况千万别武断地认为宝宝是拒奶、拒哺，更别因为怀疑自己而停掉母乳，极少有不爱吃母乳的宝宝，妈妈一定要搞清楚是什么原因。

吐奶

宝宝吐奶是再常见不过的问题了，这是由宝宝的生理特点决定的。宝宝胃部发育不成熟，此时胃呈水平位，不稳定，胃的入口（贲门）又比较松弛，关闭不紧，容易被食物冲开，当胃里的奶汁稍多时，可以冲开贲门而倒流回食管和口腔，而胃的出口幽门肌肉却发育较好，关闭较紧，食物通过缓慢，这就造成了容易吐奶。

多数宝宝是在 15 天以后出现吐奶现象，1~2 个月是吐奶最严重的时期，到 3 个月时就很轻了，一般 6 个月之后会自行消失。宝宝吐奶不会伴随痛苦及情绪不佳，所以一般不用担心，如果宝宝有痛苦的表情，要想到可能是呕吐。

宝宝吐奶时的处理方法

如果宝宝躺着时突然吐奶，可立即将宝宝置于全右卧或者俯卧，千万不要马上抱起，否则容易呛奶。

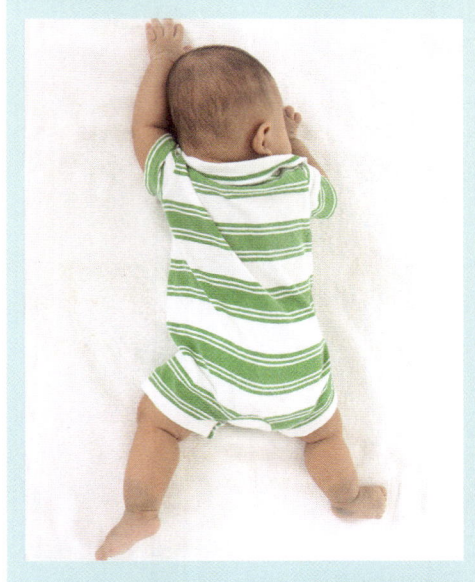

如果抱着宝宝时遇到吐奶，立即将宝宝身子倾斜脸朝下，方便奶液流出。

宝宝吐奶后，要仔细检查口腔、鼻腔是不是还有残留奶瓣，如果有，可用棉签及时清理干净，以免宝宝吸入肺里。

能减少吐奶的方法

喂奶的时候避免打扰、惊吓宝宝，让他平静地吃奶。

不要让宝宝仰卧着吃奶，而应该是抱起来喂他或者让他侧卧吃奶。

不要等到宝宝过于饥饿了再喂奶，避免吃得太急。

每次喂奶后，要及时给宝宝拍嗝，吃配方奶的宝宝最好在喂奶过程中每隔 3~5 分钟就拍一次嗝。

吃配方奶的宝宝，奶嘴的孔不能太大也不能太小，可将奶瓶倒立如果能滴出几滴奶，说明开孔大小适宜。

每次喂奶后尽量竖直抱 20~30 分钟再让宝宝躺下，不要逗引宝宝或者挤压到宝宝的腹部。

对于特别容易吐奶的宝宝，睡觉时可右侧卧于有 15~30 度斜坡的床垫上，让宝宝的头部高过胃部，这样能防止睡着后吐奶造成窒息。

宝宝经常呛奶

呛奶对宝宝来说是非常常见的，呛奶通常有两个原因。

1 胃中的奶通过食道反流出来以后，宝宝呼吸时刺激了喉部，或者部分进了气管，引起了强烈的反射，导致宝宝咳嗽。

2 因为气管封闭得不好、喉软骨软化，吃奶时有少许奶进入了气管，引起了宝宝剧烈的反复咳嗽。

宝宝呛奶时的处理方法

1 首先要将气管内的奶引流出来，如果呛奶程度较轻（宝宝有咳嗽，但是没有面色发紫的表现），将宝宝的脸侧向一边，用空掌心拍宝宝的后背；如果宝宝呛奶的程度较重（有面色发紫的表现），应让宝宝俯卧在大人腿上，上身向下倾斜45度左右，并用力拍打背部四五次。

2 其次是清除口腔中的异物，可用手指缠纱布（紧急情况可直接用手指）伸入宝宝口腔，将奶汁清除，避免吸气时再次将奶汁吸入气管。

3 最后是观察宝宝的哭声和面色，如果宝宝没有哭声且面色发紫，则表示其情况非常危险，在拨打120求救的时候，也要给宝宝做初步的心肺复苏。

> **妈妈加油站**
>
> 如果宝宝呛奶发生窒息，可以想办法让宝宝哭出声来，这样就能用嘴呼吸，可以试试用力地拍宝宝的背，也可以用手指弹脚心，之后无论急救措施是否奏效，都需要第一时间去医院，避免发生吸入性肺炎。

宝宝吃奶时溢奶

宝宝溢奶是因为吃奶时，一些空气被吸到胃里，这些空气在宝宝吃完后会从胃里溢出，同时带了一些奶水出来，就形成了溢奶。

溢奶时奶水是自然从宝宝口中流出的，宝宝没有痛苦表情，一般在哺乳过后吐一两口就没事了，妈妈无须紧张，只要每次哺乳后，将宝宝竖直抱起，帮他拍几个嗝出来，将胃里的空气排出，溢奶就会减少。

如果拍完嗝宝宝还会溢奶，就让他俯卧一会，不过俯卧的时候，妈妈一定要守在宝宝身边，以免宝宝窒息。

宝宝偏爱一侧乳房

宝宝有自己的某些小小偏好是正常的，但如果拒绝某一侧乳房则不正常，往往预示着可能存在某些问题，而且这个习惯很可能在吃奶的头几周就养成了。

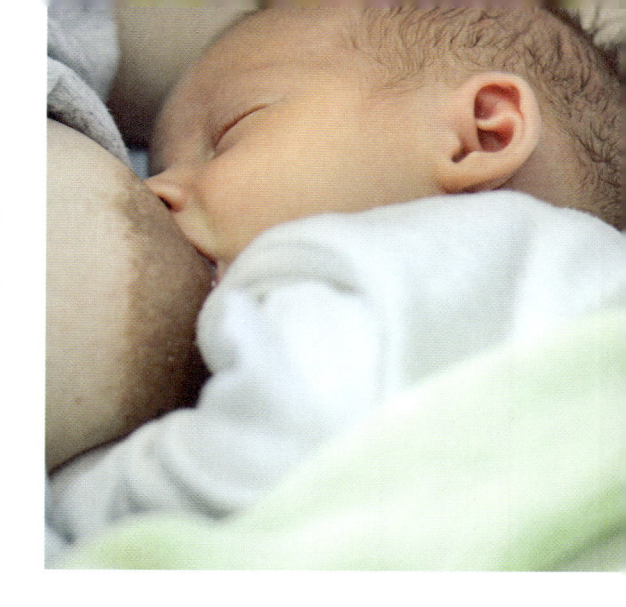

可能导致宝宝偏爱某一侧乳房的因素

宝宝偏爱某侧乳房可能与许多因素有关，比如：

> 妈妈在哺乳时，喜欢用较有力的胳膊去抱宝宝，这样自己省力，宝宝也舒服，久而久之就养成了吃一侧乳房的习惯。

> 妈妈为了能够在哺乳时吃东西、看书或者打电话等，就让宝宝吃自己左侧乳房，以便解放出右手。

> 宝宝在采取仰卧睡姿时，会把头扭向同一个方向，一段时间后，宝宝的颈部肌肉就会出现一侧长一侧短的情况，也就是斜颈，这种情况下，宝宝侧卧时，就会特别偏好这一侧。

> 如果妈妈的乳房不对称，某侧乳房较易吸出奶来，比较省力，宝宝就会偏爱这一侧。

> 宝宝曾在吃某侧乳房时受到过惊吓，于是将不愉快的体验与这一侧乳房联系起来。

> 在极少数情况下，宝宝拒绝某一侧乳房是因为这侧乳房正处于疾病状态，如果宝宝突然开始抵触某一侧乳房，妈妈要及时向医生咨询，进行排查。

宝宝偏爱一侧乳房时怎么处理

宝宝长时间只吃一侧乳房，会使得这一侧乳房供奶更顺畅，而另外一侧乳房奶量变小，宝宝感觉吸吮费力便更加拒绝，因此，当宝宝明显地表现出偏爱一侧乳房时，妈妈应及时进行干预，我建议这样做试试：

1 在安静的环境中喂奶，喂奶时多爱抚宝宝，减少宝宝可能产生的不适感。

2 喂奶开始前，先和宝宝玩一会，注意让他的头贴在他不喜欢的乳房一侧，然后在宝宝玩得开心时，引导宝宝吃奶。

3 在宝宝饥饿时，让他先吃奶少的一侧，宝宝饥饿时，吸吮力会比较大，对乳房的刺激也更强，可以刺激泌乳，还能让乳腺保持通畅。

4 如果一侧有乳腺炎，在问题解决前，坚持用吸奶器吸奶，以保持泌乳功能。

生理性厌奶

很多妈妈都发现本来吃奶挺好的宝宝，突然有一天就不爱吃奶了，有的宝宝虽然还吃，但是吃得特别少，没有了以往急切的吃奶欲望，每天的奶量摄入急剧减少，让家长感到十分忧虑，这是怎么一回事呢？

这可能是宝宝正在经历厌奶期，这个时期宝宝奶量减少，或时多时少变化无常，是正常发育过程中的一种表现，说明宝宝的消化功能逐渐增强，可能做好了接受母乳以外食物的准备，这就是常说的生理性厌奶。

生理性厌奶是正常的，无须多虑

生理性厌奶期间，宝宝吃奶减少，但体重增长正常，活力也很好。生理性厌奶在母乳喂养和配方奶喂养的宝宝身上都可能出现，最早出现在3个月时，大多数出现在6个月时。出现生理性厌奶的原因很简单，大概有4类。

1 经过一段时间的积累，宝宝肠胃负担过重，需要歇一歇，暂时不想吃那么多奶了。这种情形多出现在前段时间胃口比较大、吃得也比较多的宝宝身上。厌奶在这种宝宝身上是一种自我保护，也提醒妈妈喂养过量了。

2 可能是宝宝眼界开阔了，对周围环境充满兴趣，无法再专注于吃奶这一件事上，吃奶量就会受影响了。

3 也有可能是宝宝在4~6个月以后加辅食了，辅食的味道新鲜而多变，这让宝宝开始厌烦奶类了。

4 还有一种可能，就是宝宝两三个月的时候吃奶还是一种反射，给奶就吃，到了4个月以后，开始自己调节吃奶量了，吃奶量可能会变得比较少，这也不需太过担心。

生理性厌奶一般不会持续太长时间，短的几天就可以恢复吃奶，最长不会超过1个月。在这段时间，家长只需要多关注宝宝的精神状态和体重增长情况。如果宝宝的体重不增或减轻，并且宝宝精神不振、活力变差，就要想到宝宝可能是生病了，需要及时就医。

厌奶期间可以做些什么

1 不要逼迫宝宝吃奶：宝宝有自主性，逼迫会引起他反感，导致更加抗拒吃奶。最好按需喂养，宝宝吃多少就喂多少，以宝宝自己感到舒服为好，帮宝宝顺利度过厌奶期。

2 少量多餐：厌奶时宝宝每餐都吃不多，每天可以多安排一两餐，餐次增加，总摄入量就能增加。

3 试试增加一些喂奶花样：宝宝对新鲜事物很感兴趣，妈妈可以尝试用杯子、勺子、小碗等轮流喂奶，因为厌烦奶瓶而不愿意吃奶的宝宝会接受这种新方式。

4 增加运动量，消耗宝宝的能量：宝宝越大，越是喜欢别人和他玩游戏，家长不妨多和他玩，给他做做按摩、做做操等，精力损耗大就容易感到饿，吃奶会多一些、顺利一些。

5 喂奶的环境要安静：安静时，外界诱惑少，宝宝吃奶会专心点，也能多吃点，这对那些对外界动静特别灵敏的厌奶宝宝很有效。

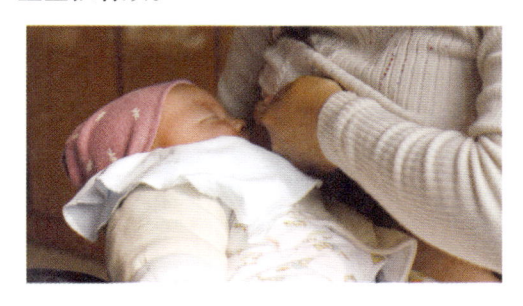

6 适时添加辅食：4~6个月的宝宝开始对大人的饮食感兴趣，可以根据宝宝的意愿给他加些辅食试试，这对那些厌烦了奶类食品单一味道的宝宝有效。

宝宝厌奶需警惕的2种情况

1 在宝宝厌奶期间，家长要关注宝宝的生长情况，体重是否有下降，是否偏离生长曲线，是否出现精神萎靡的现象。一旦体重百分位下降两个曲线或落后到第三百分位以下，就提示宝宝可能患有疾病，这种厌奶就可能是病理性的了，要及时看医生，并积极补充营养。

2 生理性厌奶持续的时间太久都没有恢复，这种情况不能等宝宝自行恢复，要积极干预，否则可能转化成病理性厌奶。因为胃是有弹性的，经常进食量偏少，胃的容积会变小，宝宝即使不吃也不觉得饿，越不饿越不吃，越不吃越不饿，久而久之，宝宝就会营养不良了。

宝宝不爱喝配方奶

如果实在因为母乳不足需要添加配方奶，妈妈也可能会遇到这样的问题：宝宝似乎不爱喝配方奶，这可怎么办？在我接触过的案例中，宝宝抗拒配方奶通常是因为以下这些原因。

可能是不喜欢奶嘴的口感

宝宝的感觉是非常敏锐的，当给宝宝喂配方奶时，将塑料奶嘴塞入宝宝口中，宝宝很可能不接受，与妈妈的乳头相比，塑胶奶嘴的口感绝对是不一样的，所以宝宝不爱吸奶嘴并不奇怪。

现在流行硅胶奶嘴，质感略硬，但是比乳胶奶嘴耐吸，如果宝宝抗拒吃硅胶奶嘴，妈妈可以试试选择乳胶奶嘴，稍微软一点，颜色上也更接近妈妈的乳头。

还可以试试每次喂奶前将奶嘴煮一会儿，让它变软，或许宝宝会接受。

此外，随着宝宝长大，吸吮力也越来越大，有时候吸着吸着整个奶嘴都瘪了，就说明奶嘴孔太小，宝宝吸起来很费劲，要将奶嘴口开大，否则宝宝心情不好的话，看到奶瓶就会抗拒。

如果宝宝实在不肯接受奶嘴，也可以用勺子喂或者直接用杯子喂试试，只要宝宝肯喝，用什么喂其实不重要。

可能是不接受新的配方奶

在转换配方奶时，宝宝也可能出现不爱喝配方奶的现象，这主要是由于宝宝已经适应某种配方奶的口味，一时难以适应新转换配方奶的口味。

此时，妈妈可以采用两种配方奶混合逐渐转换的方法来让宝宝熟悉新的配方奶，比如第 1~3 天，原来的奶粉放 2/3，另外 1/3 用新奶粉，如果没有不适，在第 4~6 天，原奶粉放 1/3，新奶粉放 2/3，宝宝反应仍然很好，到第 7 天就可以全部喝新奶粉了。

一般情况下，1 岁以内的宝宝我不建议经常换奶粉，每种品牌的奶粉营养成分差别并不大，而宝宝消化系统发育不成熟，频繁适应不同品牌的奶粉会增加消化负担，甚至引发消化不良。

还有些时候，宝宝可能是因为奶粉冲得太浓，或者对水温不满意，妈妈可以试着把奶粉调淡一点，或者冲冷一点、热一点。

不接受妈妈给自己喂配方奶

还有的时候,宝宝并不是抗拒奶嘴、奶瓶,而是抗拒妈妈不给自己亲喂,宝宝能清楚分辨妈妈的气味,也能渐渐明白妈妈对自己的重要意义,这种情况只要喂配方奶时妈妈不在现场就能解决。

极少数情况下是因为牛奶不耐受

极少数刚开始添加配方奶的宝宝坚决不喝奶,可能是对牛奶蛋白过敏或者对配方奶不耐受,如果经医生断定,宝宝真的对配方奶过敏,就可以考虑给宝宝食用经过特殊工艺加工而成的水解蛋白特殊配方奶粉。

宝宝也许并不需要配方奶

对于混合喂养的宝宝,宝宝不爱喝配方奶时,妈妈一定要先确认母乳量是否真的不够,是否一定要添加配方奶?

不少妈妈在哺乳初期奶量分泌不足,宝宝需要添加一部分配方奶,但宝宝出生2~3周后,随着乳腺通畅,奶量会明显增加,宝宝也就不再需要配方奶,宝宝喝饱了母乳当然也就对配方奶没了兴趣。

如果宝宝突然不爱喝配方奶

宝宝突然不爱喝配方奶也可能是生病的前兆,或接种疫苗后暂时的不良反应。接种疫苗后宝宝不爱喝奶家长很容易判断,因为接种疫苗后宝宝有可能低烧,影响到情绪;而如果宝宝因为生病而不爱喝奶时,除了不吸奶嘴,还会表现出睡不安、精神差、易哭闹等情绪问题,以及发热、呕吐、腹泻等疾病症状,只要病好起来,宝宝就不会抗拒喝奶了。

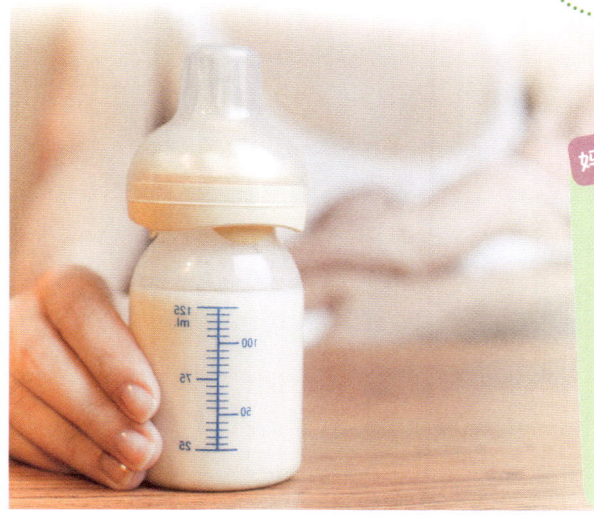

妈妈加油站

4~6个月的宝宝容易受到肠绞痛的困扰,这种时候宝宝一天中会频繁哭闹,同时也容易抗拒喝奶。这是由于宝宝胃肠蠕动功能发育不成熟而引起腹痛,让宝宝感到非常不舒服,妈妈需要采用各种能让宝宝感到舒服的方法来帮助他,比如喂母乳、抱紧了轻轻摇、在耳边唱歌等。

宝宝换奶粉后总拉稀

很多妈妈发现，在给宝宝换奶粉后，会有拉肚子的情况发生，宝宝换奶粉拉稀的原因大致有两种。

1. 经常换奶粉或是换奶粉的方法不当，拉肚子大多数是属于这种情况。

2. 宝宝对奶粉中的营养成分吸收有困难，如乳糖不耐受等现象，这种情况下需要转换别的奶粉。

可以看到，宝宝换奶粉后拉稀多半是因为换奶粉方法不当，当需要转换奶粉时，我建议家长一步一步来，不要太突然。

不要一下子就将旧奶粉换成新奶粉，可以先加1/3新奶粉到旧奶粉中，让宝宝慢慢适应，等喝2~3天1:2的混合奶粉后，再改成2/3新奶粉加1/3旧奶粉，1周左右再全部换成新奶粉，这样就容易适应了。

如果是混合喂养的宝宝，在换奶粉期间，尽量控制喂奶粉次数，多喂母乳，少喂配方奶，让宝宝慢慢过渡，比如以前每天喝三顿配方奶，过渡时可以减少到两顿。

注意冲调奶粉的一些细节，比如奶温是否合适、用的是什么样的水、奶的浓度是否合适等。

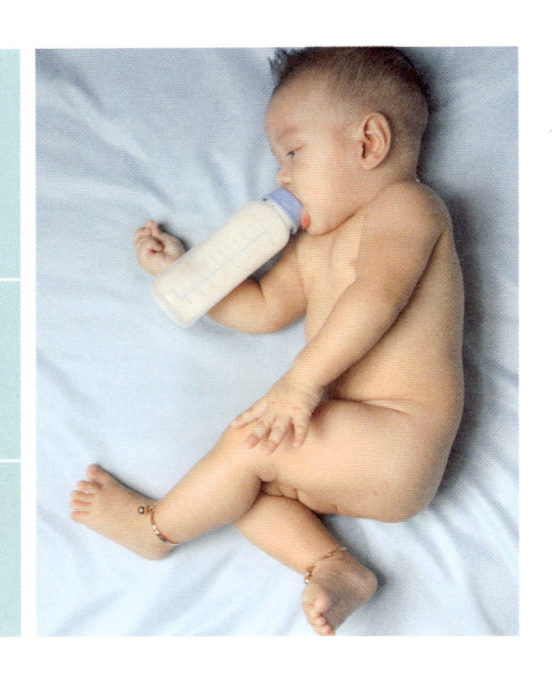

如果经过1周宝宝仍然拉稀，应停止喝新奶粉，继续用旧奶粉试试，假如拉肚子好转，就最好不要更换奶粉牌子。

宝宝喝配方奶后便秘

新生儿大便次数较多，随着月龄增加，次数会越来越少，但是具体到每个宝宝身上是多少次，却又不尽相同。而如果是喂配方奶，宝宝的大便会略干，次数也可能略少，这时家长往往会忧心宝宝是否便秘了。

喝配方奶后宝宝的大便是怎样的

喝配方奶时，宝宝大便通常呈淡黄色或土黄色，比较干燥、粗糙，像膏状，常带有粪臭味。如果奶中糖量较多，大便可能变软，并略带腐败样臭味，而且每次排便量也较多，有时大便里还混有灰白色的"奶瓣"。

需要警惕的3类异常情况

1 如果宝宝的大便有硬结块，恶臭如臭鸡蛋味，说明宝宝蛋白质摄入过多或蛋白质消化不良，原因多是奶粉冲泡过浓，家长下次冲泡时要按照标准来，不要总想着放越多越好。

2 如果宝宝的大便呈黄色，且粪与水分开，大便次数增多，说明宝宝消化不良，可能奶粉甜度过高了，使宝宝摄入的糖分太多，糖分过度发酵使宝宝出现肠胀气、大便多泡沫、酸味重。

3 如果宝宝肠道受感染，大便会呈溏薄或水样的黏液便，且脓性腥臭，这时需要带宝宝去医院就诊。

怎样避免喝配方奶后便秘

在选购奶粉时，家长可以先看一看配料表，尽量不要选择酪蛋白含量高、饱和脂肪酸为主的配方奶粉。

在宝宝出现便秘时，可以减少喂奶量，一次不要喂太多。

奶粉不要冲调过浓，两顿奶间最好给宝宝喝些水，宝宝4个月以后可以喂点果汁。

月份小一点的宝宝可以喂点益生菌，改善肠道功能，这对缓解便秘也比较有效。能吃辅食的宝宝，可以吃点果泥、菜泥、碎菜等纤维食物。1岁以上的宝宝可以适当地添加粗粮。

平时家长可用掌或四指轻贴宝宝腹部，缓缓顺时针按摩，这样有助于促进肠蠕动，帮助排便。

妈妈加油站

有的宝宝1天排便8~9次，有的宝宝2~3天只排1次便，但是他们却都很健康，排便频率低不一定是便秘，很多时候排便频率低有个体的因素，只有排便时感到吃力才是异常的。

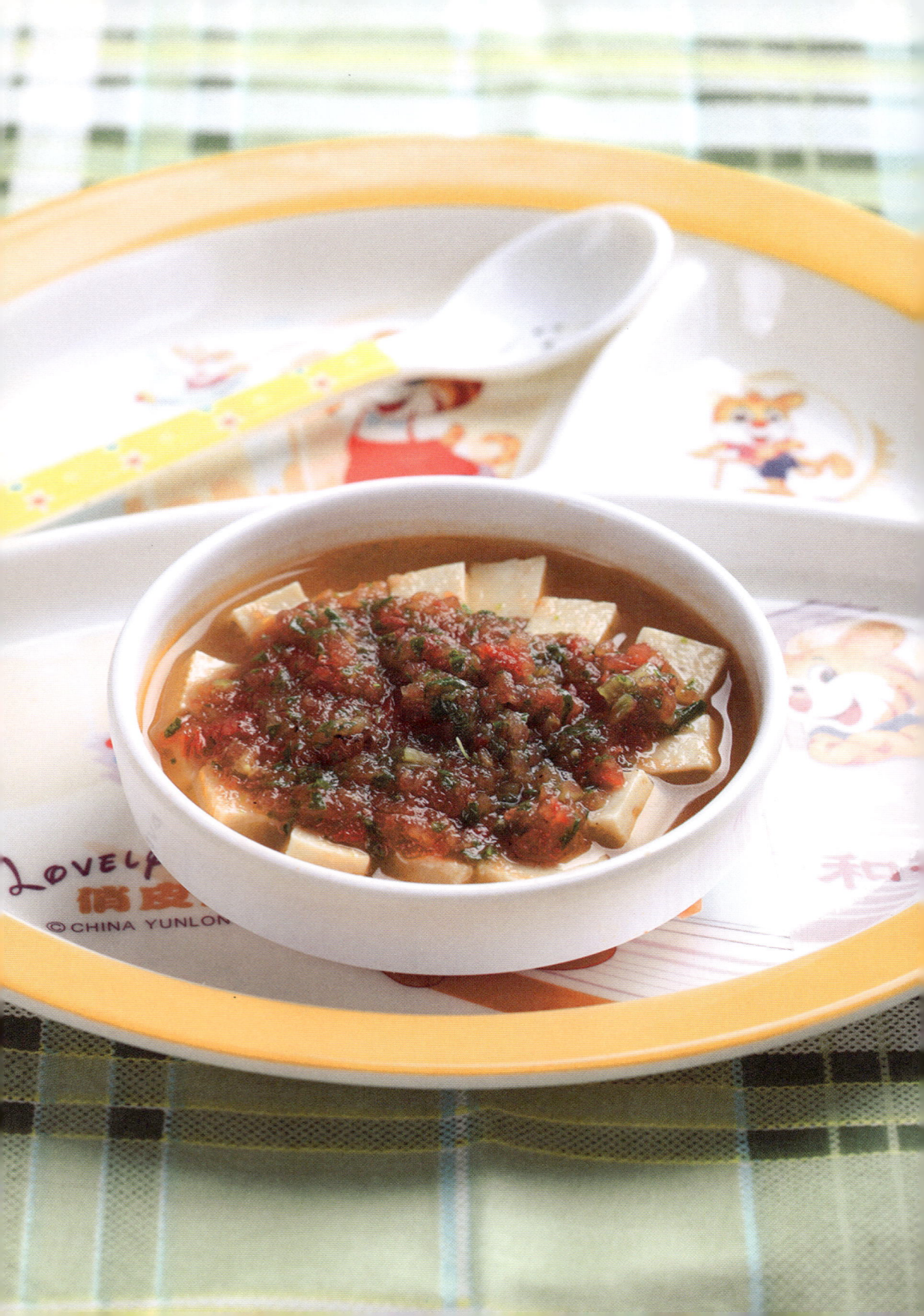

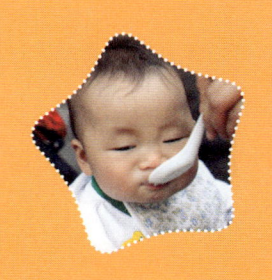

辅食添加，宝宝需要更多营养

宝宝6个月左右，母乳中的维生素和钙等矿物质会相对缺乏，已经不能完全满足宝宝的生长需要了，这时候添加辅食就成了爸妈们最关心的问题。

添加辅食既要注重饮食的营养和安全，又要关注宝宝的饮食习惯培养，这是爸妈对宝宝的第一次正式教育，需要充分的耐心和细心。

何时添加辅食最适宜

添加辅食没有准点时间

很多家长迫切地等着给宝宝添加辅食，只等着宝宝满4个月那一天就开始加了，这是一个误区，宝宝绝不是一满4个月就非得添加辅食了，只是在4个月以后，如果宝宝有吃辅食的条件和意愿，大人就可以试试了。

根据宝宝的生长情况、神经系统发育、吞咽能力等综合考虑，一般建议在宝宝4~6个月再尝试添加辅食。世界卫生组织建议，在宝宝6个月前给予纯母乳喂养，6个月到2岁或更长时间内，在继续母乳喂养的同时，补充其他食物。

宝宝可以吃辅食的5个信号

1 宝宝能控制头部和上半身，能够扶着或靠着坐，胸能挺起来，头能竖起来，宝宝可以通过转头、前倾、后仰等来表示想吃或不想吃，这样就不会发生强迫喂食的情况。

2 食欲增强，宝宝似乎很饿，即使每天吃8~10次母乳或配方奶，看起来仍然很饿。

3 宝宝流出来的口水少了，也可能会在这时开始长牙，宝宝正在逐渐学会有效吞咽——能够把食物顶到口腔后部并吞咽下去，这时就可以开始尝试吃辅食了。

4 对食物感兴趣，当家长将食物放进宝宝嘴边时，宝宝会尝试着舔并咽下，宝宝显得很高兴、很好吃的样子，说明宝宝对吃东西有兴趣，这时就可以放心给宝宝喂食了。如果宝宝将食物吐出，把头转开或推开父母的手，说明宝宝不要吃也不想吃，一定不能勉强，隔几天再试试。

5 刚给宝宝喂辅食时，宝宝常常把刚喂进嘴里的东西吐出来，宝宝的这种伸舌头的表现是一种本能的自我保护，称为伸舌反射，说明喂辅食还不到时候。伸舌反射一般到4个月前后才会消失。如果在消失之前坚持喂辅食，不仅家长很有挫折感，也不利于宝宝良好饮食习惯的培养。

添加辅食不要早于4个月

过早添加辅食可能给宝宝带来不利影响。

由于月龄较小的宝宝消化酶还不成熟，适应力也较差，过早地添加辅食可能伤害到宝宝的消化系统，并造成过敏，同时可能增加宝宝的肝脾压力，危害宝宝的身体健康。

宝宝的胃容量很小，过早加辅食，辅食的量上不去，奶类摄入却不足了，特别容易导致营养不良。

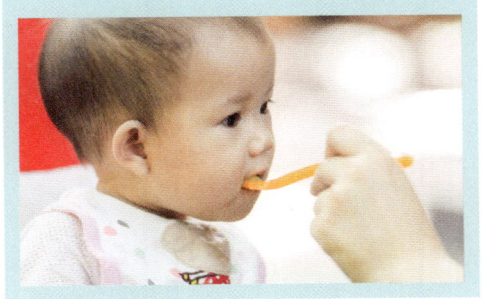

因此，无论是纯母乳喂养、混合喂养，还是人工喂养，都应在宝宝满4个月后，同时对食物感兴趣，并具备了吞咽的能力，才可以尝试添加辅食。

尝试辅食阶段允许中断、反复

4~6个月可以看作是尝试辅食阶段，这个时期任何时候开始加辅食都不晚，此时宝宝仍然是吃奶，辅食添加以尝试吃为主要目的，即试试宝宝是否真的做好准备开始连续添加辅食了，还要试试添加的食物是否会引起过敏。

具体而言，这一时期最好只给宝宝选用单一的细腻辅食，如纯米糊、纯果泥、纯菜泥等，添加从很少的量开始，尝尝味道或者1小勺，先观察宝宝是否具备了吃辅食的基本条件，比如会吞咽、有兴趣等，再观察宝宝是否会出现过敏反应。

如果宝宝对食物没有兴趣、顶出食物等，说明还没做好准备，可以隔几天再用同样的方法试，这样反复试验，直到可以真正开始添加辅食。

有的家长问我："宝宝满4个月了，想给他加辅食，喂了米粉，宝宝第一天好像很爱吃，一连吃了好几勺，可是第二天他又不爱吃了，用舌头给顶了出来，这怎么办呢？"

其实，4~6个月的宝宝正处于尝试吃辅食的阶段，宝宝可能今天吃，明天不吃，很正常。可以后天再试，后天不吃可以隔几天再试，不是一定要宝宝每天都吃。

此外，即使宝宝不反抗吃辅食，刚满4个月的宝宝也不要一次吃好几勺，最多1~2勺，只为让宝宝熟悉食物和用勺子吃辅食，大多数宝宝在6个月以后才能真正吃一顿辅食。

早产儿要按矫正月龄添加辅食

满28周却还不足37周出生的宝宝属于早产，2岁前是早产宝宝喂养的关键时期，需要大人更加耐心地对待。

早产宝宝的身体特点

1. 早产宝宝的吸吮能力较差，主要是吸吮力小，可能吸不出奶水，也可能根本就不会吸，也有的宝宝会吸吮，但吸吮和吞咽的动作协调不起来，总是呛奶。

2. 早产宝宝的消化能力、肠胃蠕动能力、对营养的吸收能力较差，所以给早产宝宝的饮食也要特别一些。

3. 早产宝宝经过的胎儿期较短，在可以储存大量营养物质的时期还没过完就出生了，所以还来不及储存足够的营养素在身体里，身体素质达不到其他新生儿的标准，免疫力也普遍偏低，所以早产宝宝对营养素的要求更高些。

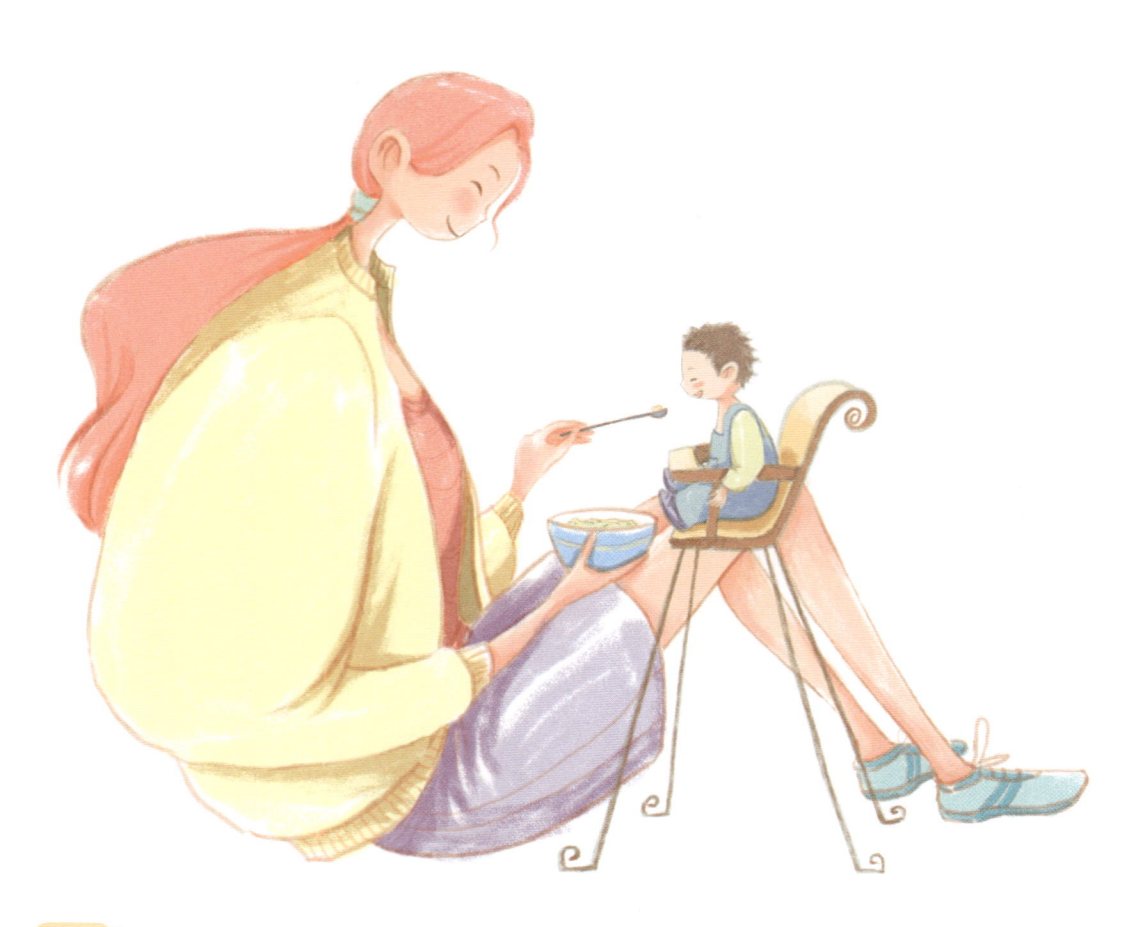

出院后需要遵医嘱给早产宝宝补充维生素 D

母乳中的维生素 D 含量较少，不足于满足宝宝的正常生长发育需求，不论是足月的宝宝还是早产的宝宝，都需要额外补充维生素 D。

根据《中国居民膳食指南》建议，一般正常母乳喂养的宝宝应每日补充 400~800 国际单位的维生素 D，早产宝宝则需要补充 600~800 国际单位的维生素 D。在给早产宝宝添加辅食以后，也需要坚持补充维生素 D，至于何时停止维生素 D 的补充，则需要根据每个宝宝的具体喂养情况而定，可以遵医嘱执行。

如果是喂养配方奶粉的早产宝宝，则需要根据配方奶粉罐上的成分说明，按照早产宝宝的食量计算一下，酌情增减补充维生素 D 的量。

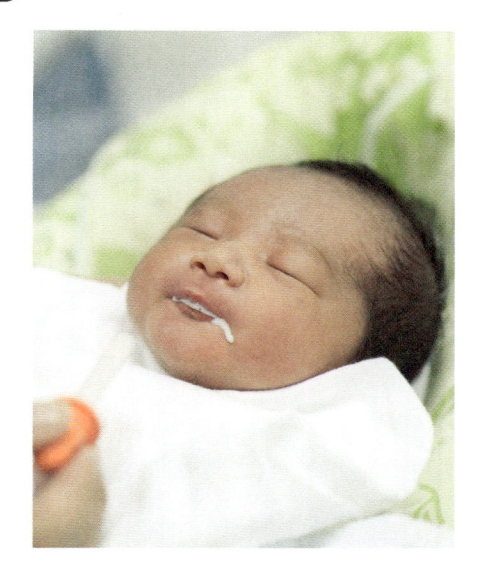

妈妈加油站

大多数早产宝宝两三岁的时候会在发育方面"赶上"同龄的宝宝。在这之后，任何身高或发育方面的不同，都很可能是个体差异的结果，而不是因为宝宝是早产儿。有些出生时很小的宝宝，需要更长的时间才能赶上同龄的宝宝。

添加辅食应按矫正月龄计算

早产儿无论辅食添加时间，还是身高、体重、头围以及运动发育、囟门关闭时间都应该按照矫正月龄计算。如果强行与足月出生的孩子做横向比较，家长很容易做出拔苗助长的行为，不利于孩子的正常发育。

矫正月龄＝实际月龄－（40 周－出生时孕周）／4

早产儿添加辅食，不能从出生后 4~6 个月开始，而应该是从矫正月龄后的 4~6 个月开始。比如 32 周出生的早产儿，出生后 6 个月，矫正月龄是 4 个月，表示其体内的器官功能成熟度与正常 4 足月的宝宝相当，这时方可考虑尝试添加辅食，其他饮食方面的处理也大致相同；如果是 30 周出生的，出生后 6 个月，矫正月龄还不到 4 个月，添加辅食就早了点。

添加辅食最迟不要晚于 7 个月

添加辅食可以稍微晚一点，但不能一直不予添加，所有的孩子在 7 个月前都应当添加辅食，这不仅仅与营养有关，还因为宝宝自己吃食物是一件对宝宝各方面发展非常重要的事情。

为什么不能晚于 7 个月

1. 大多数 6 个月的宝宝活动量明显增大了，消耗增大，对营养的需求也增大，尤其是对铁的需求特别迫切，单纯吃奶已经不能满足需求，需要有更多种类、更大量的食物供应。

2. 宝宝体内的消化酶在 6 个月时接近成熟，能消化更多种类的食物，辅食引起过敏的可能性大大降低，这就是说宝宝的消化系统已经做好准备，可以接受辅食了。

3. 部分宝宝在 6 个月的时候开始出牙，而且由于神经系统进一步发育，具备了咀嚼的能力，伸舌反射已经消失，这让宝宝有了吃辅食的基础，有了实际的"吃"的本领。

4. 6 个月的宝宝看到大人吃饭，会咂嘴，表现出了很强烈的想吃的欲望，这是宝宝对辅食的敏感期，应该加辅食了。

过晚添加辅食会对宝宝成长不利

7 个月以后再加辅食，过敏的风险会再次增加。

母乳中的营养素含量会随着时间推移逐渐减少，比如 6 个月之后，蛋白质含量较初乳减少了一半，此时宝宝的需求正在增长，势必要添加辅食来补足。

胎儿通过脐带会储存足够生后 4~6 个月用的铁，母乳中铁含量非常少，纯母乳喂养的婴儿在 4~6 个月后易缺铁，必须从食物中摄取。

加辅食还可锻炼咀嚼和吞咽能力。宝宝吃奶时，只有一个动作，那就是吸吮，而成人吃饭的主要动作是咀嚼，需要上下颌互相配合磨碎食物，加辅食也是为宝宝向成人化的饮食模式转化做好准备，否则会导致宝宝不容易接受成人化食物，影响生长发育。

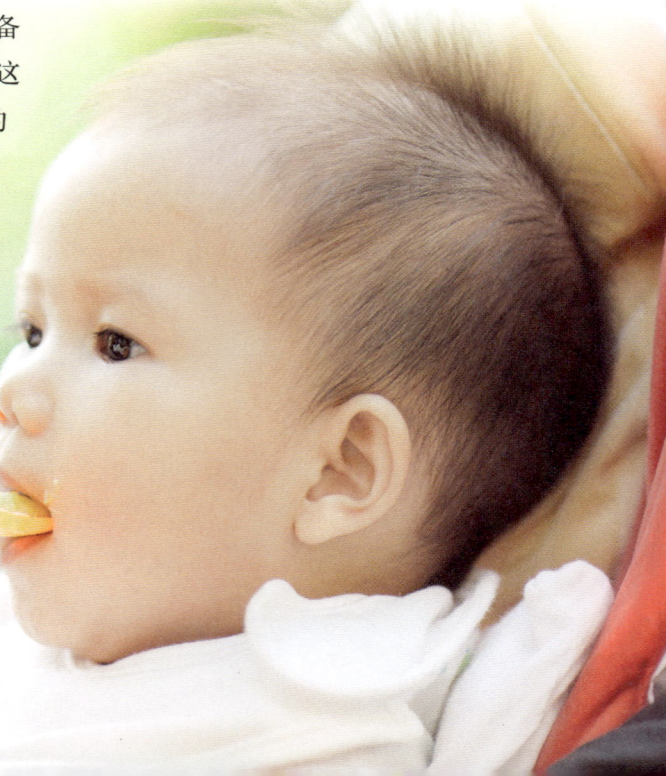

必须掌握的辅食添加原则

添加辅食必须少量、少次地开始

刚开始加辅食是让宝宝熟悉新的食物和口感，千万不要一开始就把辅食当完整的一餐对待，而应该是当作游戏一样来看待。

每天只试1次

开始时，每天辅食只加一顿，其余时间都单纯吃奶，奶仍然是宝宝的主食。随着宝宝能吃的辅食种类越来越多了，加辅食的次数才可以逐渐增加到2次、3次，到宝宝1岁半以后，辅食就可以变成主食了，奶变成辅助食品。

每次只喂1~3勺

宝宝的胃很小，成人吃的一口也许足以填饱小宝宝的肚子，所以刚开始每顿喂的辅食必须要少，米粉糊等糊状食品，大人用的汤勺1勺足够，如果是婴儿勺，可以喂1~2勺或2~3勺。

这样少量试着吃一段时间，即使宝宝表现得很想吃，也不要给太多，循序渐进，每次只加1勺，如果吃不完也不要勉强，吃完了就不再继续追加了，以免影响吃奶。每个宝宝具体吃多少还要看宝宝的食量以及添加辅食的程度，多一点少一点都没关系，符合循序渐进的原则即可。

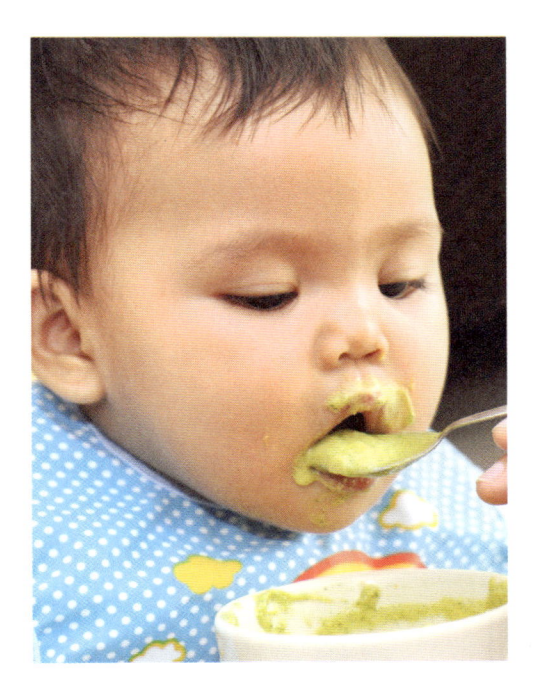

我家宝宝第一次吃米粉时，就像哥伦布发现了新大陆一般激动，看着我手里的勺子一个劲儿地咽口水。当妈的估计谁也抗拒不了宝宝那惊喜的表情，我也忍不住给他多吃了几口。我记得大概是吃了小半碗的样子，结果到了平时该吃奶的时间，宝宝一点儿奶也不吃，临睡前还一直哭，给他揉了好半天的肚子才渐渐入睡。

很明显，宝宝米粉吃多了，一时间消化不了，既影响了吃奶，也给宝宝的肠胃造成了负担。

添加什么食物应结合实际情况

添加辅食的种类应该是循序渐进,慢慢来,以下顺序可供参考。

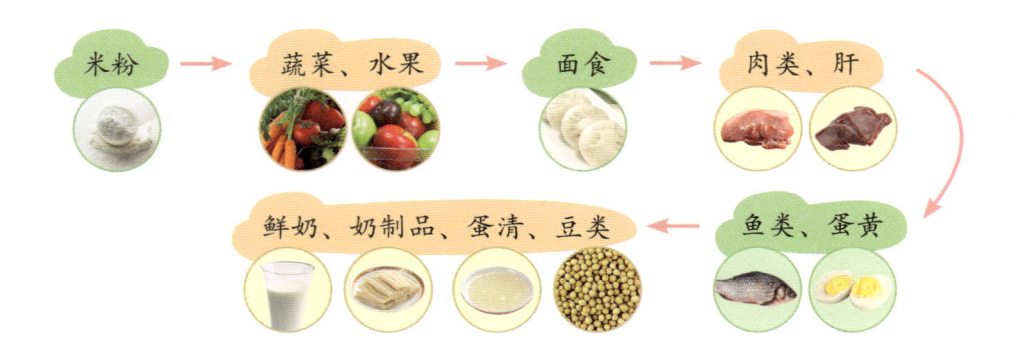

米粉 → 蔬菜、水果 → 面食 → 肉类、肝 → 鱼类、蛋黄 → 鲜奶、奶制品、蛋清、豆类

婴儿米粉是宝宝的第一餐

强化铁的婴儿米粉最适宜作为宝宝第一次试吃的食物,因为米粉易于宝宝消化,导致过敏的可能性最小,而且,强化米粉的蛋白质、铁和锌的含量丰富,可以弥补此时母乳缺失的部分。

辅食中碳水化合物应占一半

碳水化合物如婴儿米粉、粥、面条等的摄入量,应该占到每次辅食喂养量的一半,如果这类食物摄入不足,宝宝的体重增长会受到影响,因为碳水化合物容易被宝宝消化吸收,为他的生长提供能量。

肉类、蛋黄应在宝宝 7~9 个月添加

肉类荤食相对于米粉、粥、面条这些谷物类的食物要难消化很多,所以建议等到宝宝 7~9 个月再尝试肉末、肝末、蛋黄等,蛋清、豆类建议到 1 岁以后再尝试,吃多少没有规定,但不建议单独准备,最好混入米粉、粥、面条等主食中,减少添加难度,营养也更均衡。

均衡辅食是关键

均衡的辅食应当是在碳水化合物摄入充分的基础上,添加蔬菜、鸡蛋、肉等,不要总倾向于肉、蛋。具体来说,建议每次辅食中米、面等食物至少占一半,菜、蛋、肉加起来不超过一半,还应适当给点水果。

观察宝宝的情绪和反应

由于不确定宝宝对所加辅食的接受度,需要时间观察,所以每一种新辅食都建议在上午加,宝宝到底适应还是不适应,下午就可以看出来,如果过敏严重也可以及时到医院治疗。

另外,辅食应当在宝宝情绪好的时候加,宝宝接受陌生的东西可能比较困难,如果选择情绪好的时候,难度就会相应降低很多,所以新辅食最好选择他高兴的时候尝试。

新食物一次只加一样，一周加一种

如果考虑给宝宝添加辅食了，爸爸妈妈往往是又紧张又兴奋的，心里有好多种想要给宝宝吃的食物方案，各种蔬菜、水果、鱼、肉、虾等都准备了起来，还买了各种辅食工具甚至罐装辅食，但这往往也是最容易使宝宝出现过敏问题的时候。

过敏最典型的表现就是湿疹、腹泻，因为宝宝此时肠道适应力较差，是否能适应除了奶以外的食物还是未知数，需要家长耐心试探、摸索，对于还不能适应的食物，必须推迟添加，避免给宝宝造成伤害。

一次只加一样

给宝宝新食物不能着急，一次只加一样，这样宝宝的脏器承受压力较小，对身体发育有好处，且须从少量开始，逐渐增加，待宝宝适应后，再继续加新的。整个辅食添加阶段，都必须坚持这个原则。另外，一旦宝宝食物过敏，很容易锁定过敏原，在下次加辅食的时候可以准确避开。

加辅食最好从谷物开始，谷物致敏性较低，而米又比面致敏性低，第一种辅食建议购买原味的婴儿米粉，吃完后注意观察，如果没有过敏，就继续添加。

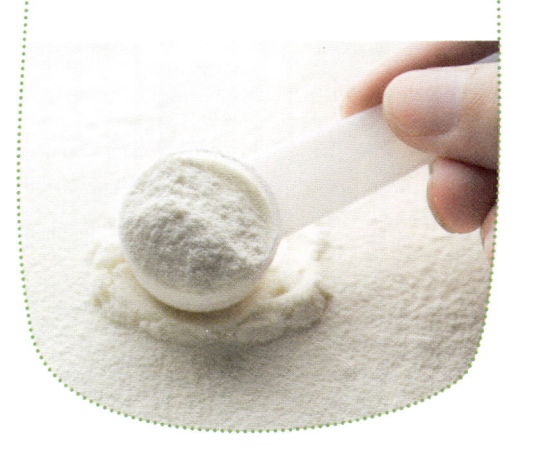

一周加一种

每种新食物的观察期应为1周，如果没有腹泻、湿疹等异常情况，1周后再加另一种。例如给宝宝加了米粉后，接下来1周最好都只给米粉，并注意观察，如果没有过敏，1周后再逐渐增加含有丰富维生素和纤维素的菜泥和果泥，然后添加以蛋白质为主的肉泥和蛋黄。这样宝宝能吃的种类就越来越多了。

当宝宝适应的种类多了之后，就可以把几种食物混合食用了，比如将蔬菜剁碎煮熟后放入米粉中喂给宝宝。

妈妈加油站

从前人们给宝宝吃用大米打成的粉所熬的米粉糊，那个时候购买婴儿米粉的条件并不成熟，这是较好的选择。但现在来看，市场上出售的婴儿米粉因为营养成分更为全面，对刚添加辅食的宝宝来说是更好的选择。

辅食应由稀到稠、由细到粗

最初可用母乳、配方奶、米汤或水等将米粉调成很稀的稀糊来喂宝宝，确认宝宝能够顺利吞咽、不吐不呕、不呛不噎后，再由含水分多的流质或半流质渐渐过渡到泥糊状食物。

正确的辅食添加顺序是：婴儿米粉糊——→稀泥——→稠泥——→糜状——→碎末——→稍大的软颗粒——→稍硬的颗粒状——→块状等。如土豆的添加顺序应是：婴儿米粉——→添了奶或汤汁的土豆泥——→纯土豆泥——→碎烂的小土豆块

千万不要在辅食添加的初期阶段尝试米粥或肉末，无论是宝宝的喉咙还是小肚子，都不能耐受这些颗粒粗大的食物，宝宝也会因吞咽困难而对辅食产生恐惧心理。

添加辅食，哺乳也别停

1岁半以前的宝宝，奶类都是主要食物，辅食是添加在奶类之外的，不是用来替换奶的，而是奶的必要补充。

1岁前，辅食不能代替奶

对婴儿期的宝宝来说，辅食的营养、能量远不如奶类，而且婴儿的消化能力和进食能力有限，从辅食中难以摄入足够的营养。所以，如果摄入过多的辅食而挤走奶类，宝宝容易因缺乏营养而出现生长缓慢的问题。

喂母乳的妈妈，仍然要坚持喂养，1岁左右母乳营养的确不如以前，不能满足孩子全部的营养需求了，但不是没有营养了，只要适当添加辅食，宝宝的营养需求就能保证。如果母乳不够了或者必须断母乳，在添加辅食之外还要添加配方奶，保证宝宝有足够的奶类摄入。

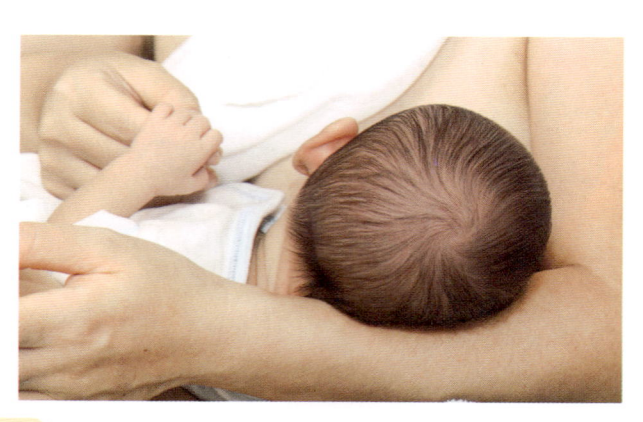

喂配方奶的妈妈，之前的喂养量还要继续，如果宝宝出现了只喜欢吃辅食不喜欢吃奶的问题，要先保证奶类摄入，再喂辅食。严重时要停掉辅食，只喂配方奶，直到开始吃配方奶了再恢复添加辅食。

奶与辅食各吃多少

最开始给宝宝添加辅食时，奶是主要的食物，辅食只是尝试性的，可以忽略不计，平时吃多少奶，这个时候还是吃多少。渐渐地，宝宝吃的辅食会越来越多，从每天一顿到每天两顿，再到每天三顿。

需要妈妈注意的是，虽然宝宝吃辅食的量在不断增加，但宝宝的吃奶量并不应该出现大的变化。一般宝宝 6 个月至 1 岁期间，应保持每天的喝奶量在 600 ~ 800 毫升，1 岁至 1 岁半不少于 400~600 毫升。

宝宝 1 岁半以后，能吃的食物种类更多了，胃肠道对营养的吸收也更加充分，妈妈就可以根据宝宝对奶类的接受程度和生长情况来决定给宝宝的奶类和辅食的量。如果宝宝喜欢喝奶，就继续给他喝；如果宝宝不喜欢喝奶也不用强迫，因为他已经可以从种类丰富的辅食中获取均衡的营养了。

另外，宝宝的进食量是有一定偏差的，对于一般进食正常的宝宝，每次进食量可能有 20% 的偏差，每天的进食量可能有 40% 的偏差。因此，妈妈不要纠结于每天宝宝进食的奶量和辅食量有多少改变，而应该从宝宝长期的生长情况来判断宝宝进食量是否正常。只要宝宝生长发育良好，生长曲线正常，就说明宝宝的进食量没有大的问题。

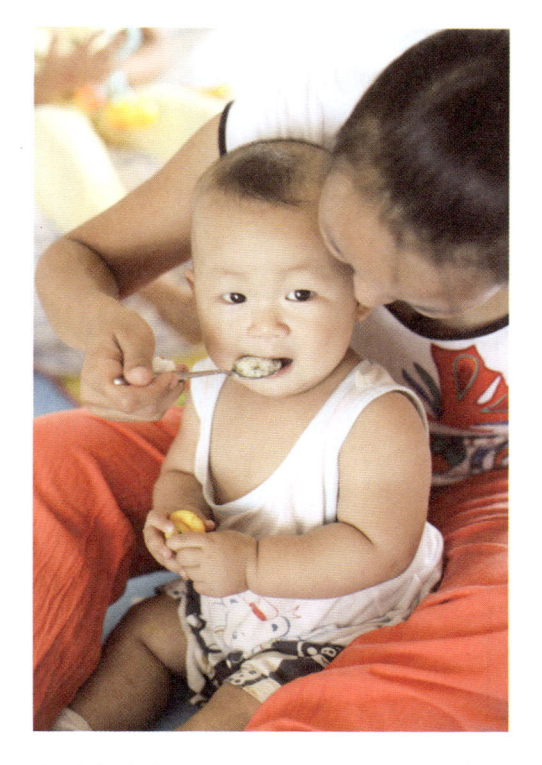

如果宝宝的进食量明显下降，妈妈就要考虑可能是宝宝的身体出现不适，需要及时找到宝宝进食量下降的原因，必要时需要就医。

辅食应少糖、无盐、无调味品

妈妈做辅食的时候千万不要用自己的味觉去度量宝宝的喜好，宝宝的味觉是不太敏感的，他完全可以接受对大人来说很难吃的原味食物，这就是为什么大人嘴里没滋没味的蔬菜泥，宝宝也会吃得津津有味的原因。

宝宝的辅食和大人的饮食是不同的，给宝宝烹调辅食要少加糖、不加盐、不加调味品，如果宝宝不喜欢吃辅食，婴儿期往往不是因为没有加调味料，而很可能是添加时机或者方法不合适。

调味品对宝宝的不利影响

宝宝的消化、代谢功能还不健全，糖、盐等调味料带来的消化、代谢负担会影响宝宝的健康。

成年后的心脑血管疾病与平时吃得太咸有不可否认的关联，而龋齿、肥胖、糖尿病则与糖摄入过量有关，为了让孩子将来口味清淡，应该从小培养。

宝宝天生喜欢甜味，如果一味给甜食，容易养成嗜食甜食的习惯，而吃太多甜食，龋齿、肥胖、低龄糖尿病都有可能发生。另外糖过多摄入会直接影响骨骼发育，导致佝偻病。

1岁以后可以适量调味

少糖、无盐、无调味品的原则至少要坚持到宝宝1岁，即便是1岁以后，宝宝对调味品的需要也十分有限，3岁以前盐的需求量每天只有大约2克，由于宝宝个体差异大，大人在给这些调味品时一定要根据实际情况调整，遵循能少则少的原则。

有的家长会担心：大人每天要吃盐来补充钠，宝宝一点盐都不吃会不会缺乏钠？可以肯定地回答，并不会，因为含钠的食物非常广泛，包括母乳、配方奶、米粉、蔬菜、水果等，只不过没有咸味而已。

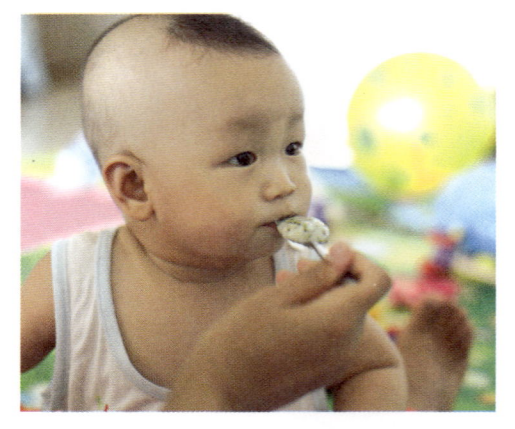

在给宝宝喂辅食时，爸妈一定要坚信原味的辅食宝宝也可以吃得很香，并暗示宝宝辅食很美味。

妈妈加油站

有的家长看宝宝想吃大人饭菜，于是顺手用筷子蘸点给他吃，或者用馒头蘸大人的菜汤给宝宝吃，我实在不建议这样做。给宝宝吃辅食确实需要大人多一些付出与耐心，如果宝宝只对大人的饭菜感兴趣，不妨把辅食分成两份，在宝宝要求的时候，从大人碗里取给他。

高致敏食物要推迟添加

给宝宝添加辅食，还要考虑到预防过敏，首先是一样一样添加，然后要剔除易致敏食物，不要过早尝试易致敏食物。

门诊案例

有一天晚上，家长抱着4个月的宝宝来就诊，宝宝全身出荨麻疹，还有便血现象，是较严重的过敏症状。问家长之前给宝宝吃了什么，家长说给添加了金枪鱼泥，很快就发现宝宝起疹子了。这是很明显的食物过敏，给宝宝用过敏的药物控制住了病情后，嘱咐家长至少3个月内不要再让宝宝吃金枪鱼及其制品，1周后宝宝明显好转。

高致敏性食物应延迟添加

牛奶、海鲜、鱼、虾、花生、猕猴桃及柑橘类水果等都属于高致敏性食物，应该晚点加，那时宝宝的消化功能更成熟，出现过敏的风险会大大降低。注意，有些食物可能有隐形的过敏原，平时容易忽略，比如含有牛奶的制品如奶酪、酸奶等；含鸡蛋清的食物如蛋糕等也容易引起过敏。

即使是非高致敏食物，仍然可能在有些宝宝身上引发过敏，所以添加新辅食应当一种一种地加，每次添加新食物要有1周的观察期，在这1周内只喂这种新食物以及原来适应了的食物。若出现过敏不适，一般72小时内往往可以反映出来。

确定过敏的普通食物一定要暂停添加

如果宝宝发生了食物过敏，会立即出现口周发红有皮疹；湿疹加重；甚至呕吐、腹泻、便血等现象。一旦误加要毫不犹豫地停止添加，并回避这种食物至少3个月，切忌反复尝试。

有些宝宝可能会遗传家族性的过敏体质，过敏原一般与长辈一样，在加辅食的时候也要特别注意避开。

妈妈加油站

如果宝宝反复出现呼吸道感染，要考虑可能与过敏相关，此时可遵医嘱服用仙特明等抗过敏药物。如果非常见效，就要高度怀疑过敏，及早确定过敏原并及时戒断，过敏原有可能是食物，也有可能是吸入物。

添加这些食物要谨慎

蜂蜜
蜂蜜中可能含肉毒杆菌孢子，从而导致1岁以下宝宝肉毒杆菌中毒。

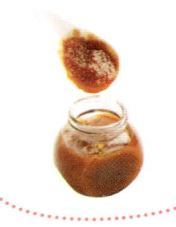

鲜奶
鲜奶中的酪蛋白分子结构大，不易分解，无法被1岁以下的宝宝吸收；牛奶中的矿物质则可能加重宝宝的肾脏负担，使宝宝出现慢性脱水、大便干燥等症状。

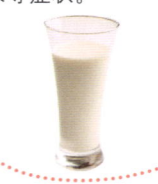

腌制食品
腌制食品添加物过多，肠胃功能较弱的宝宝可能无法顺利代谢，同时腌制食物往往过咸或过甜，会影响宝宝对食物的味觉。此外，腌制食物还是亚硝酸盐的集中地，应尽量避免让宝宝吃腌制食品。

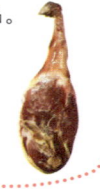

芒果
芒果中含有一些化学物质，不成熟的芒果还含有醛酸，这些都对皮肤的黏膜有刺激作用，会引发口唇部接触性皮炎。

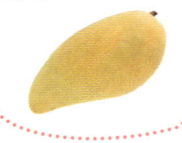

鸡蛋蛋白
鸡蛋蛋白中的成分容易引起过敏反应，因此，开始吃辅食的宝宝不宜加鸡蛋白，即使是鸡蛋黄也要迟些加，7~8个月时添加即可。

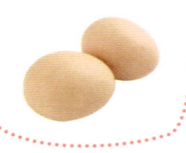

海鲜
螃蟹、虾等带壳类海鲜是常见的过敏源，1岁以前极容易引发过敏症状，最好是迟些加。

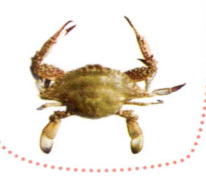

柑橘类
橘子、橙子等柑橘类水果富含维生素C及果酸，易刺激宝宝胃部而造成胃液逆流，不宜给得太早。

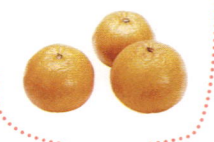

菠萝
含菠萝蛋白酶等多种活性物质，对皮肤、血管都有刺激作用，有些宝宝食用后会出现皮肤痒、四肢、口舌麻木等症状。

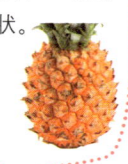

花生酱
花生中的成分易引起过敏并引发炎症反应，如果家族有食物过敏的遗传，1岁前一定要避免喂食花生制品。

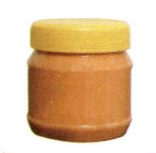

豆类及其制品
豆类中含有的蛋白属于高过敏原，加上其含有大量不易被消化的寡醣，容易造成宝宝胀气。

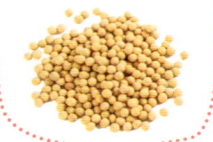

草莓、奇异果等
果实内的子不易被分解，也不适合过早给宝宝吃。

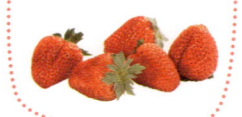

水蜜桃、猕猴桃等
这类有毛的水果含有大量的大分子物质，婴幼儿肠胃透析能力差，无法消化这些物质，很容易造成过敏反应。

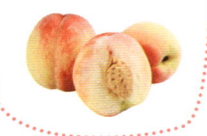

特别关注 宝宝吃辅食后大便变化多

门诊案例
一位年轻的妈妈着急地将宝宝的大便送来医院做化验，因为宝宝的大便是黑色的，这吓坏了妈妈。化验结果显示并无异常，说明黑色便不是因为消化道或者其他疾病引起的，应考虑食物原因。果然，妈妈说她为了给宝宝补铁，给宝宝吃了猪肝泥！

给宝宝添加辅食后，大便可能出现各种各样的变化，大部分情况下是正常改变，也有可能是由于消化道问题导致的变化，家长可以通过观察大便的性状来分辨。

添加辅食后大便出现的正常改变

1. 大便会呈现出和所吃辅食相近的颜色，例如吃番茄大便发红、吃绿色蔬菜大便发绿等。
2. 添加了淀粉类食物，大便的量会增多，呈暗褐色，臭味加重。
3. 添加动物血、肝脏等含铁多的辅食，大便呈黑色。
4. 添加了纤维素含量高的食物后大便可能软或不成形，吃较多肉类或高钙食物时大便可能会很干，吃寒凉食物时大便会发稀。
5. 刚开始加辅食，宝宝也可能会便秘，在逐渐适应了辅食后，便秘现象会消失。1岁以后多数宝宝都能1天1便了，排黄色条形便。当然，排便也有个体差异，有的宝宝2~3天才排1次便，但大便依然是黄色软条形，这也不属于便秘。

异常大便提示辅食添加不当

1. 宝宝大便变稀、变绿，说明辅食添加过多、过急，宝宝消化不了，下次添加辅食要少点，添加频率也不能那么密集了。
2. 大便呈现灰白色，质硬，味臭，这可能是宝宝喝牛奶太多或碳水化合物过少导致的，需要检讨下最近给宝宝吃的食物并对应调整。
3. 大便中有大量泡沫，呈深棕色水样，带有明显的酸味，排除肠道感染的可能性，表明宝宝吃的淀粉类辅食可能太多了，需要减少米糊、米粉等辅食。

如果宝宝总是哭闹，且大便异常现象连续几天没有得到缓解和改善，就需要及时带宝宝就医，经专业检查和治疗。

做辅食的常用工具有哪些

自制辅食不仅质量安全更令人放心，口味也更适合宝宝的喜好，因此我更倾向于自制辅食。一般自制辅食需要的厨具主要有两类，一类是厨房里现成的，一类是专为做辅食而生产的，家长们不妨事先多了解，根据自己的特长和需要来准备。

厨房里现成的工具

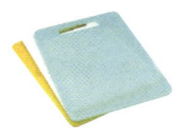

厨房现成工具	使用提示	卫生防范
菜板	菜板是需要多次使用的工具，最好给宝宝使用专用菜板制作辅食，这能最大限度地减少交叉污染	菜板要常洗、常消毒，最简单的消毒方法是用开水烫，也可以选择日光晒
刀具（菜刀、水果刀、厨房剪等）	给宝宝做辅食用的刀具最好与成人做饭用的刀具分开，并且生熟食所用刀具应分开，以保证清洁	每次做辅食前后都要将刀洗净、擦干，避免因刀具不洁而污染食物的情况出现
刨丝器	刨丝器是做丝、泥类食物必备的用具，可以将水果、蔬菜等刨成很细的丝，一般用不锈钢刨丝器即可	每次使用后都要洗净晾干，食物细碎的残渣很容易藏在细缝里，要特别留心。此外，质地较软的食物也可用刨丝器替代搅拌机将其弄细后给宝宝吃
蒸锅	用于蒸熟或蒸软食物，可使食物口味鲜嫩、熟烂、易消化，且含油脂少，能在很大程度上保存营养素，是制作断奶食物常用的烹饪方法。一般的蒸锅就可以，若想节时节能，也可选择小号蒸锅	消毒用的蒸锅应该大一些，便于放下所有工具，一次完成消毒过程。要特别注意的是，大部分塑料制品都不能进行高温消毒，可以放在消毒柜里用紫外线消毒，消毒完后不要立刻拿出来，等待 20 分钟再拿出来使用
汤锅	烫熟食物或煮汤用，可用普通汤锅，若想节时节能，就选择小号汤锅	每次用完都要及时洗净汤锅，以免食物残留滋生细菌

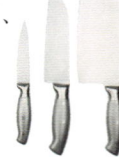

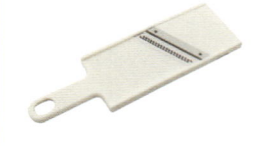

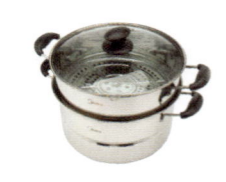

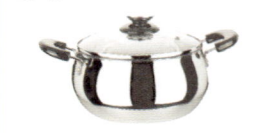

> **妈妈加油站**
>
> 市面上有许多专为宝宝制作的辅食工具，例如 bb 煲、辅食机等。妈妈可以根据个人喜好、习惯选择性购买。

辅食制作专用工具

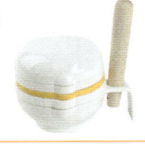

辅食制作专用工具	使用提示	卫生防范
磨泥器	将食物磨成泥，是添加辅食初期的常用工具	在使用前需将磨碎棒和器皿用开水浸泡消毒，以保证清洁
榨汁机	榨汁机是制作辅食必不可少的工具，在给宝宝制作果汁、果泥时经常会用到，必要时还能帮助制作馅料，比如碎肉、碎菜等。有些榨汁机还带有刀片，可以帮助将蔬果切丝、切片	榨汁机不好清洁，因此在清洁方面要多加用心。榨汁机如果清洗不干净特别容易滋生细菌，最好选购有特细过滤网，可分离部件清洗的榨汁机
搅棒	是泥糊状食物的常用制作工具，一般棍状物体甚至汤匙等都可以	可以用搅拌机代替搅棒，会更省事，但要注意清洁，目前市面上还有兼具榨汁与搅拌功能的小家电，可根据需要选购
计量器	用来计算所需食物的量，只需是固定的容器（如小量杯、小碗等）就可以了	挑选容器时要选易清洗、易消毒、形状简单、颜色较浅、容易发现污垢的。塑料婴儿餐具要选无毒、开水烫后不变形的。如果是玻璃制品，要选钢化玻璃等不易碎的安全用品
宝宝辅食套装工具	如宝宝研磨组、宝宝食物立方容器、食物研磨器、简易牛奶储存器、简易电动搅棒和蔬果切割器等	它们的优点是可以做到宝宝专用，而且其设计在材质、清洗方面都做得较好，但价格方面就有点贵，大多在几十元到数百元之间

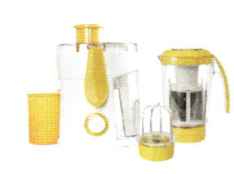

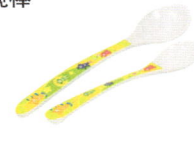

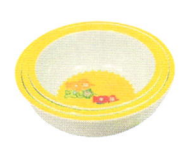

辅食添加有技巧

宝宝吃奶前喂辅食效果最好

在宝宝吃奶前,因为肚子有点饿,喂辅食接受度就更高,效果自然也比较好。家长可以在上午喂奶前给宝宝试上1~2勺辅食,之后接着喂奶,这时宝宝吃奶的量可能跟平时没两样,也可能少一点,尊重孩子自身意愿就可以了。

当然,由于宝宝的个性不同,有的宝宝性子焦躁,肚子饿了就会闹着要吃奶,不理会辅食,这就不要吃奶前喂了,挑一个宝宝情绪好的时候就可以了。

等到9~10个月大时,宝宝大约能将辅食作为独立的一顿或者两顿了,就不用顾虑到底是在喂辅食之后喂奶还是喂奶之后喂辅食这类问题了。

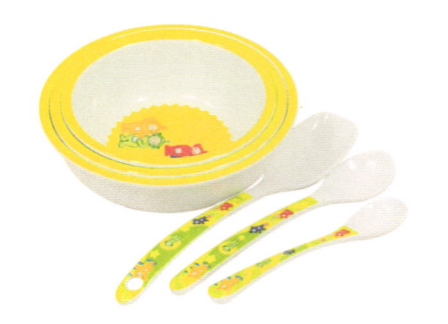

在挑选碗和勺子时,可以选择宝宝偏爱的图案,这样喂辅食时更能调动宝宝的积极性。

用碗和勺子喂辅食

虽然初期辅食都比较稀,用奶瓶吃也没有问题,但是我仍然要强调一下,辅食不适合用奶瓶喂,要用碗和勺子来喂。

用奶瓶喂辅食会带来什么问题

用吃奶的方式吃辅食,都是吸吮,不利于宝宝建立新的饮食模式。

会导致宝宝对辅食的认识出现偏差,不能正确区分辅食和奶。

会导致宝宝吃辅食从来不咀嚼,这样咀嚼能力迟迟得不到合适地锻炼,加半固体、固体辅食时不能顺利过渡。

习惯了用奶瓶吃辅食的宝宝可能会拒绝成人饮食的餐具,想顺利过渡到成人化的饮食模式会变得困难。

用奶瓶吃辅食时,妈妈容易用吃奶的量衡量辅食的量,吃多少奶就吃多少辅食,很容易就过量了。

如果宝宝已经养成了用奶瓶吃辅食的习惯,而且只愿意用奶瓶吃辅食,也一定要及时纠正,想办法让宝宝接受新餐具,培养新的进食方式,否则可能别的宝宝已经在吃大人饭了的时候,自家的宝宝还只能抱着奶瓶吃糊状食物,因为他的牙齿还没有学会咀嚼。

用碗和勺子喂辅食有利于宝宝发育

1 添加辅食的目的不仅仅是为了吃辅食、摄入营养，同时也是为了迎合宝宝行为发育的需求。用碗和勺子喂食，孩子需要卷舌、咀嚼然后吞咽，这不同于吃奶，是与成人进食方式一致的，是一种进步。咀嚼对面部肌肉发育是一种很好的训练，而卷舌则可以让舌头更灵活，可为今后流利说话打好基础。

2 利用碗和勺子喂养，对宝宝注意力集中的能力也是一种很好的训练。宝宝吃饭的时间总是比较长的，为了提高这一能力，可为宝宝选择一套颜色鲜明的碗和勺子。

给宝宝准备水杯、餐椅

宝宝8个月以后，吃饭时可能会要求喝水，尽量让宝宝用普通杯子喝水，帮助他锻炼喝水能力，如果宝宝总是呛到，可以先使用吸管杯。

除了碗和勺子，如果再搭配上安全、好用的餐椅，宝宝吃饭的乐趣会更高，餐椅我建议可以备两种，一种是在家用的，一种是带出门用的。在家用的尽量不要带踏板，否则宝宝会试图蹬着站起来，很危险，带出门的应方便携带。

另外，给宝宝戴上一个围兜，能给妈妈省不少事，吃完饭后宝宝衣服不会脏，只需取下围兜洗干净就行。等到宝宝自己吃饭时，那种底部带接渣盘的围兜会很有用，不会把地上弄脏，大人能放心地让宝宝自己吃。

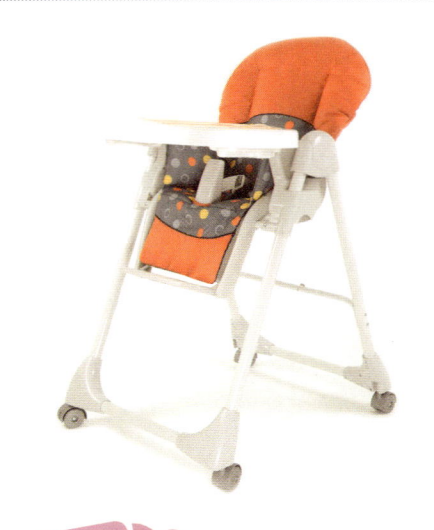

妈妈加油站

吸盘碗可以把碗吸在桌面上，宝宝不容易将碗打翻，有利于宝宝靠自己吃进更多的辅食，妈妈们可以尝试。挤压式辅食喂养勺我不太建议买，除了洗刷麻烦，用惯了普通勺子的人会不适应，而且一勺一勺地从碗中取出食物喂给宝宝，有利于让宝宝了解碗和勺的功能，也更加有趣。

耐心对待不接受辅食的情况

虽然到了加辅食的时候，但并不是说宝宝一定要开始吃辅食，在试着给宝宝加辅食时，家长要耐心再耐心。

如果宝宝吃进去又吐出来

吃进去又吐出来时，有可能是因为宝宝感到陌生，这时可再多喂几次，陌生感消除，宝宝就能接受了。

另外也有可能是宝宝还不会用舌头卷起食物，控制不住食物，使之又流到了口腔外面。这在几次练习之后就可以改观，初期喂食尽量放在口腔靠里面一点，便于宝宝吞咽下去。

喂辅食一定要尊重宝宝的节奏，耐住性子，不要因为宝宝吃得不够多而失落，第一次往往一勺辅食就足够了，不要有"再吃一点"的想法，宝宝不吃就不再喂，要的时候再喂，不要催促。

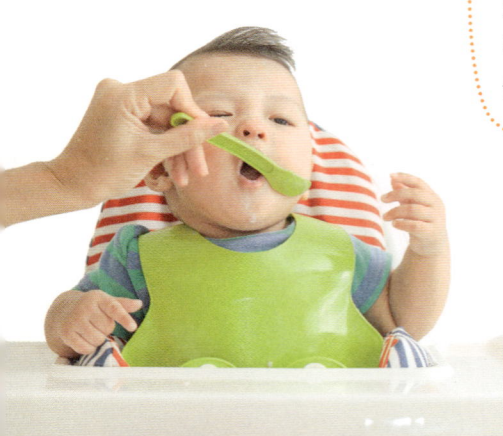

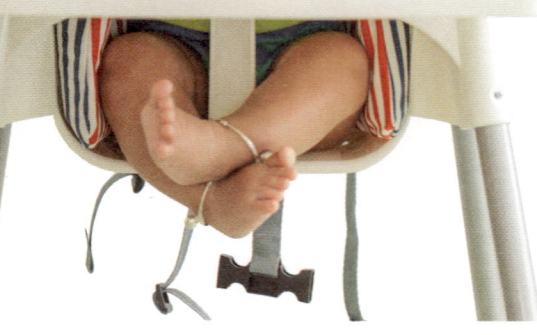

如果宝宝闭着嘴不肯吃

如果宝宝闭着坚决不肯吃，那就说明他还没准备好接受辅食，这时千万不要强迫，可以在他面前夸张地吃东西，看看是否能引起食欲，如果宝宝仍然不为所动，就耐心地再等一等，随着身体的成熟，总有一天宝宝会对辅食"心动"的。

如果是母乳喂养的宝宝对辅食不感兴趣，闭着嘴不愿意吃，可尝试让妈妈以外的人喂食。妈妈喂辅食，宝宝可能会生气，会觉得妈妈不愿意给自己喂奶，非得吃这个陌生的东西，所以不肯配合。

辅食卫生从一开始就要注意

宝宝吃辅食和吃配方奶一样，都要注意做好卫生，最基本的卫生问题有：

1 宝宝的餐具要固定专用，碗、勺子、餐盘除注意认真洗刷外，还要每天消毒，餐椅每次餐后要擦干净。

2 宝宝的辅食最好是单独制作，现做现吃，一次不要做多了，制作时使用的刀、砧板、搅拌机等都要注意生熟分开，并且每天都要清洁后放置在干燥、通风的地方。

3 喂饭时，家长不要用嘴边吹边喂，更不要先在自己嘴里咀嚼后再吐喂给宝宝，这种做法极不卫生，很容易把病菌传染给宝宝。大人口腔中有许多细菌，尤其是已经患病或者年纪大的人，有些细菌大人不会有事，但进入宝宝体内就可能导致宝宝患病，引发口腔溃疡、呕吐、肝炎、结核等疾病。

门诊案例

有个妈妈多次带着宝宝来医院治疗口腔溃疡，1岁多的宝宝怎么会反复发生口腔溃疡呢？在排除了辅食导致口腔溃疡的因素后，我问妈妈家里是否有人经常患口腔溃疡。果然，妈妈说宝宝的奶奶总是反复发作口腔溃疡，但她强调奶奶很讲卫生，不会咀嚼东西喂宝宝。

我接着问，那是奶奶主要给宝宝喂辅食吗？

妈妈吃惊地反问我："医生，难道给宝宝喂吃的也能传染？"

我告诉她，正常喂辅食不会传染，只是要避免将辅食吹凉这种情况。她连连点头，说奶奶怕宝宝烫着，确实每次喂辅食都会吹一会儿。这就是宝宝反复发生口腔溃疡的根源了。

创造安静的吃辅食氛围

饭前做好这些准备

把宝宝的餐椅、碗筷、水杯等准备好。
提前10分钟通知宝宝要开饭了，陪他收拾好玩具。
等宝宝有所准备后给他穿好吃饭衣或者围兜，洗好手。
然后将宝宝放在餐椅里，坐在饭桌的一边。
如果宝宝比较大了，可以让宝宝参与摆碗筷等餐前活动。

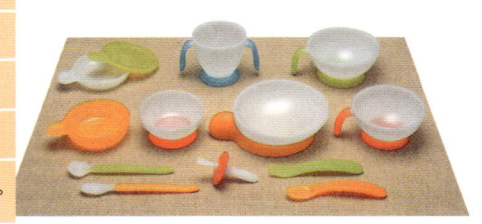

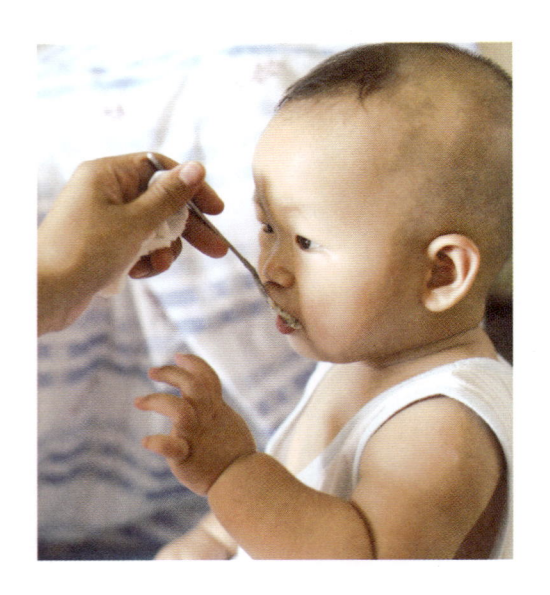

喂饭过程中不建议和宝宝说话

给宝宝喂饭的时候,家长可能忍不住要唠唠叨叨跟宝宝说话,比如说"饭饭好香啊""你不吃,妈妈吃了"等,家长可能认为这激发了宝宝吃饭的欲望,实际上却并不一定。

大人语言对宝宝起到的鼓励作用并不大,因为宝宝的理解能力还不完善,吃饭时家长的说话声反而会让他分心,并形成错误的进食概念,以为吃饭时可以边说话边玩。

出于培养宝宝良好进餐习惯的需要,我不建议在吃饭时跟宝宝说话,更不能逗笑。如果宝宝需要引导,用行为引导会更见效,就是跟他一起吃饭,因为宝宝特别喜欢模仿。如果要说话,要简短、利落,并且高重复率,让宝宝能理解,比如让宝宝张开嘴的时候可以反复对他说:"啊——"。

不要边吃边玩

吃饭的环境应当是安静的,干扰要少,不要将玩具带上餐桌,不要让宝宝边吃边玩或边看电视。吃饭的时候,大人也尽量不要跟宝宝说话,在吃饭时,大家最好一起做吃饭的咀嚼动作,少干别的,当宝宝长大以后,全家人在一起吃饭的时候,也尽量保持安静,养成安安静静吃饭的好习惯。

吃完饭就离开餐桌

宝宝吃完饭后,可以先将他从餐椅上撤走,如果宝宝还小,可以将他放到自己的游戏垫上去玩,让他意识到吃完饭了就可以离开餐桌。如果宝宝大了,当他表示自己不吃了,要从餐椅上下来时,不要继续留他吃了,再强迫一般也不会吃多少,不如让他去玩,等大人吃完了,可以让宝宝来参与收拾碗筷和桌子。

> **妈妈加油站**
>
> 从第一顿辅食开始,最好就有意识地形成一整套进食程式、规矩,会有助于以后成功加辅食。你想以后让宝宝怎样吃饭,第一顿辅食就可以怎样做,比如先把宝宝放在餐椅里,然后摆好餐具,戴上围嘴,再拿来辅食开始喂。

用天然食材来调味

一般来说，1岁以内宝宝的辅食应少糖、无盐、无调味品，但是随着宝宝吃的东西越来越丰富，太单调的味道也容易引起厌烦心理，这时家长不妨发挥一些生活中积累的烹调技巧，利用天然的食材来为辅食调味。

水果是最方便的调味食材

果汁或果泥等都带有淡淡酸味和甜味，可以用来辅助调味，瞬间就能让食物变得美味起来。有些蔬菜做熟后有自然的清甜味，比如大白菜、萝卜等，也可以善加利用，将它们与其他食物搭配起来做。

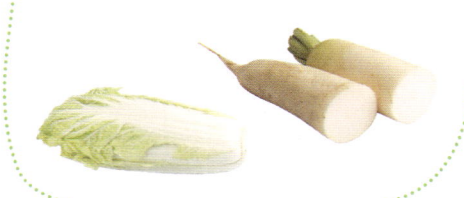

宝宝喜欢奶味

在辅食中掺入少许奶用来调味也是不错的调味方法，但是1岁以内的宝宝还不能吃市售牛奶、酸奶等奶制品，可以用配方奶代替，等宝宝1岁以后，可以试试用风味比牛奶更佳的酸奶来调味。

高汤也是健康的调味方法

做蔬菜、面、馄饨等食物时，往里面放一些高汤很能提味。给宝宝熬制高汤也需要遵循少盐的原则，很多高汤甚至可以不放盐，比如猪骨汤、鸡肉汤、牛肉汤、鲫鱼汤等，按照平时熬汤的方法熬制即可。

加入宝宝喜爱的食材

有一些食材可能是宝宝特别喜欢的，比如有的宝宝特别爱吃红薯，有的宝宝特别爱吃玉米，可以将宝宝特别爱吃的这些食物切成小粒，每次往新食物里拌上少许，宝宝或许会被吸引而津津有味地吃起来。不过也有可能宝宝会专门将喜欢的食物挑出来，不肯吃剩余的食物，这时就应当改变烹调方式，将新食物换个花样，或者将调味食物打碎成泥拌入新食物中。

给宝宝调味的方法还需要大人多开动脑筋，但一定要记住一点：宝宝的口味并不像大人以为的那样重，不要总是怀疑："没味儿宝宝能喜欢吃吗？"事实上，即便没有放油盐酱醋，只要让宝宝专心吃，就会吃得津津有味，一旦宝宝吃惯了咸味、甜味，再吃回清淡就难了。

自制辅食要少量、现做

刚开始添加辅食时，宝宝能吃的量非常少，所以家长常常会遇到烦恼，有时做了宝宝吃完意犹未尽，再做又要费不少时间；有时做了宝宝吃不完，只能放到冰箱里。

其实，宝宝刚开始加辅食少一点为好，这个时候宝宝意犹未尽也不必再忙着去做，宝宝以吃奶为主，等到日后家长渐渐明白了宝宝的食量，也就不会为做少了而担忧了。

建议家长每次不要做多了往冰箱放，冰箱里并不是安全的，细菌的繁殖在冰箱里仍然可以进行。宝宝的辅食尽量现做现吃，做熟练了以后，一小份宝宝的辅食也并不会耗费太多精力。

谷物类辅食制作技巧

谷物主要是大米和面粉，它们是宝宝最初加辅食时比较合适的选择，尤其是大米，因为致敏性低，符合宝宝对能量的需求。

大米辅食

吃大米辅食，添加的顺序如下：

米粉→米糊→稀粥→稠粥→软饭，到1岁以后就可以跟大人吃一样的饭了。

用大米做辅食，可以购买一个粉碎机，把大米磨成米粉，加水煮糊给宝宝吃，其他种类的大米辅食就可以在给大人做饭时捎带解决。

关于做软米饭有个好方法，就是在给大人做饭的时候，大米放到电饭煲里之后，把中间部分挖个小坑，使中间低于周边，这里的水多一些，等米饭做熟之后，这个小坑里的米饭很软，最适合宝宝吃。

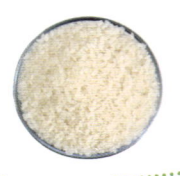

面粉辅食

吃白面辅食，添加的顺序如下：

水泡馒头→烂面条→面片→疙瘩汤→饼干→面包→馒头→饼。米和面比起来，要先加米后加面。

馒头、饼干、面包等泡软后给宝宝吃是最简单的，开始吃的时候，泡软之后还要用勺子和碗配合将所有的颗粒都碾碎，再搅成糊状，之后只要泡软就可以喂了，等宝宝适应吃简单的面食后，可以让宝宝试试碎面条、碎面片等，渐渐地过渡到吃小段面条、小块面片等。

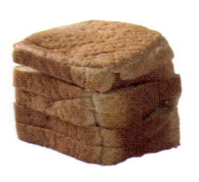

南瓜泥

苹果泥

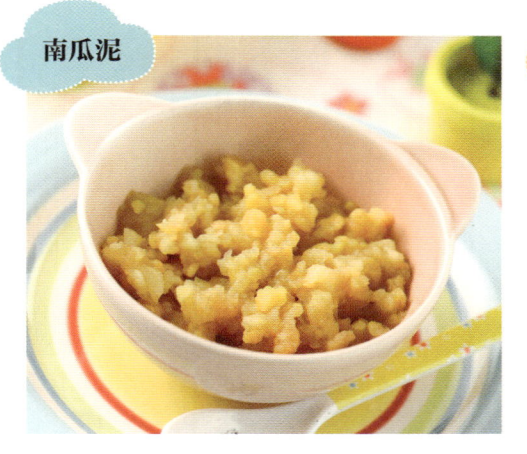

蔬菜类辅食制作技巧

宝宝吃蔬菜辅食的添加顺序是菜粥→菜泥→炒碎菜→正常炒菜。

做辅食用的蔬菜应尽量新鲜，根茎类蔬菜应先洗后切，洗切时间与下锅烹调时间间隔不要过长。

做蔬菜泥可以先把蔬菜蒸熟，然后用研磨器磨成泥，按照宝宝的咀嚼能力加适量的水搅成泥糊状就可以，适合做蔬菜泥的有土豆、番茄、南瓜等。加工番茄时，先把番茄放在滚开水里泡一会儿，这样能把整块皮剥下来，之后加工成泥就容易了。

等到宝宝能吃小块食物时，处理蔬菜类食材的时候，家长可以根据宝宝小嘴的大小适当地调整蔬菜块的大小，尽量满足宝宝一口能吃下一块食物的目的，比如一片木耳或是一段芹菜等，以免宝宝发出"太大了，我的嘴吃不下"的抗议，甚至产生对蔬菜的反感，若是太小了，宝宝一口直接吞掉，起不到锻炼咀嚼能力的作用。

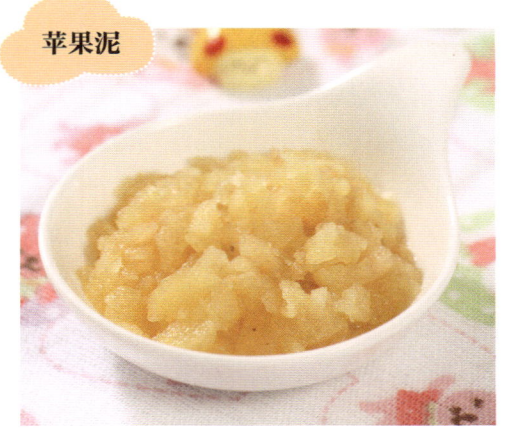

水果类辅食制作技巧

宝宝吃水果辅食的添加顺序是水果泥→水果片→水果块→整个水果。

一开始给宝宝食用水果时，一定要把生水果煮熟或碾磨成碎末状再食用。

水果泥有个比较好的做法，就是把水果去皮后，用勺子直接在水果面上刮，就能取得很细腻的泥状水果了，等能吃固体食物了，就可以切水果片、水果块让宝宝拿着吃了。

另外，蔬菜和水果比起来，应该先加蔬菜，因为水果比较香甜，宝宝如果先接触水果，可能会不喜欢味道相对清淡的蔬菜。

妈妈加油站

宝宝一开始都要吃稀软的食物，之后根据月龄大小以及牙齿发育情况，慢慢地改变食材形状以及大小，千万不要一味地给宝宝吃软烂食物，否则宝宝学不会咀嚼，舌头得不到锻炼，不但影响牙齿发育，也影响今后说话能力。

高汤类辅食制作技巧

很多妈妈发愁辅食不能使用鸡精、酱油等调料,总是有些淡而无味,宝宝不爱吃怎么办,其实不用过于担心,因为宝宝这个时候对味道的需求不像成人,除了对甜味不设防,有咸味、有鲜味的食物并不会更讨宝宝喜欢。

在做辅食时,可以通过改变食物的形状、变化食物的烹调花样等来吸引宝宝的注意,当然,妈妈如果希望宝宝的食物味道更鲜美的话,也可以试试用高汤来调制。

自己做鲜美又不腻的高汤,制作辅食时加入一些,可以当作汤底,比如炖鱼肉,煮蔬菜,煮粥/面,也可在烹饪时放一点进去当作鲜味调剂。在制作营养高汤时需注意以下要点。

选好原料

高汤的原料可以选择一般性的原料,如鸡肉、猪蹄、火腿骨、鱼类等;也可以选择比较高档的原料,如鲍鱼、海参、干贝等。要注意所选原料的新鲜、卫生。

注意焯水

煲高汤前要注意将肉类原料焯水,以去除肉中的血沫和浮污,去除膻味,保证汤色纯正。

控制水温

煲高汤时,肉类原料最好冷水下锅。肉类原料与冷水一起受热,肉外层蛋白质才不会马上凝固,蛋白质可以充分地溶解到汤里。水温适宜,汤的味道才鲜美。

用水合理

原料与水的最佳比例为 1:2 左右。水分过多,汤的浓度降低,鲜味变淡;水分过少,则不利于原料中营养物质和风味成分的浸出。注意中途不要添加冷水。

掌握火候

煲汤时间并非越久越好。煲的时间过长,容易破坏食物中的氨基酸类物质,使嘌呤含量增高,而营养成分大量流失。鸡汤、排骨汤的最佳熬制时间为 1~2 小时,鱼汤为 1 小时左右。若汤料中蔬菜类原料较多时,要注意煲的时间不能太久,以免造成营养的破坏与流失。

不滥用调料

给宝宝制作的高汤应不加任何调味料，原汁原味最好。

注意储存

每次制作的高汤，一般不会一次全用完，剩余的高汤可以冷却、分装后，放入冰箱冷藏，随用随取。高汤不宜存放太久，一般3~4天食用完最好。

蛋、肉、鱼、肝类辅食制作技巧

6个月以上2岁以下的宝宝贫血发病率比较高，这与宝宝缺铁有关，这个阶段的宝宝如果摄入适量动物性食物，往往不容易缺铁，因为动物性食物里含铁比较多，还有其他造血原料。建议动物性食物添加的顺序为肉泥→肝泥→鱼泥（剔净骨和刺）→肉末→蛋黄，最好1岁以后吃蛋清。

鱼、肉类的制作技巧

添加肉类辅食开始可以将肉打成泥糊状，一开始稀一些，可以和米粉一起喂，也可以单独喂，慢慢地适应后可以稍微稠一些。如果是煮汤的话，汤中可以带些小颗粒的肉，让宝宝连汤带肉一起吃。

一般宝宝加肉食之前已经吃了相当长时间的谷物、蔬菜、水果了，所以肉类也可以和这些食物混合喂，增加食物的花样与滋味。

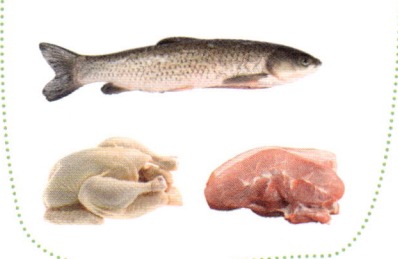

猪肝的制作技巧

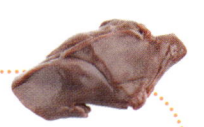

猪肝富含铁质，在宝宝6个月以后，可以尝试着添加，猪肝做辅食前最好先放在清水里浸泡30分钟解毒，再用流动水冲洗几分钟。

猪肝煮熟之前可以先切成薄片，如果不好切，可以放冰箱冷冻一下再切，猪肝片煮熟后再切成粒，放到研磨器里磨成泥，或者用辅食机、搅拌机打成泥。

做好的肝泥可以直接喂给宝宝吃，也可以视情况加入米粉、粥、面中喂给宝宝。在宝宝完全能咀嚼食物前，尽量不要给太大的块，否则宝宝可能会不喜欢猪肝略硬的口感。

有的妈妈担心猪肝不调味怎么能好吃呢？这也是因人而异，毕竟大人与宝宝的口味差别很大，每一种食物对宝宝来说都是新鲜的，都能引起宝宝的关注。如果宝宝实在不愿意吃肝泥，可以加入高汤、番茄汁、蔬菜汁等调味后再给宝宝吃。

鸡蛋黄的制作技巧

过去常常第一时间给宝宝添加蛋黄，认为蛋黄营养丰富且可以补铁，现在已经不提倡这样做了，因为蛋黄补铁效果甚微，且过早添加容易引起过敏。

添加蛋黄时一定要循序渐进，当宝宝7个月时，可以取出1/4个蛋黄，再加适量水，用勺子和碗配合碾成糊状再喂食。同时注意观察宝宝是否有不良反应，如果接受度良好，1周后可以增加到1/2个蛋黄，适应一段时间后，再喂食整个蛋黄。

鸡蛋白的制作技巧

鸡蛋白则应在宝宝1岁以后再考虑。因为宝宝的消化系统发育不够完善，蛋清中的蛋白质分子较小，容易透过肠壁黏膜进入血液，引起过敏反应，如皮肤出现湿疹和荨麻疹等。尽管宝宝吃蛋白并不都会出现过敏，但是预防过敏是加辅食阶段的重要事情。

宝宝1岁以后，如果已经尝试蛋黄超过1个月，就可以给宝宝吃整个鸡蛋试一试，鸡蛋羹或者煮鸡蛋都可以试试，若宝宝没有出现任何消化不良或过敏的症状，就能每天吃1个鸡蛋了；若宝宝嘴角起了小疹子，可能是轻微过敏，无须太担心，可隔几天再试。

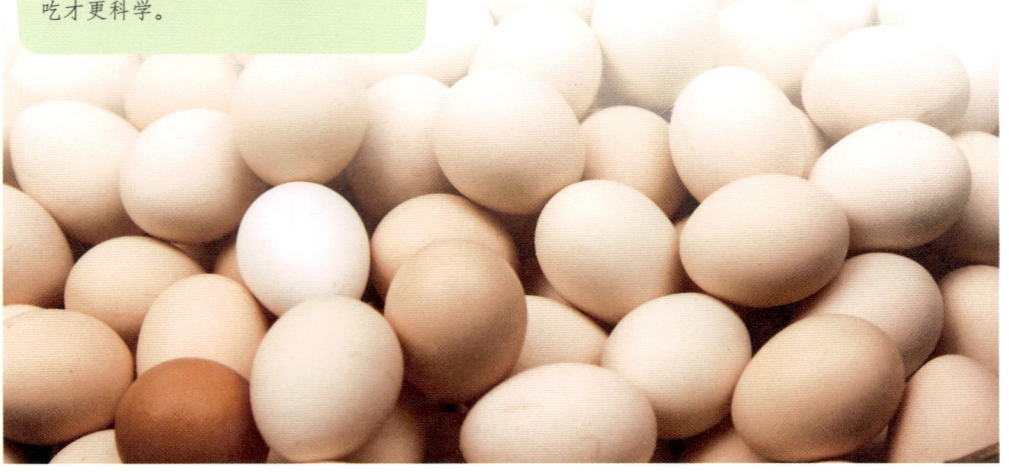

妈妈加油站

无论是蛋黄还是全蛋，都不适合作为单独的一餐来喂宝宝，因为鸡蛋的营养成分中缺少碳水化合物，仅仅只吃鸡蛋，蛋白质会作为能量源消耗掉，既浪费营养又增加了消化负担，鸡蛋搭配米粉、粥、面包、馒头等食物吃才更科学。

辅食做成泥还是汁有讲究

很多妈妈问我一开始给宝宝添加蔬菜汁还是果汁好，其实这两种汁我都不推荐，原因是：

1 蔬菜的营养成分主要在叶子里，将蔬菜榨汁，营养成分基本全跑没了，剩下的就是色素和水，对需要用辅食来补充营养的宝宝来说，没有必要，也怪麻烦的。

2 果汁比菜汁略有营养，但是果汁的甜度往往很高，一个新鲜苹果吃起来甜度一般的话，榨成汁了喝甜度就高了不止一点点，这不利于宝宝接受白开水，而且也不利于口腔清洁。另外，果汁的介入，会使孩子不喜欢清淡的米粉，甚至是奶粉。

无论从营养上来说，还是从训练宝宝的饮食习惯上来说，我都建议将蔬菜、水果做成泥来喂。有的妈妈会问：泥太稠了，宝宝能消化吗？这很好解决，一开始将菜泥、果泥多加些水调得稀一些，慢慢地减少水分，宝宝自然而然就会适应了。此外，也可以将它们混到米粉里喂，浓稠随米粉即可。

如果是动物性食物，也建议从泥状开始，比如肝泥、肉泥等，等宝宝8个月后再逐步地变为颗粒状，便于宝宝接受与消化。

当然，果汁也可以给宝宝喝，但不作为一顿辅食，可以当点心，而且不能太甜，如鲜榨的苹果汁可以加些白开水兑一兑，降低甜度。

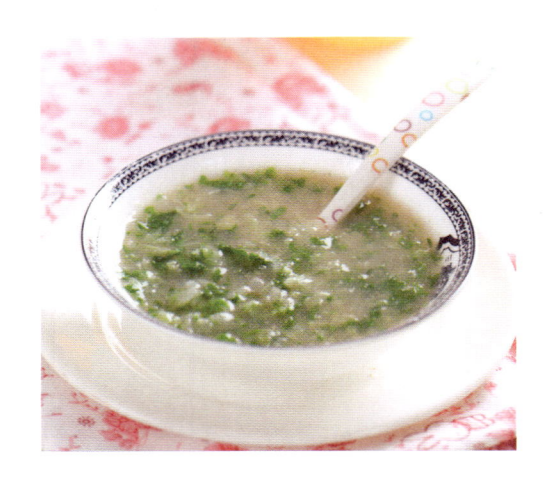

妈妈加油站

如果已经给宝宝喂了果汁，且宝宝依赖果汁，不喜欢配方奶或者米粉时，可以试试将部分果汁加入奶或者米粉中，再逐渐减少添加量至最后停掉。初期家长最好选择一些味道稍淡的水果，荔枝、葡萄等甜度高的水果晚一点接触，避免宝宝对奶和米粉的兴趣下降。

妈妈要避免的辅食添加误区

将配方奶作为辅食添加

有的妈妈认为配方奶含有"全面、丰富"的营养元素，于是在4~6个月后添加一些配方奶，就像添加辅食一样。

配方奶从本质上来说与母乳是一回事，都是奶类食品，只有在母乳不够时，才考虑加配方奶来补足，绝对不是在母乳充足的时候用来补充营养之用，更不会因为没有添加配方奶就缺少营养。配方奶不是辅食，它起不到辅食应起的作用。

用自制米粉代替配方米粉

家庭自制的米粉或者米粥确实是不错的辅食，但在添加辅食早期，自制米粉绝不能等同于配方米粉，这是有科学原因的。

1 配方米粉像配方奶一样，是一种配方食品，除了主要成分是大米，还会添加钙、铁、锌等多种维生素和矿物质等20多种营养素，这是家庭自制米粉无法取代的。

2 宝宝消化系统尚不完善，胃容量较小，配方米粉不但营养密度高，而且易水解、易消化，更适合刚添加辅食的宝宝。

随着宝宝成长，肠道适应能力增强，进食的食物种类丰富了起来，添加了菜、水果、肉、蛋以后，就不必限制米粉的种类了，这时自制的米粉也是非常好的选择。

只给宝宝吃米粉

宝宝辅食可以从添加米粉开始，但不能只以米粉喂养，必须以奶为主，同时渐渐地增加蔬菜、水果、肉、鱼、蛋等食物，绝不能长期只吃米粉。

米粉缺少蛋白质

米粉的主要成分是碳水化合物，蛋白质含量较少，但宝宝需要大量的蛋白质，必须从奶中获取，所以即使添加了辅食，奶也同样要保持。

长期只吃米粉会营养不良

米粉吃得多了，宝宝吃其他食物就会减少，长期如此，营养不均衡就会导致宝宝身高增长缓慢、抵抗力低下，容易生病。

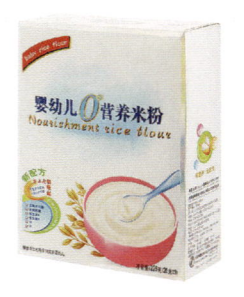

认为辅食越碎越好

宝宝的辅食一开始的确是要精细一些，不但要碎，而且要碎得彻底，便于宝宝吞咽、消化，很多家长就陷入了一个误区，以为宝宝的辅食越碎越好，这样宝宝才消化得好、不被卡到，其实食物的精细程度是必须随宝宝的月龄增长而变化的。

辅食过细会影响宝宝咀嚼能力

有家长来问诊，说宝宝马上要1岁了，可是辅食一直吃得不好，只要稍微做的粗一点，宝宝就会呕吐，这是怎么回事？

这种情况是因为宝宝没有得到咀嚼训练，1岁的宝宝多数能够接受小碎块食物了，如果宝宝一直只吃很碎的食物，就一直得不到锻炼，得不到锻炼又会导致吃不了粗一点的食物，家长必须让宝宝多练习，慢慢地改变食物性状，泥末、碎丁、丝、片、小块循序渐进，不断尝试，宝宝是能够逐渐适应的。

辅食粗细应随宝宝年龄增长而变化

4~9个月的宝宝
刚刚学习吞咽动作，此时辅食以糊状、泥状和半固体状为好，如米粉糊、南瓜粥等，6个月后可适当增加一些颗粒状食品，以培养宝宝的咀嚼能力。

10~12个月的宝宝
进入了旺盛的牙齿生长期，这时可做一些烂面条、肉末蔬菜粥、烤面包片等小块状食物，并逐渐增加食物的体积，由细变粗，由小变大，而不是一味地将食物剁碎、研磨，这样不但能锻炼宝宝的咀嚼能力，还可以帮助他磨牙，促进牙齿萌出。

12个月后的宝宝
软饭、饺子、馄饨、细加工的蔬菜和肉类都可以帮助宝宝巩固咀嚼功能，由于牙齿越来越多，宝宝的咀嚼、吞咽动作更加协调，慢慢地还能学会"吃饭"：用牙齿将粗、硬的食物咬磨细碎，然后再吞下，这些动作能锻炼舌头及整个颌面部的肌肉，为宝宝日后语音发育打下良好的基础。

2岁以后的宝宝
宝宝的牙齿发育已经成形，食物的软硬、粗细程度基本上和成人一致了，这时基本上完成了从辅食到主食的过渡。

认为辅食吃得越多越好

尽管不停地强调，但在实际生活中，多数家长都希望宝宝多吃，并且羡慕能吃的宝宝，喂辅食的时候不自觉地就会多喂，宝宝不想吃了，仍然抱着"也许还能再吃一口"的心态，诱哄着再吃点。

辅食吃得多了不见得好

辅食吃得太多，而宝宝的消化能力还不是很高，那么就有大部分的食物消化不了，不仅增加了宝宝的消化负担，还导致食物的营养吸收不充分，时间久了，宝宝的消化会出问题，可能是长期消化不良等。这样做的唯一好处可能就是满足了家长的心理需求，因此，家长切忌不可给宝宝喂食过多辅食。

怎样知道宝宝是不是吃得太多

宝宝吃得是不是太多了，可以从他的大便上看出来，如果大便量比平时明显增多，而且其中有很多粗糙的食物残渣或者形态完整的食物，那么很显然是宝宝吃得太多了，下一顿要少喂点。

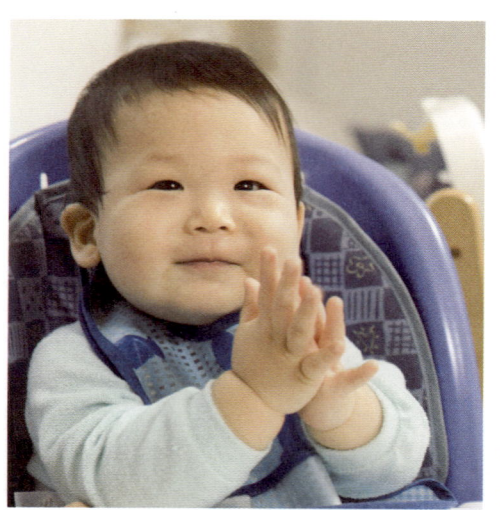

怎样预防喂多

预防喂多很简单，看宝宝是不是吃饱了，饱了就不要再喂了，宝宝是知道饥饱的，只要看他吃辅食的反应就可以了。

> 如果喂饭时，宝宝扭头不吃了或者吃进去又吐出来了，那就是饱了，不想吃了，就不要再喂了。
>
> 如果宝宝是自己吃，开始吃得很起劲，吃着吃着开始拿着饭菜玩起来了，也是吃饱了的表现，就可以把辅食撤走了。

许多妈妈们都会担心如果宝宝没吃饱怎么办？其实这种担心也大可不必，如果宝宝饿了，他自然会来找妈妈寻吃的。只要宝宝的体重、身高增加正常，精神状态良好，就说明宝宝吃的量刚刚好。如果宝宝确实每次吃的辅食很少，就要考虑宝宝是否已经处于消化不良的状态，或者辅食不符合宝宝口味等问题。

让宝宝自己控制吃辅食的量，既能培养宝宝对辅食的认知，也有利于宝宝察觉自己身体发出的饥饱信号。

强迫宝宝进食

无论是初加辅食，还是已经吃过一段日子，进食都不应当一味强迫，吃辅食应当是一件愉悦的事情。

宝宝边吃边玩不要着急

宝宝吃饭时，如果玩性很大，一时不想吃，妈妈通常会很着急，不停地去试宝宝还会不会吃，甚至强逼着喂饭，这样大人喂得吃力，宝宝其实也吃不了多少，最大的问题是会引起宝宝对吃饭的反感情绪。

当宝宝和大人一起吃饭时，如果宝宝边吃边玩，大人可以吃完先把饭菜撤走，不要继续让宝宝吃下去，等宝宝饿了，有了迫切想吃的欲望时，再将他的饭菜热了给他吃，或者给他一些加餐食物，像点心、水果等，等下一顿饭时宝宝也会饿，会比上一顿饭吃得认真。

虽然说起来简单，但是真做起来许多大人不忍心，总是担心宝宝会饿，于是允许宝宝一个人吃很久，中途把很多零食给宝宝吃，这样宝宝吃正餐还是不多，但下顿饭也仍然不饿，适得其反。

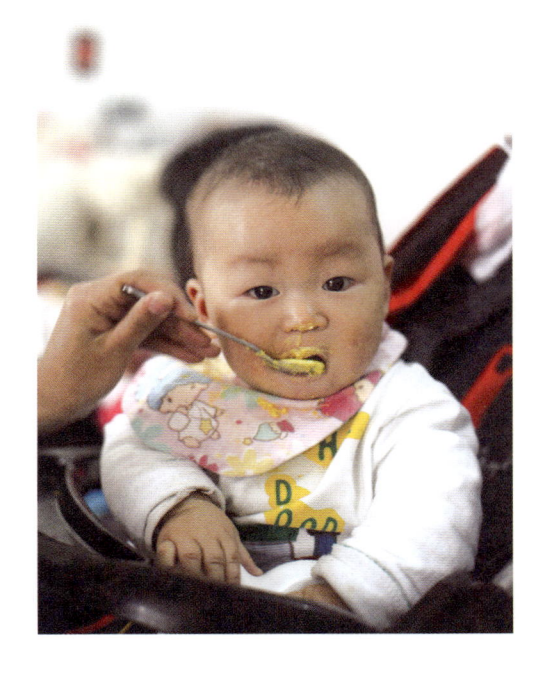

宝宝食欲差不要勉强进食

有时候宝宝因为长牙、生病、缺锌等原因食欲较差，这时候宝宝不太喜欢吃饭，当宝宝突然之间不太爱吃饭时，家长要先看看是不是这些原因。

如果确实是因为宝宝在长牙、生病期间，待宝宝牙齿长出，疾病痊愈，自然就会吃得多起来，家长无须太担心。

如果没有其他客观原因，宝宝只是主观的不想吃饭，妈妈也不能强迫宝宝吃，而是应该将饭菜做得色、香、味俱全，以满足宝宝的口味，然后引导宝宝吃。

妈妈加油站

偶尔宝宝一顿饭不好好吃，妈妈可以不用管，千万不要纠结于"一定要让宝宝将这顿饭吃完"，只需要积极准备下一餐即可；但如果宝宝不但吃得少，而且持续一段时间，体重也偏低，可能是由于某些身体原因导致的，应当去咨询一下医生。

正餐吃得少，零食来帮忙

家长看宝宝上一顿吃得少，总担心宝宝饿，于是下一顿饭之前不断地给宝宝零食，认为吃点零食总比什么也不吃强，这样做就容易陷入一个恶性循环，宝宝零食吃得多了，本来胃容量就不大，被零食撑满了以后，下一顿饭又不会好好吃，不仅家长累，宝宝的营养也得不到满足。

零食无法与正餐相比

零食的营养是无法跟丰盛的饭菜相提并论的，但热量以及各种添加剂却都是超过正常饭菜的。时间久了，宝宝容易营养不良而出现贫血、肥胖、发育不良等问题。零食不是不可以吃，但只能作为正餐的补充，不能代替正餐。

吃零食的前提一定要是当宝宝感到饥饿的时候，一般安排在两顿正餐之间。

食用量不能超过正餐。

每天的食用次数不要超过 3 次，否则即使每次都吃得很少，次数过多的话也会积少成多，影响宝宝正餐的食欲。

妈妈加油站

给宝宝准备的零食最好是天然、健康的食品，比如牛奶、酸奶、水果、坚果、营养饼干等，像糖果、膨化食品、油炸食品等不健康的食品最好不要给宝宝吃。

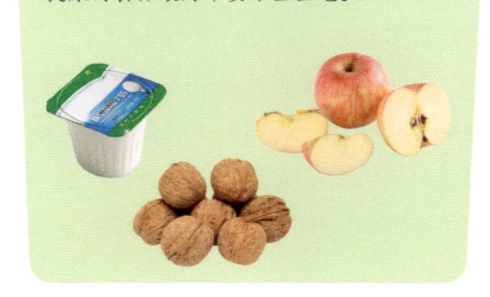

怎样避免宝宝吃零食多过正餐

1. 宝宝喜欢吃零食很重要的原因是宝宝正餐没吃饱，家长要找找原因：是否为宝宝营造了安静的进餐环境，有没有在宝宝吃饭时催促他多吃、快吃，饭菜是否不合胃口……

2. 宝宝喜欢零食还可能是被零食的新奇外观所吸引，而正餐饭菜有可能每天都一样，口感也总是一样，宝宝于是更偏爱千姿百态的零食，家长可以在宝宝的食物外观、味道等方面下些工夫，来吸引宝宝的注意力。

3. 宝宝吃零食多，与大人不加控制的关系也很大，很多家长不忍心看宝宝饿，更不忍心拒绝宝宝要零食的要求。除了主动给，宝宝一要也给，这样宝宝就会一直吃，千万不要用零食来宠溺宝宝。平时将零食放在宝宝看不见、拿不到的地方，并且强化宝宝零食一次只能吃一点的意识，断了宝宝吃完又要的念头。

4. 不要用零食作为奖励手段，在要求宝宝做一件事的时候，不要用他喜欢吃的零食来吊胃口，会导致宝宝比较消极、被动地去做事，而且不利于养成好的习惯。

5. 如果宝宝正餐总是吃得不好，可以考虑不要给他吃零食。

认为给宝宝多喝汤营养好

做辅食时，很多家长都高估了高汤的营养。

> 认为高汤营养丰富，宝宝喝了好吸收，身体好，于是经常煲汤给宝宝喝。
>
> 认为用鱼汤、鸡汤、肉汤、骨头汤冲调米粉、熬粥、煮面，营养一定差不了。
>
> 认为宝宝不爱吃辅食是因为食物不够鲜美，所以经常利用高汤的鲜味来增加宝宝的食欲。

实际上，在煮肉的时候，大部分的蛋白质遇到高温都会凝固在肉里，真正能溶到汤中的蛋白质非常少；同时，宝宝胃容量小，喝大量汤后，其他食物的摄入就会减少，更容易影响营养摄取；除此之外，只吃汤不吃肉会导致宝宝缺锌，缺锌引起的味觉迟钝又使宝宝食欲差甚至厌食，长期缺乏锌，宝宝会在生长上显著落后于正常吃饭的宝宝。

另外，宝宝越小，对食物的味道和成人区别越大，不要用大人的喜好去衡量宝宝，宝宝的食物口味清淡，大人吃不惯，但宝宝却能够吃得津津有味，他还并不太需要咸、鲜这样高级的味道。

因此，无论是给宝宝煲汤喝，还是利用高汤来做辅食、调味，都一定不要舍弃肉，将它们一并做给宝宝吃。还要考虑到，有的宝宝可能会不喜欢肉汤的油腻感，高汤做好后，要撇一撇浮沫。

认为蔬果汁、饮料比白开水更有营养

家长很容易觉得菜水、果水、蔬果汁、饮料等比白开水更有营养，甚至将它们当作辅食一样喂给宝宝，我不建议这样做。无论是蔬果汁还是果水、饮料，其营养都是微不足道的，喝白开水应当是一生坚持的良好习惯。

菜水、果水、蔬果汁等饮料的营养微不足道

尽管菜水、果水、蔬果汁也有一定的营养，但跟菜泥、果泥比起来简直可以忽略不计，非常之少，几乎起不到给宝宝补充营养的应有作用。

要强调的是，菜水、果水不是辅食，不要用菜水、果水代替一顿辅食，可以在喂完菜泥、果泥之后喂一两口水，白开水加菜泥、果泥的做法才是最好的。

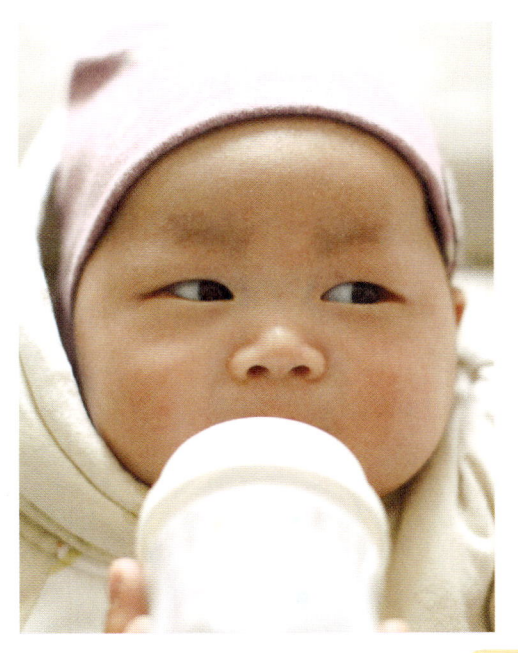

尽量别给宝宝喝市售饮料

在 2 岁之前，最好不要让宝宝接触各类饮料，以免宝宝太嗜饮料，除了甜味会腐蚀宝宝牙齿、使宝宝发胖外，还因为：

1 喝饮料发胖的宝宝一般是食欲好的，热量摄入过多就胖了；而一些食欲不太好的宝宝，喝了饮料就吃不下正餐了，热量摄入不足就会消瘦。

2 饮料大多含有色素，过量色素附着在宝宝柔嫩的消化道黏膜上，会干扰多种酶的功能，极易引起消化不良，从而影响宝宝新陈代谢和生长发育。

3 研究表明，过量色素蓄积可能是儿童多动症的诱发因素之一，有的妈妈会把饮料兑些水，认为稀释一下，危害就小了，这也是不对的。

白开水不能被任何饮料代替

白开水对人体非常重要，尤其是对年幼的宝宝来说更是重要，喝水并不仅仅能补充水分，它还有很多其他功能，单独喝水最显著的优势是能更快速地被身体吸收、利用，增快代谢速度，而且能直接促进肠胃蠕动，帮助体内垃圾排出，比其他补充水分的途径效率要高得多。

平时要注意观察宝宝的小便，如果颜色发黄，就要及时喂水。发烧、上火、感冒等生病的时候更要多喂水，有助于快速康复。打预防针之后也要注意喂水，可减轻免疫反应。

有的家长误以为宝宝喝菜水、果水、饮料等比白开水更有营养，宝宝尝试过这些有味道的液体后，有可能会对白开水的接受度降低，有的宝宝甚至拒绝再喝白开水。但无论如何，在认识到白开水的重要性以后，都要立即予以纠正，兑以适量白开水，不要在饮料中加糖，慢慢地降低饮料的甜度，最终让宝宝以喝白开水为主。

妈妈加油站

虽然饭、蔬菜、水果、汤、饮料、牛奶等都可以补充人体需要的水分，但是喝水却是最好的补水途径，即使宝宝喝奶了、吃了比较多水果或者喝汤、喝粥了，也有可能缺水，不要将牛奶、果汁当水喝。

吃饭主要靠大人喂

宝宝学习自己吃饭时，大人仍然需要从旁辅助喂食，但这一行为不能持续太久，等到宝宝能自己吃饭了，就要让宝宝和大人一样，自己独立进餐。

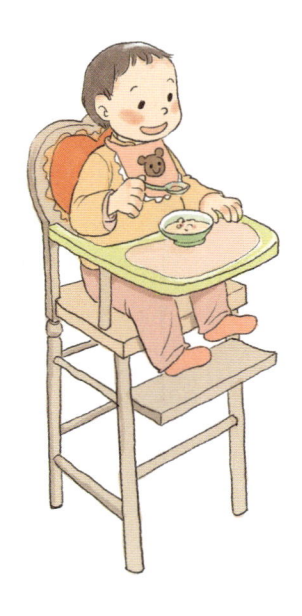

自己吃饭对宝宝意义重大

自己吃饭在大人看来很简单，实际上对宝宝来说，却是一系列复杂的行为。首先要有很好的手眼协调能力；其次要锻炼手、手臂的肌肉；最后还要让宝宝习惯自己吃饭，养成独立、自理的良好习惯。这一切的前提必须是大人肯放手，否则宝宝吃得再好，也无法独立。

宝宝不会让自己饿着的

吃是宝宝的本能，如果饿了，宝宝就会去找吃的，即便不饿，也会不停地吃感兴趣的东西，所以大人总是担心宝宝没吃饱是一个误区。因为担心宝宝饿着，从而觉得给宝宝喂过饭才能安心，其实是没有必要的。而且大人总是喂饭，宝宝可能很快会偷懒，放弃自己动手，转而一直由大人喂下去。

喂饭容易导致消化不良

虽然给宝宝喂过饭后，大人心里觉得放心了，认为宝宝吃了就一定能长得好，但是很多喂饭的宝宝最终表现为偏瘦小。为什么喂饭吃得不少，却长得不好呢，这就是因为消化不良。

消化要先经过口腔，再经过肠胃吸收，需要宝宝先有充分的咀嚼，然后再通过胃肠道蠕动来吸收。喂饭时，宝宝大多数都是被动的，要么一边玩一边吃，不专心，所以咀嚼也不积极，等下一口饭递过来时，往往囫囵吞枣地咽下去了又接上。这样不但加大了消化道的工作量，也增加了工作时间，而且消化得也并不完全，长期下去，消化功能会越来越弱。

而自己吃饭的宝宝，注意力都专注在吃饭上，不但会有更多的咀嚼活动，而且吃饭积极性很高，吃得也高兴，吃够了会自己要求离开餐桌。这时往往大人还没有吃完，便会认为宝宝吃得不够多，事实上宝宝吃饭效率高，消化也好，尽管吃得可能没喂饭的宝宝多，但是营养吸收却比喂饭的宝宝更好。

认为汤泡饭好吃又管饱

在奶奶、外婆带宝宝的家庭，很多宝宝长期吃汤泡饭，原因是长辈认为汤、蛋羹有营养，米饭在汤或者蛋羹里泡软一点更好吞咽、消化，吃得也多，不会饿着，而且做起来也方便、省事。事实上，这是非常不好的习惯，既不能让宝宝吃得更饱，也影响营养吸收，还可能阻碍宝宝咀嚼能力的发展。

汤泡饭营养有限

一般汤里的蛋白质只有肉中蛋白质含量的 7% 左右，而大量的蛋白质、脂肪、维生素和矿物质仍都留在鱼肉、猪肉、鸡肉中。宝宝只吃汤泡饭，摄入的营养根本不能满足宝宝生长发育的需要，反而容易患营养不良及贫血等。

吃汤泡饭，宝宝容易"假饱"

汤泡的饭，饭粒体积增加，宝宝吃了以后很容易感到胀饱，每顿饭的摄入量就会相应减少，这样下去的话，宝宝一直处在半饥饿状态，会影响生长发育。

宝宝吃汤泡饭容易不嚼，影响吸收

常吃汤泡饭还会让宝宝吃饭不嚼，养成不良的饮食习惯，食物不经过牙齿的咀嚼、磨碎和唾液的搅拌，会增加胃的负担。而过量的汤水又会将胃液冲淡，从而影响食物的消化吸收，还容易出现某些胃肠道疾病。

此外，宝宝的吞咽能力还不是很强，汤和米粒一起吞咽有可能出现将汤汁米粒呛入气管的危险，尤其是好动的宝宝，很容易出现意外情况。

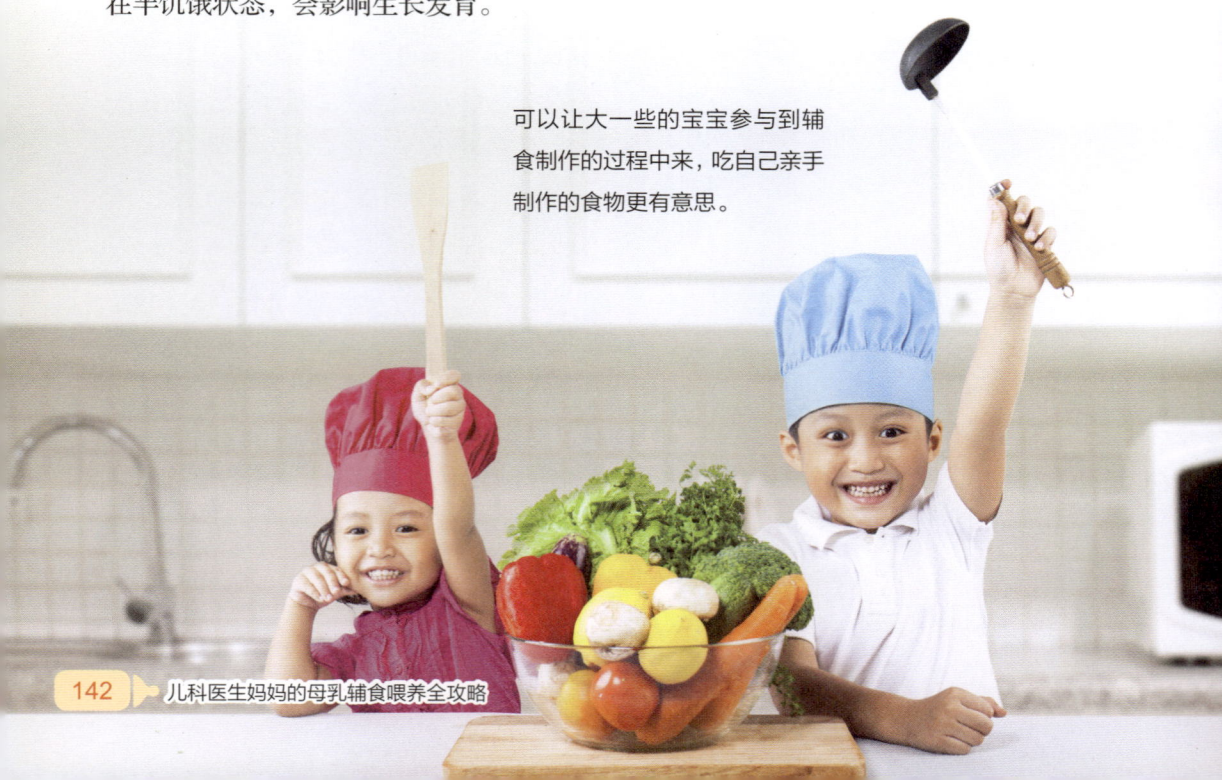

可以让大一些的宝宝参与到辅食制作的过程中来，吃自己亲手制作的食物更有意思。

宝宝怎么吃饭更好

先喝汤开胃，再吃饭和肉

鸡汤、鱼汤、肉汤味道鲜美可口，可以刺激胃液的分泌，也可增加些食欲，家长不妨这样喂宝宝：先给宝宝喝些汤开开胃口，然后再吃饭，这样比较理想。

吃饭别催，吃不下别勉强

宁愿让宝宝细嚼慢咽多花点时间，也不要催促；吃不下时不要勉强，等饿了再吃就好。

饭比大人的稍软，菜色要多

1岁左右的宝宝就可以吃饭了，只要饭要煮得稍软烂即可。如果宝宝身体较弱的话可以等到2岁后再吃像大人一样的米饭，因为宝宝身体弱，胃的吸收能力也会差一些，消化米饭负担也大，营养吸收效果也不好。

此外，每天给宝宝吃的食物品种尽量多，黄绿色蔬菜占一半以上。给宝宝的饭菜要花样翻新，肉和菜的粗细程度可以根据宝宝的能力来定。

让宝宝吃大人的饭菜

吃了一段时间辅食的宝宝，吃饭时可能会拒绝自己的辅食，却想吃大人的饭菜，这个时候大人往往抵挡不住宝宝的要求，会用筷子蘸点大人食物给宝宝尝尝鲜。

过早给宝宝吃大人饭菜并不妥当，即使是比较容易吞咽或咀嚼的饭菜也不行。大人饭菜调味料添加较多，一方面会给宝宝的消化、代谢系统带来负担；另一方面会让宝宝味觉发生变化，不再喜欢自己清淡的辅食。此外，更重要的一点是这样做容易养成宝宝比较重的口味，这对将来的健康是有威胁的，高血压、糖尿病等都与重口味有一定关系。

当宝宝想吃大人饭菜时，大人可以把辅食放到自己跟前或者放到大人的菜盘子里，宝宝要的时候就取给他，让他感觉自己吃的和大人吃的是一样的。

过度关注宝宝吃饭

宝宝吃饭的时候,如果家长特别关注,可能让宝宝产生逆反情绪,以致食物中枢难以兴奋,出现对吃饭不感兴趣的情形,像下面这些场景,家长要多注意。

1 不要总是问宝宝想吃什么,过度满足宝宝的欲望,也会让宝宝对吃饭不感兴趣,即使吃到自己喜欢的食物也没有多少惊喜,一旦是自己不喜欢吃的食物就更排斥。

2 不要千般哄劝宝宝吃饭,为了让宝宝吃饭,允诺宝宝吃饭后可以怎么样,甚至是满足他的不合理要求。这样做几次后,宝宝就会了解到家长特别希望自己多吃饭,一有不顺心,就会以不吃饭相要挟,同时家长也容易误以为宝宝食欲不好。

将罐装辅食当"菜"吃

罐装泥糊状成品辅食是经过科研合理配方后制作的婴幼儿正餐食品,由于是严格配比,所以热量和营养素都得到了保证,每次吃多少量也能直观标示出。

如果是购买成品罐装辅食,妈妈们一般是为了省事省时间,这个时候整顿辅食只吃它就可以了,甚至1~2天内只吃开罐的辅食都没有问题,每瓶打开的罐装食品保鲜期仅有48~72小时,所以关键是要尽快吃完。

罐装辅食仅仅只能偶尔吃一次,不能长期吃,因为宝宝吃丰富多样的天然食物是全方位的锻炼行为,不仅仅是摄入营养,同时也锻炼了宝宝的多种感觉、精细动作能力、协调能力等。

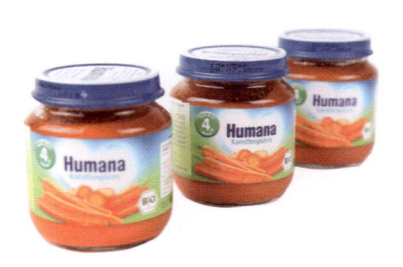

在给宝宝挑选罐装辅食时,一定要选择正规品牌和厂家,生产日期越近越好。

常给宝宝吃"妈咪爱"调理肠胃

遇到宝宝出现胃肠不适时，家长们就会想到给宝宝服用"妈咪爱"，因为吃过后腹泻、便秘、腹胀等情况见效快；还认为它是益生菌，宝宝吃了有好处。真的是这样吗？

"妈咪爱"属于药品

首先要明白一点，"妈咪爱"并非像维生素D那样属于保健品，它是药品，它的药名是益生菌制剂，含双歧杆菌、乳杆菌等益生菌成分，除了"妈咪爱"，市场上还有功效类似的商品，比如思密达、双歧三联活菌等。

明确了"妈咪爱"的药品属性，那么我们就应该明白了，它有自己针对的病症，无法包治百病，在具体使用时，还需要结合宝宝的具体情况，了解是否已经或可能存在肠道菌群紊乱、是否有使用指征等。即便预防性地使用了，也不能一直吃下去，好转后就要停用，最好在了解宝宝情况的医生指导下使用，不应盲目滥用。

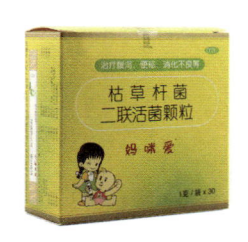

给宝宝服用益生菌制剂时需要注意的事情

- 益生菌制剂需冷藏保存，用温水冲服。
- 益生菌具有双向调节作用，治疗腹泻、便秘、腹胀都有一定作用。
- 抗生素具有消灭细菌的作用，无论是致病菌还是益生菌，都会被杀死，所以使用抗生素后往往会出现因肠道正常菌群失调引发的腹泻，这时医生会建议服用适量益生菌，但是益生菌不可与抗生素一同服用，两者服用间隔时间要在2小时以上。

不要依赖益生菌制剂

一般情况下，环境中的细菌会进入宝宝的肠道，促使肠道菌群建立，维持肠道菌群稳定，保证胃肠道和全身健康。

如果宝宝有轻微的大便次数、性状改变，宝宝也能完全自愈，虽然此时也可服用益生菌制剂，但我建议不要使用。可以尝试让宝宝自行调节，尤其是母乳喂养宝宝，因为最佳的抗体和有益菌群的来源就是母乳，多数情况下母乳喂养宝宝都不必添加外源性的菌群药剂。

如果宝宝出现腹泻，大人对这种腹泻是否严重没有把握，可以将腹泻的便便用保鲜膜包好拿去医院化验，再根据化验结果对症治疗。

辅食添加难题不断，医生妈妈这样一一化解

宝宝牙齿没萌出，辅食怎么加

宝宝长出最初 2 颗牙的时间比较常见的是在 6 个月左右，早的可能在 4 个月就萌出了，也有晚到 13 个月左右的，但只要在 18 个月之前萌出第一颗乳牙都不算晚。

牙齿萌出有特别大的差异性，即便多数宝宝都是 4 个月以后萌牙，但仍然有 2~3 个月牙齿就萌出的宝宝，也有 18 个月后仍然没有萌出的，一般来说这不会有太大问题，如果感到不放心，可以及时咨询医生。

真正具备咀嚼能力的牙齿是乳磨牙

最开始长出的是下面正中间的 2 颗乳中切牙（下门牙），虽然有牙齿了，但进食的时候还起不到切实的咀嚼效果，一直要到磨牙长出来才行。

从最初 2 颗牙到磨牙长出，要经历很长一段时间，依次长出：2 颗上中切牙（上门牙）、上面 2 颗门牙旁各 1 颗、下面 2 颗门牙旁各 1 颗，长出这 8 颗牙的时候，大概已经过周岁了。

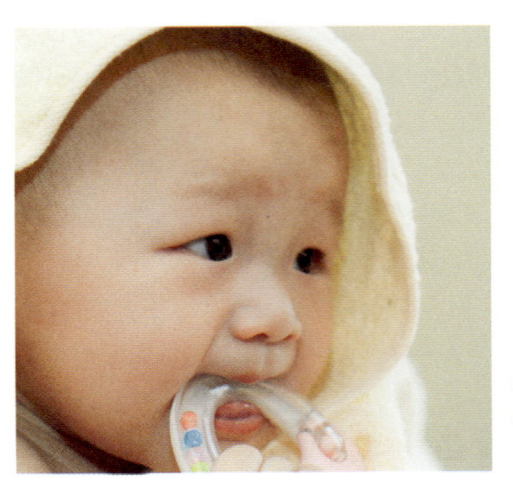

再然后才开始长磨牙，大概要到 1 岁半以后，才会有 4 颗第一乳磨牙长出，分布在左右两边上下各一对，这时候有了一定的咀嚼效果了。还有 4 颗第二乳磨牙在 2 岁半前才能长出。乳磨牙长齐了，宝宝就真正具备应有的咀嚼能力了，那时候就能完全像大人一样吃饭了。

所以，在 1 周岁以前，宝宝出的牙都是没有咀嚼效果的，不是因为出了牙才添加辅食或者改变辅食软硬度，而是为了锻炼咀嚼与吞咽的能力，才添加辅食、学习吃饭，为将来具备真正自主的咀嚼能力铺路。

给宝宝准备的磨牙玩具要及时清洗和消毒，避免滋生细菌影响宝宝肠道健康。

添加辅食不能以牙齿是否已萌出为依据

即便宝宝出牙晚,到了添加辅食的时间还没有萌出,或者在宝宝吃过一段时间泥糊状辅食后仍然没有萌出,辅食也要照样添加,并且适时增加食物的粗糙度,宝宝会用牙床练习咀嚼,同时刺激牙齿萌出。

当宝宝牙齿萌出时,辅食添加仍按照一般原则即可,不需要做特别的改变。只是宝宝牙齿萌出时因为不适,会喜欢咬东西,可以给宝宝磨牙食品,比如坚韧的红薯干、磨牙饼干等,如果宝宝喜欢咬手指,可以给宝宝能够抓咬的玩具或者安抚奶嘴缓解。

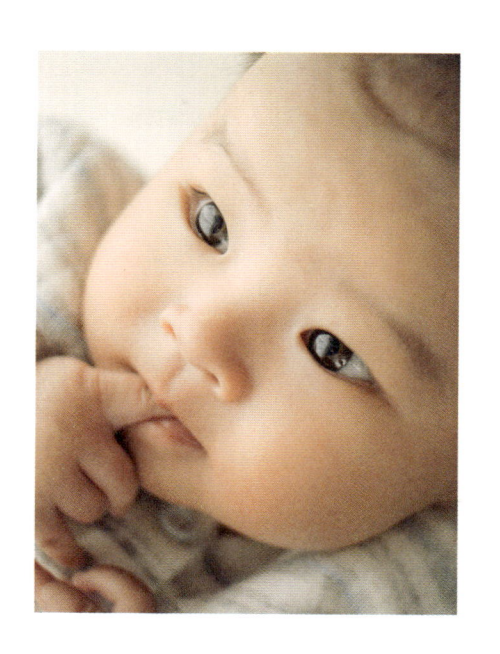

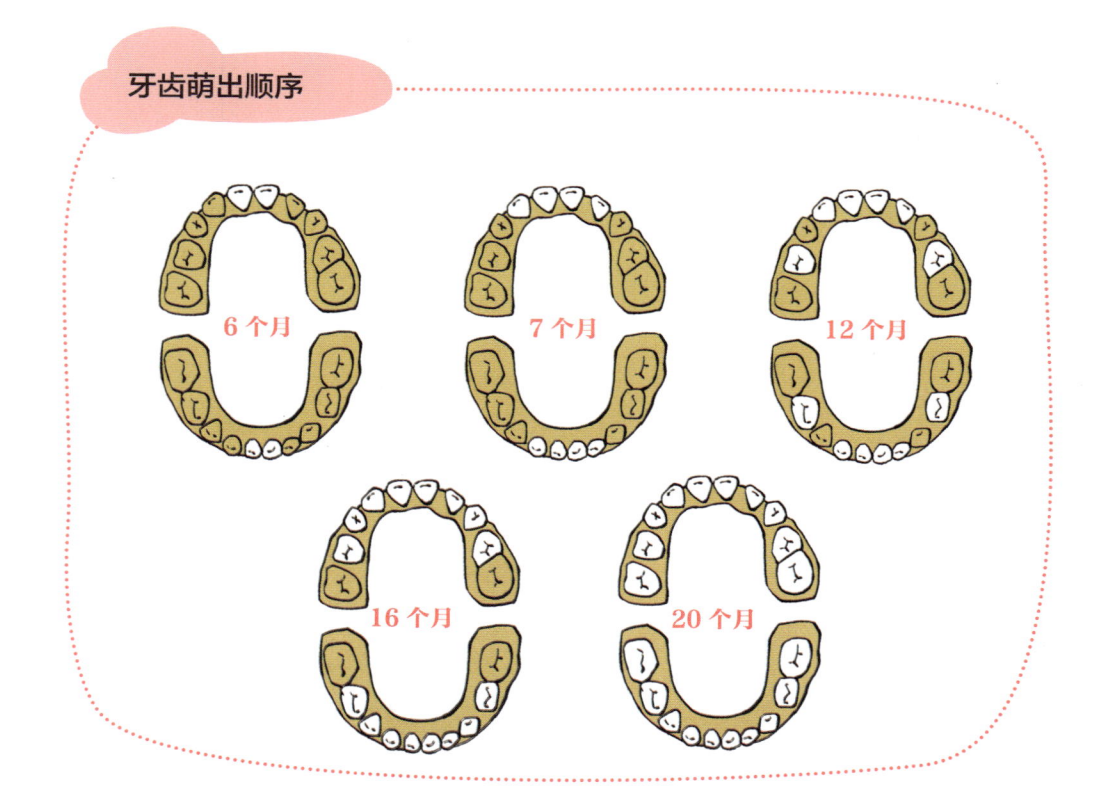

牙齿萌出顺序

6 个月　　7 个月　　12 个月

16 个月　　20 个月

宝宝拒绝任何辅食

有的宝宝四五个月时第一次喂辅食就会很配合，勺子放到嘴边自然张开嘴吃下去了。但并不是每个宝宝都会这样顺当，还有许多宝宝对放到嘴边的辅食没有什么兴趣，要么把头扭开，要么闭着嘴不吃，这时家长可能会着急，不接受辅食怎么办呢？

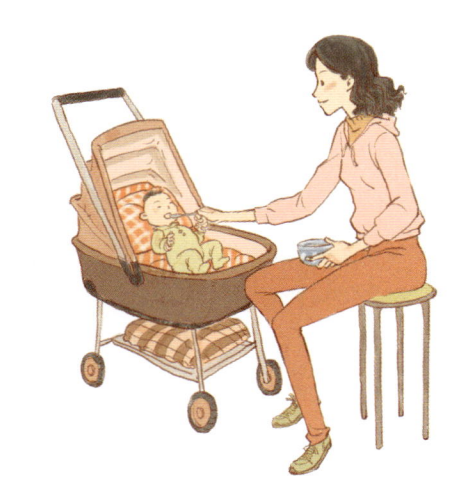

添加辅食时务必注意的事情

时间点要掌握好，在宝宝4~6个月以后开始。太早了，宝宝对辅食的敏感性还没有建立起来，进食辅食的能力也没有发育起来，接受不了进而抗拒是必然的。	如果宝宝不喜欢勺子，可以试试小碗或杯子，把杯子或碗送到宝宝嘴边，如果宝宝低头含住了碗沿或杯沿，就可以稍稍倾斜碗或杯子，让宝宝自动吸吮食物。
只能给宝宝喂辅食，不要尝试大人食物也不要喝太多味道浓郁的果汁，以免造成味觉改变，从而不喜欢辅食。	如果喂辅食时，宝宝没有不高兴，只是不咽下去，食物又流了出来或者被吐了出来，可能只是因为他吞咽能力还较差，多练习几次就好了。
在大人进餐期间或者进餐后再给宝宝喂辅食，这时宝宝看到大人吃饭时咀嚼的动作以及享受的表情，会产生模仿欲望，有利于勾起宝宝的食欲。	如果喂辅食时宝宝很不高兴，可能是不喜欢这种食物，也可能是还没做好吃辅食的准备，可以换另外一种食物看看或者迟几天再尝试，期间不断吃食物给宝宝看，引起他的食欲。
在喂食辅食前，大人先坐在宝宝对面，嘴里咀嚼食物，鼓励宝宝模仿，再尝试把勺子放到他的嘴唇中间左右摩擦，看他是否愿意接受。如果宝宝张嘴了，就把辅食轻轻推进，放到舌头靠后一些的位置上，帮助宝宝吞咽。	

妈妈加油站

宝宝吃辅食只是时间问题，宝宝到了一定的阶段自然就会接受奶以外的食物，家长不用着急，也不要强迫宝宝吃，以免伤害宝宝对食物的感情，以后加辅食就不容易了。

宝宝偏好一种食物

宝宝偏食是目前比较多见的一种现象，也是家长比较头疼的问题，宝宝偏食很小一部分是身体因素，更多的是环境和心理因素，比如对某些食物消化不良或者不耐受等，或者吃某种食物太多产生了厌恶情绪，或者父母总说不好吃，于是自己也感觉不好吃了。

可以看到，宝宝偏食往往是因为大人的原因，为了预防与纠正宝宝偏食，需要家长尤其是父母在自己身上多下工夫。

父母要在言行上树立好榜样

宝宝的模仿能力很强，他的饮食习惯的形成，受父母影响很大，所以父母一定要有好的饮食习惯。首先自己不能偏食，也不要在宝宝面前议论某种食物不好吃，更不要在餐桌上挑挑拣拣。父母食欲很好，从不偏食，宝宝耳濡目染，也不会偏食。

每天的食物多样化

只要宝宝不过敏，健康的、适合宝宝的食物都可以尝试，不能因为自己觉得某种食物不好吃就不给宝宝吃，妈妈觉得不好吃，宝宝不见得也觉得不好吃。过度的择食只会让宝宝养成偏食的毛病。有些食物宝宝吃了过敏，可以暂时不再吃，但不能永久不尝试，而是隔一段时间少添加一些，逐渐脱敏，最终让宝宝接受。

不要让宝宝吃腻某种食物

家长发现宝宝喜欢吃某种食物，就每天都做给宝宝吃，这样可能导致宝宝最终不爱吃这种食物。小时候每天吃鸡蛋羹的宝宝，长大后不肯再吃鸡蛋的有很多。任何食物都应间隔地做给宝宝吃，以防宝宝吃腻。

妈妈加油站

3岁以前，宝宝饮食规律并不恒定，可能今天吃得多，明天吃得少，这是正常的，不必因此过于担心。另外，宝宝的口味也在不断变化，今天拒绝的食物，可能过2天就接受了，所以不要轻易断定宝宝不爱吃某类食物。

把握宝宝进餐的心理特点

宝宝偏食挑食，很多时候是因为妈妈没有把握他进餐的心理特点造成的，把握宝宝进餐的心理特点，才能做出宝宝爱吃的佳肴，促进宝宝的健康成长。

模仿性强

宝宝易受周围人对食物态度的影响，如妈妈吃萝卜时皱眉头，宝宝则大多拒绝吃萝卜，和同伴一起吃饭时，看到同伴吃饭津津有味，宝宝也会吃得特别香。

好奇心强

宝宝喜欢吃花样多变和色彩鲜明的食物，要时常在菜的形色上做点装饰，吸引宝宝的兴趣，比如把胡萝卜切成手枪、火箭、小兔等形状；用模型或蔬菜把饭装点成卡通图案；在炒饭中加入青菜、番茄来美化等。装食物的碗和勺子也可以选择可爱的，吸引宝宝吃的兴趣。

喜欢吃刀工规则的食物

对某些不常接触或形状奇特的食物如木耳、紫菜、海带等常持怀疑态度，不愿轻易尝试，这时可以采取食物掺杂法，在他最喜欢吃的食物中掺入不吃的食物成分，比如把宝宝不吃的芹菜切成碎末，拌在菜里或拌在饺子馅中，开始少量，以后再逐渐增加，当增加到一定程度后，就自然而然地养成习惯了。

喜欢参与食物的制作

妈妈做饭时，不妨在注意安全的基础上让宝宝参与进来，比如带宝宝买菜、洗菜、择菜等，可以提高宝宝吃饭的兴致。

不喜欢吃装得过满的饭

可以给宝宝一把勺子一个碗，装小半碗食物，让他自己动手吃；此外，家长还可在宝宝情绪好时喂给他，让他既吃饱又享受吃饭的乐趣。

喜欢游戏

宝宝不吃某些食物可能并不是真的不喜欢，而是没有激起兴趣，妈妈可以边喂边和宝宝做游戏，比如将勺子里的饭菜当成飞碟，飞到宝宝嘴边，宝宝兴趣大增就会吃掉它了。

宝宝不爱喝水

很多家长纠结"宝宝不爱喝水怎么办？"其实并不需要过度关注给宝宝喝水，因为宝宝每天都会喝奶，奶也是水源，所以即便宝宝没有专门喝水，一般也不会感到口渴。

一般情况下，如果宝宝不愿意额外喝水，不必勉强让他喝。如果宝宝尿色偏黄，确实需要补水，而宝宝又的确不爱喝水，也许是因为宝宝对水没有愉快的记忆，可以试着和他玩喝水游戏。

> 大人给宝宝一个水杯，自己也拿一个水杯，与宝宝玩"干杯"的游戏，让宝宝觉得喝水是有趣的事情。
>
> 大人在宝宝面前示范喝水，并用夸张的动作和语言引起宝宝的注意，比如一边喝一边咂吧嘴唇，告诉宝宝："哎呀，真好喝！"宝宝便会有兴趣模仿。
>
> 宝宝喜欢自己动手，如果是自己选择的水杯，或者是自己为自己倒水，宝宝就会乐意喝水，这时大人要多点耐心，给予鼓励而不是怕他弄湿衣服。

此外，如果宝宝喝了饮料、汽水等味道甜的水，会在口渴时优先选择它们，所以平时家里的饮料不要放在宝宝能看见的地方，最好是全家都少喝饮料，宝宝自然会和大家一样选择喝水。

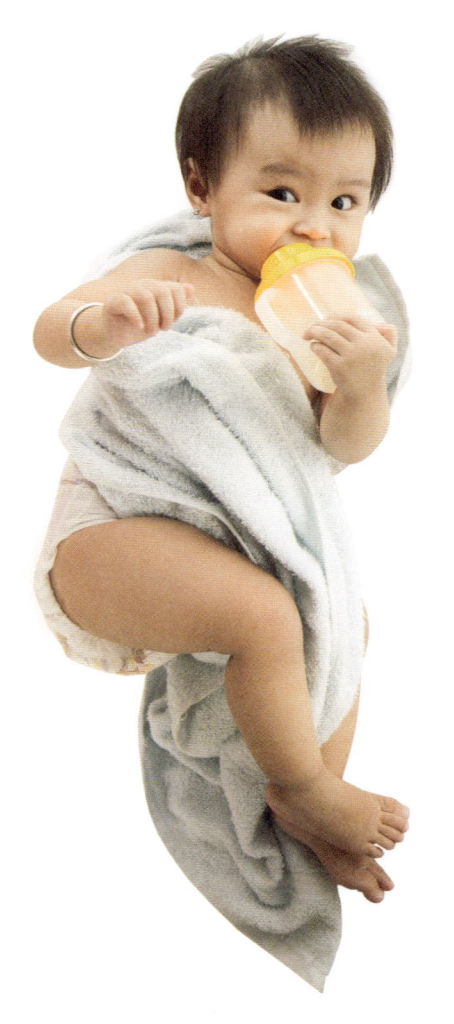

给宝宝准备的水要温度适宜，不能太热也不能太凉，微微有点温度最好。

辅食添加，宝宝需要更多营养

宝宝爱吃甜食

爱吃甜食的饮食习惯对宝宝的健康成长不利,这需要家长们对甜食有正确的认知,并尽量在日常饮食中减少给宝宝的甜食,我认为至少要做到以下几点,供家长们参考。

1 爱吃甜食的宝宝,要特别认真地护理牙齿,饭后必须漱口,每天刷两次牙。另外必须定期看牙医,检查牙齿。

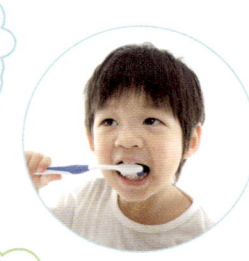

2 不要把甜食作为宝宝正餐的一部分,也不要把甜食作为奖惩宝宝的工具,因为很少有宝宝能抵制对甜食的偏爱。

3 在带宝宝去超市时,不要挑甜食,尽量让宝宝从全麦饼干、苏打饼干等较为健康的食物中选。另外,尽量在饭后带宝宝去超市,要特别注意,不含糖的零食几乎是找不到的,所以不妨将宝宝的注意力带到其他地方去,比如玩具、生鲜区。

4 如果宝宝饭后有吃甜食的习惯,可以逐渐用水果、酸奶、面包等来代替,等宝宝能和大人对话时,可以试着跟他解释清楚甜食为什么不能多吃。

宝宝一顿饭吃太久

虽然说起来大家都不赞成宝宝一顿饭吃太久,但是真轮到自己身上时,家长往往不忍心撤掉宝宝的饭碗,看宝宝玩一会儿喂一口肯吃,就觉得宝宝是没吃饱,至于一顿饭喂多久就显得没那么重要了,只要宝宝肯吃就行,所以一顿饭喂上1~2个小时的宝宝并不少。

其实一顿饭喂太久并不一定能摄入更多营养,反而可能得不偿失,养成了边吃边玩的坏习惯。以后每次吃饭宝宝都不能专心,即使是边玩边喂,真正能吃进肚子的食物也很有限。

我建议家长把宝宝的进餐时间限定在一段合适的时间内,比如20~30分钟,大部分宝宝在前20分钟就吃完面前的食物了,过了这段时间宝宝再吃也吃不了多少,不用使劲劝宝宝再多吃一些,不妨把精力转移到做好下一顿正餐上。

宝宝吃辅食后拒绝吃奶

如果添加辅食后宝宝厌奶，多是因为辅食的味道太好了，从而让宝宝嫌弃了味道平淡、单一的乳类。预防添加辅食后出现厌奶，要注意别让辅食味道太好，不要给宝宝果汁、大人饭菜等，这是根本。

如果宝宝已经严重厌奶，就要先断掉辅食，让宝宝重新接受奶，如果宝宝哭闹不肯吃奶，可将宝宝喜欢的味道掺一点到奶中，比如喜欢果汁，就在配方奶里加些果汁或者在乳头上涂抹些果汁，再给他吃奶，以后逐渐减少添加，直到宝宝重新接受纯奶。

宝宝厌奶时，千万不要直接放弃奶而只供给辅食，1岁半以前，奶类是宝宝主要的营养来源，如果单吃辅食，营养很快会跟不上，宝宝会出现生长发育问题。

有的妈妈会想，宝宝厌奶不肯多吃，那可不可以将配方奶调浓一些，这样营养密度高，能多补充点营养，这是不可取的，配方奶必须严格按照说明书配比，尤其不要调得过浓，因为宝宝很难吸收，不仅达不到补充营养的目的，反而会因为渗透压增高而损伤肾脏以及肠道。

宝宝吃辅食后便秘

吃奶的宝宝很少有遇到便秘问题的，尤其是吃母乳的宝宝，因为母乳中含有可溶性纤维素——低聚糖，能促进排便。开始吃辅食后，宝宝的肠胃有了新的"客人"，初期基本上是较为精细的泥糊状食物，虽然好消化，但是缺少纤维素，食物残渣少，就容易引起便秘。

轻微的便秘是不要紧的，因为宝宝这时还会摄入足量的奶，很快就能缓解便秘，随着青菜、水果等其他食物的添加，便秘问题不会持续存在。

如果宝宝出现大便干结、排便困难，辅食添加初期可将辅食先停1周，只吃奶，让消化道休息休息，等大便正常了，再开始添加辅食；如果吃辅食有一段时间后才出现便秘，就适当多供给蔬菜。此外，可以服用含有益生菌、低聚糖等的制剂，缓解便秘。

排便十分困难时，可以用湿的肥皂条、开塞露或者浸满油的棉签刺激肛门排便。如果宝宝排便间隔时间拉长了，还不确定是否便秘，也可以用这样的方法刺激排便，观察大便是否干燥。如果宝宝虽然排便间隔时间长，但是大便不干，排便也不费劲，而且不影响进食，那就不是便秘，不必在意。

宝宝吃辅食后腹泻

如果宝宝吃辅食后出现了腹泻，轻微的情况可以观察 1~2 天再看，因为宝宝接受新食物有一个过程，出现轻微的腹泻也属于正常，很快就会好转。

如果宝宝腹泻严重，或者不好转，要尽快将宝宝的大便用干净的容器或者保鲜膜取样，送到医院化验检查，确定病因并遵医嘱进行有效治疗，有时候需要服用抗生素治疗。

腹泻期间不要禁食

腹泻时肠道毒素较多，如果禁食，这些毒素没有动力向外排出，会导致腹泻持续时间加长。腹泻期间也不要完全停掉辅食，如果完全停掉辅食，势必要增加奶的供应量，而腹泻导致肠道内乳糖酶减少，这样一来，乳糖不耐受的现象就会加重，腹泻将更严重。

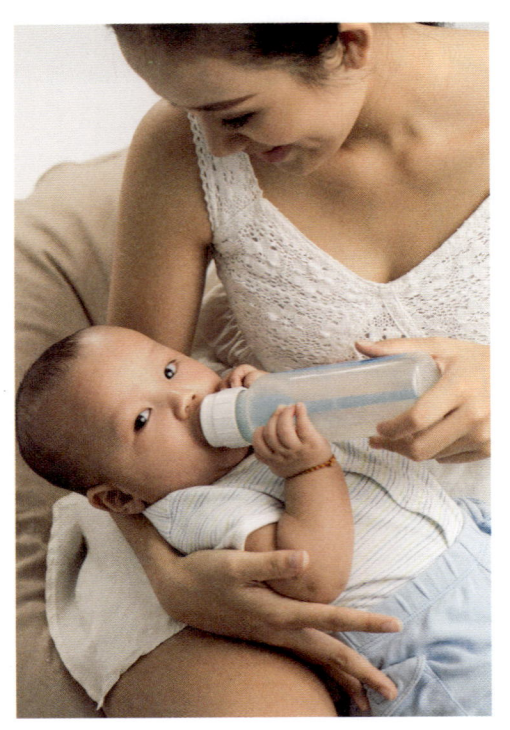

如果是母乳喂养，腹泻期间的正确做法是服用乳糖酶的同时清淡辅食。如果是配方奶喂养，此时的正确做法是改用无乳糖配方奶粉，然后搭配清淡辅食。坚持1~2 周，肠胃就会基本恢复。

清淡辅食指的是多进食含碳水化合物丰富的食物，如米、面类和蔬菜类食物。米粉、米粥、烂面条和菜泥都可以保留，蛋、肉则要停止，即使宝宝腹泻停止了，蛋、肉类食物也要慢慢增加。

腹泻期间，要让宝宝多喝水，吃辅食以后可以喝一些加了少许盐的米汤，避免水电解质失衡。如果宝宝能够吃苹果了，可以刮点苹果泥吃，胡萝卜也能吃了的宝宝，可以将苹果和胡萝卜蒸熟后研磨成泥喂给宝宝吃，这样有助于止泻；如果宝宝出现了脱水，应该尽快就医。

及时给腹泻的宝宝喂水，有利于快速补充水分，缓解腹泻给宝宝带来的不适。

注意护理好宝宝的小屁屁

腹泻期间,宝宝容易红屁屁,每次大便完后都要用清水清洗,并涂些鞣酸软膏,隔离大便对皮肤的刺激。如果已经红肿、疼痛,还可扑些爽身粉,能减轻因为摩擦而产生的疼痛。

如果腹泻时间久了,给宝宝把便的时候,尽量抬高宝宝的臀部并让他的身体后仰,避免身体过度屈曲,否则容易引起脱肛。

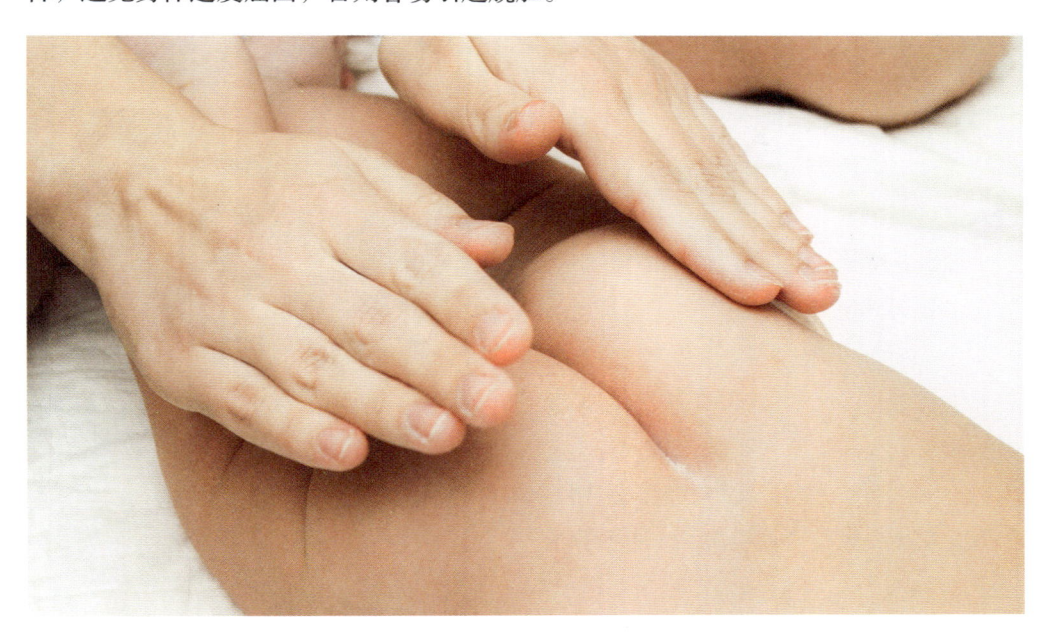

是否用药要遵医嘱

如果是病理性腹泻,大人往往能有所察觉,因为宝宝同时会出现其他症状,比如呕吐、精神不佳、食欲不佳等。当需要服用药物时,尽量遵医嘱,因为每个宝宝的肠道结构和功能发育都不同,即便是用同一种药物、同样的剂量,治疗效果也不尽相同。

如果是生理性腹泻,很大可能是发育过程中的阶段性调整,因为宝宝消化系统尚未发育完善,所以很容易造成大便形状改变,攒肚或大便次数较多。如果总是人为地使用药物或保健品对胃肠道进行干扰,会妨碍肠道的正常发育进程,为以后的肠道健康埋下隐患。

总而言之,任何药物都具有两面性,既有其作用,也存在风险,药物只能用来对症治疗,不能当作普通食物,也不能当作保健品,如果滥用、长期用,不但会增加肝肾负担,也会影响人体的健康。

宝宝吃辅食后过敏

宝宝因为肠道屏障功能尚未完全发育成熟，而且胃肠道局部免疫水平较低，食物中的某些物质，通常是蛋白质进入体内，特别容易引起过敏。

过敏是免疫系统对天然无害物质的一种过度反应，并不是很大的问题，只要喂养中注意预防，一旦过敏马上处理，基本不会有什么严重后果。等到宝宝长大一点，免疫系统更成熟，大多数不会再发生。

吃辅食后过敏的表现

宝宝4~6个月开始添加辅食了，这就进入了过敏的高发期。添加一种食物后，如果过敏，快的几分钟或2小时内，慢的可在1~3天甚至2~3周内出现过敏反应。

过敏症状多种多样，最常见的是皮肤上出现疹子，比如湿疹、丘疹、荨麻疹等。如果宝宝在吃了某种辅食后，皮肤上出现小红疙瘩，可能是食物过敏，这时宝宝因为发痒会表现得很烦躁，总是用手抓疹子。

有的过敏反应是持续性腹泻、呕吐、咳嗽、面部红肿、嘴唇肿胀、眼睛发红、耳朵感染、流鼻涕等。当宝宝出现这些症状时要想想宝宝最近吃过的辅食，马

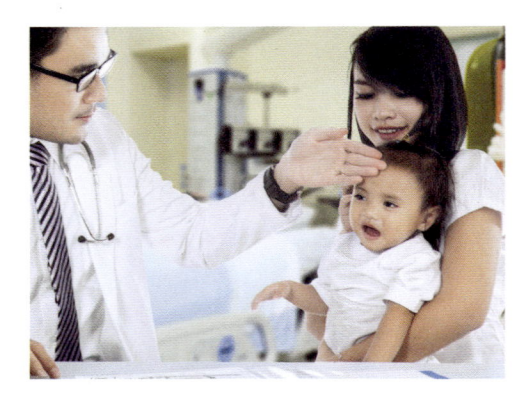

在初期给宝宝添加辅食时，一定要记住给宝宝吃了哪些食物。一旦发生食物过敏，才能方便医生排查过敏原。

上停止添加这种辅食，过敏现象会很快消失，这以后至少3个月都不要再给宝宝吃这种辅食。

有的属于严重过敏，会出现严重反应如呼吸困难、严重的呕吐、腹泻等，可能会影响性命，一定要迅速做出反应，马上到医院救治，并告诉医生最近宝宝吃了什么辅食。

有时候，宝宝过敏可能不是辅食引起的，空气中的灰尘、花粉等也可能引起过敏，在不确定时可以到医院做皮肤过敏试验，找出过敏源就能确定是不是辅食引起的了。

妈妈加油站

随着身体发育，宝宝的适应能力和抗过敏能力会逐渐提高、加强和完善，曾经过敏的食物过一段时间可能就不会再过敏了，即使仍然会过敏，过敏症状也不会那么严重了，所以暂时停止添加的辅食，并不是从此以后再不添加，而是过一段时间后再尝试，直到宝宝完全适应为止。

一定要注意预防过敏

添加辅食一定要注意预防过敏，特别是有过敏性家族病史或者早期曾经发生过过敏的宝宝，更要多加注意。

预防辅食过敏，仍然要强调的一点就是不能太早加辅食，事实表明在4个月时开始添加辅食过敏的宝宝是延迟加辅食过敏的宝宝的1.35倍，如果宝宝并没有表现出强烈地吃辅食的兴趣，最好等到6个月以后再加，在6个月以前坚持纯母乳喂养。

此外，在开始添加辅食之后，多注意这样一些细节。

容易引起过敏的食品不要过早添加

研究发现，宝宝常见的过敏食物有牛奶、鸡蛋、大豆、花生、鱼虾、贝类、柑橘类水果、小麦等。其中，牛奶中含有的40多种蛋白质，每种都可能引起过敏，因此含有牛奶的食物不要过早给宝宝吃，包括乳酪、蛋糕等，要等到10个月以后。鸡蛋蛋清中的卵蛋白和卵黏蛋白也可能引起过敏，要在1岁以后再吃。鳕鱼、大豆、花生中都含有多种诱发过敏的物质存在，也要晚些添加。如果对牛奶过敏，又需要吃配方奶，最好供给深度水解配方奶粉或者氨基酸配方奶粉以满足营养需求。

不要强迫宝宝吃某种食品

通常宝宝初次接触某种新食物拒食，过2~3天后再试就接受了，但有些宝宝会一直拒绝某种食物，那建议不要强迫宝宝去吃，因为宝宝可能对该食物过敏，拒食是他的一种保护性行为。

按照一定的顺序添加

给宝宝添加辅食的时候最先是谷物，之后是蔬菜，然后是肉，最后是蛋类，这样的添加顺序可有效预防过敏。给宝宝添加的第一种辅食可以是米粉，不易引起过敏，其次可以添加蔬菜、水果，然后再试肉、鱼、蛋黄，而较容易引起过敏的蛋清、花生、海产品等，最好在1岁以后再吃。另外，有些食品添加剂如人工色素、防腐剂、香料等也可引起过敏，人工食品不要过早给宝宝吃。

宝宝吃辅食后消化不良

宝宝的消化是否良好，可以从大便的变化中直观地看出来，前文我们已经提到过一些正常和异常的表现。除了大便之外，还可以从以下几个症状来判断。

- 宝宝睡觉不踏实，总翻来覆去，有时会磨牙。
- 宝宝食欲不是很好。
- 宝宝常说自己肚子胀、肚子疼。
- 宝宝鼻梁两侧发青，舌苔白且厚，还能闻到呼出的口气中有酸腐味。

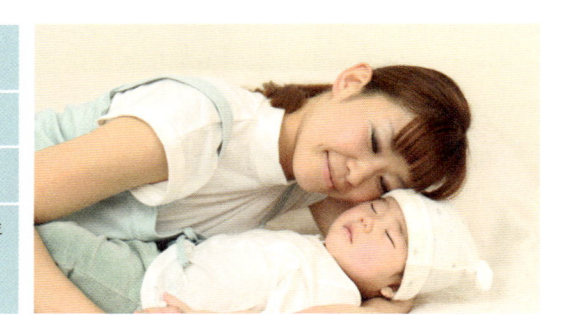

这些症状也可以初步判断为消化不良，妈妈们可以结合宝宝具体的辅食食用情况进行调整。例如减少辅食的种类、添加量，或者暂停新加入的辅食等。

宝宝不肯用勺子吃饭

给宝宝喂辅食适宜使用勺子，因为使用勺子不仅仅是为了吃辅食方便，更是为了锻炼宝宝的手眼协调能力，让宝宝获得一种新的技能，一开始宝宝也有可能不愿意配合用勺子吃饭，家长可以采取这样一些有益的技巧来帮助宝宝接受勺子。

1. 在宝宝3~4个月时，可以给宝宝一把玩具勺子，先让宝宝自己玩，熟悉勺子的样子。

2. 在宝宝心情好的时候用勺子喂辅食，宝宝会自然地接受勺子的存在。

3. 在吃辅食前，可以试试用勺子喂点奶，让宝宝明白勺子是用来吃东西的工具。

4. 喂宝宝时一定要有耐心，有的宝宝对这种新的喂养方式一开始很不适应，只要嘴唇一碰到勺子就表现出很大的抗拒，不肯张嘴或不肯把食物吞下去，所以从一开始家长就要有耐心哄宝宝，可以自己吃一口，然后高兴地咀嚼给宝宝看，让宝宝消除不适。一次不行就哄第二次，两次不行就哄第三次，直到宝宝接受、习惯为止。

5. 在开始用勺子喂宝宝吃东西时，不要喂固体食物，这时宝宝还不会咀嚼，固体食物的口感也可能是宝宝不喜欢的，可以偶尔用勺子喂点白开水，初加辅食最好喂米粉。

宝宝体重、身高不达标

宝宝生长发育是否正常，不是和某个标准对比得到是否达标的结论，而是看生长趋势是否符合生长曲线，只要生长曲线一直在一定范围内，就属于正常。

生长曲线的解读和测量

世界卫生组织提供的生长曲线（详见附录1），从下至上，分别代表第3、15、50、85和97百分位，各条曲线代表的意义如下。

3%曲线	会有3%的婴幼儿低于这一水平，存在发育迟缓
97%曲线	会有3%的婴幼儿高于这一水平，存在生长过速
50%曲线	代表婴幼儿发育的平均值，很少有婴幼儿能正好达到这一水平
15%、85%曲线	代表此水平范围内的婴幼儿发育正常，只是对应水平高低不同

婴幼儿生长发育的正常值一般应在3%~97%涉及的范围内。

从宝宝出生起，定期测量（一般生后头6个月每月测量一次，以后2~3个月测量一次）宝宝的身高、体重、头围，将不同时间得到的测定值分别标示在对应的曲线表上，将它们连成曲线，就成了宝宝的生长轨迹，只要曲线轨迹与平均水平大致相符，就是正常。

头围的增长与身高、体重不一定呈正相关，宝宝即便身高体重发育在较高的水平上，头围也可能处于较低的百分位上，但只要头围与某一百分位轨迹相符就是正常的，不必担心。

如果生长过快或过慢

如果是没加辅食的宝宝生长缓慢，宝宝6个月以后必须添加辅食；如果宝宝已经添加辅食，生长速度变缓，要对照检查是哪个环节出了问题，然后对应解决，比如米粥过稀应增加稠度，只吃蔬菜的可以试试加肉类等。生长缓慢也可能是宝宝患有某种慢性消耗性疾病，需要检查治疗。

若生长速度过快，应考虑是否蛋白质摄入过多、进食量过多、活动量过少等。

妈妈加油站

每个宝宝的食量、消化能力、代谢情况都不同，喂养是否充足不是看当下宝宝的体重、身高是否和别的宝宝一样，而是看宝宝动态的生长趋势，生长是非常个体化的，只能与自己之前的一系列数据做比较。

宝宝越长越胖

胖宝宝人见人爱，大人也总是希望自家宝宝长得胖一点，认为这样才是吃得好，其实胖宝宝会很辛苦，也会给健康留下隐患。

宝宝正常情况下的体重增长

一般来说宝宝前 6 个月平均每月增重 600~700 克，出生 3 个月时体重为出生时的 2 倍，6 个月以后每个月增重 250~300 克，1 岁时体重是出生时的 3 倍为正常，以后体重只要在正常曲线范围内即可。

宝宝过胖危害多

- 宝宝肥胖时，肺部、心脏压力大，容易肺部通气不良，心脏功能减弱，常常会有疲劳感，用力时还会气短，严重时会发生呼吸困难。

- 肥胖的宝宝大脑内的脂肪含量比正常的宝宝多，而且肥胖宝宝血液带氧不足，大脑常常处于缺氧状态，容易影响智力开发。

- 肥胖的宝宝多不爱运动，运动量明显较少，这对运动机能的发展有妨碍。成年后还更容易患高脂血症、关节炎、冠心病等疾病。

- 肥胖的宝宝腿部压力较重，走路时会腿疼，而且婴儿期骨骼易弯曲，腿部长期负担过重，还会造成膝外翻和扁平足。

- 如果肥胖没有得到及时纠正，在宝宝稍大些融入集体生活时，还会造成宝宝自卑，对心理健康影响也较大。

如果已经肥胖了，也要尽早纠正。一般婴儿期肥胖如果着手改善及时，能在宝宝 2~3 岁以前回归到正常水平。

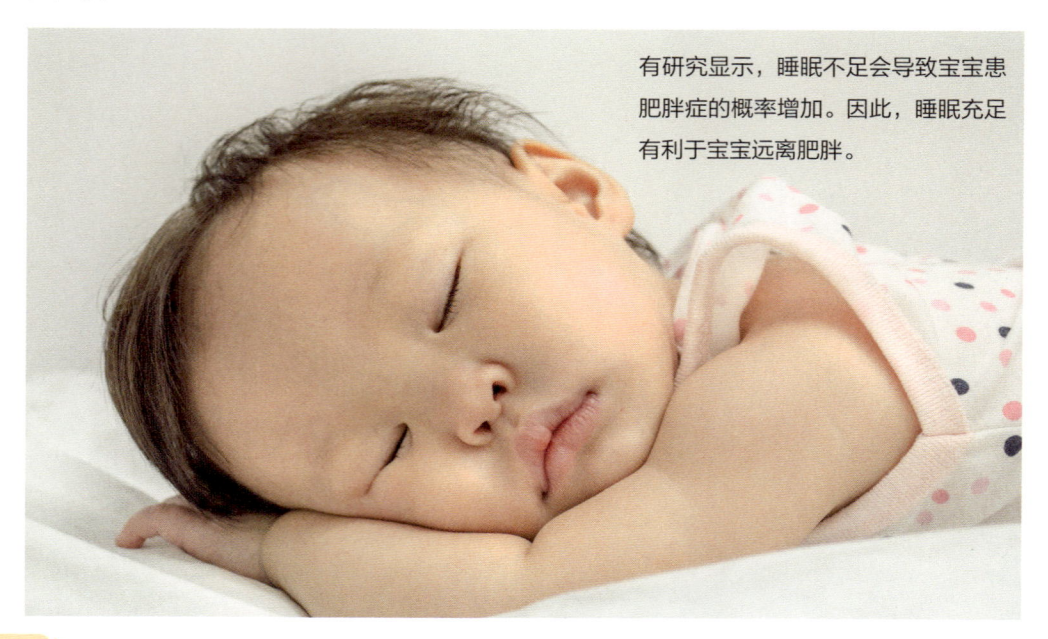

有研究显示，睡眠不足会导致宝宝患肥胖症的概率增加。因此，睡眠充足有利于宝宝远离肥胖。

吃辅食以前怎样预防与纠正肥胖

吃辅食以前，完全吃母乳的宝宝肥胖的较少，偶尔有胖的，也不需要担心，当宝宝开始了成人化的一日三餐之后，只要饮食合理，不需要刻意调整，体重就会逐渐回归正常。需要注意的是吃配方奶的宝宝。吃配方奶的宝宝比母乳喂养的宝宝更容易肥胖，这多与大人喂养不当有关。以下几种喂法要特别注意。

一哭就喂

宝宝哭闹的原因很多，要先排除尿便、不舒服、想抱等因素，再确认是否饿了。一般来说，喂配方奶一两个月后就会形成喂养规律，是否饿了也就容易分辨了。

给宝宝增加奶量

宝宝越大，大人就会认为吃奶要越多，实际上除了头几个月，宝宝的奶量可能持续增加，3~4个月时就会稳定下来，每天不超过1 000毫升，能吃辅食后，奶量略有减少，大多数在600~800毫升，变化并不会很大，如果喂得太多，就要酌情减少。

勉强宝宝喝光奶瓶里的奶

如果宝宝一再将奶嘴吐出来，说明他吃饱了，不要勉强再塞给他，假如硬是让宝宝再吃上20~30毫升，这些多余的就渐渐让宝宝变得肥胖了。

吃辅食以后怎样预防与纠正肥胖

宝宝吃辅食后肥胖，主要是因为饮食结构不合理和过量进食导致的，要注意这样几点。

• 添加辅食一定不要早于4个月，添加固体辅食则要等到9~10个月以后。

• 不要过量喂食。餐次安排不要太密集，每天5~6餐足够，不要餐外再给零食。

• 不要吃太多糖。宝宝天生喜欢甜食，但甜食发胖效果是最明显的，含精制糖的糖果、蛋糕、糖水、果汁等要少给宝宝吃。

• 宝宝长牙期常常吃磨牙饼干，如果已经有肥胖迹象，可以用水果条、蔬菜条等替代。

• 少喝各种汤类，如鸡汤、骨头汤、肉汤等，脂肪含量高，消耗不完就会发胖，尽量只给单纯的肉。

• 不要只吃米粉、面条等淀粉类辅食，也不要单调地吃土豆、红薯、芋头等食物，尽量搭配其他蔬菜类食物吃。

特别关注　不同年龄宝宝的牙齿清洁

很多家长认为宝宝不必刷牙，刷牙反而会把牙齿给刷坏，其实，宝宝的刷牙重点在于清洁口腔，其次是练习刷牙，并不是强调宝宝刷牙这个动作，无须担心会把宝宝的牙齿刷坏。

从出生起就要注重口腔清洁

清洁口腔的重要步骤是宝宝在每次进食后包括吃奶后、吃辅食后都喝一两口水，让食物残渣得到清除。

在宝宝没长牙之前，还可以每天用干净的纱布蘸温水轻轻擦拭宝宝的牙龈1次，也可以戴专门的指套。千万不要每次进食后都擦拭，否则把握不好的话容易损伤宝宝娇嫩的口腔黏膜。

等宝宝长出牙齿以后就应该开始清洁牙齿，一开始也可以用纱布、指套的方法来清洁，早晚各1次。到1岁以后可以慢慢让宝宝跟着大人学着用牙刷，先给宝宝用练习型的儿童牙刷，让宝宝自己主动喜欢上刷牙。

之前有个家长来找我咨询，担心总是用指套牙刷给宝宝刷牙，会不会让宝宝不习惯用牙刷，而且会学着自己用手指去刷牙。其实这样的家长就多虑了，指套牙刷是帮助宝宝刷牙的工具，当宝宝长出牙齿后，一开始是没办法使用牙刷的，这时使用指套牙刷就很适合。

让宝宝习惯每天刷牙的存在

刷牙是一件要坚持一生的事，家长别强迫，应该耐心地、慢慢地教。

> 刷牙杯中装入温开水，将牙刷蘸湿，拿给宝宝。刚开始的时候，宝宝拿着牙刷，家长把着他的手，帮他握牢牙刷并用力，直到宝宝掌握技术，能熟练刷牙了，就可以开始独自练习了。
>
> 在教宝宝练习时，可以让他先说"一"，然后让牙面与牙刷毛成45°角，上下刷牙齿外侧，从左到右刷完；然后让他说"啊"，从左到右刷牙齿的咬合面和内侧。然后对着喝水杯漱口。再重复一遍就干净了。

如果宝宝很抗拒刷牙，让他喜欢上刷牙的最好方法就是观摩大人刷牙，另外也可以玩刷牙的游戏，给玩具刷牙。

宝宝真正学会独自刷牙都要到3岁以后，在3岁前刷牙都需要父母做部分协助，一定要耐心对待。家长要注意的是，3岁以前宝宝刷牙只用清水即可，不要用牙膏，尤其是不会吐出漱口水之前。

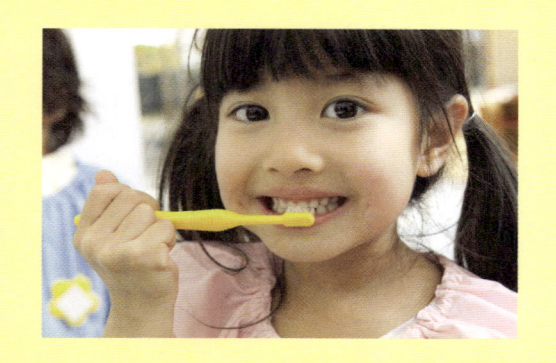

4~6个月宝宝的辅食——初步接触

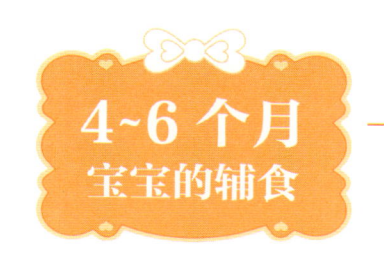

开始吃泥糊状食物

这时的宝宝绝大部分还没有长牙，乳牙即将萌出，喜欢吞咽食物，因此泥糊状食物非常适合宝宝。宝宝需要先学会的一件事就是吞咽泥糊状食物或半固体食物，用宝宝平常喝的奶拌上婴儿米粉是最常用的最初品，这样宝宝在锻炼吞咽时，不必去适应新的口味，当然也有很多宝宝一下子就能适应仅仅用白开水冲泡的米粉。这个时期的注意事项是：

- 这个阶段，宝宝仍以母乳或配方奶为主，辅食添加以尝试吃为主要目的。
- 添加的量从1~2勺开始，逐步增加。
- 性状为流质及泥糊状。
- 食物以米粉、蔬菜泥，水果泥（喝果汁时先从兑水的开始）为主。
- 酸味重的水果如橙子、柠檬、猕猴桃先不要给宝宝吃，可以从苹果、梨、香蕉等水果泥开始，一开始可以去皮去核煮软后打成泥，之后可以尝试直接用勺子刮泥。
- 蔬菜可以从胡萝卜、马铃薯、南瓜等常见的食物开始，用水煮过后打成泥给宝宝吃。

适应米粉后，可以逐渐增加为米粉+蔬菜泥、米粉+果泥。

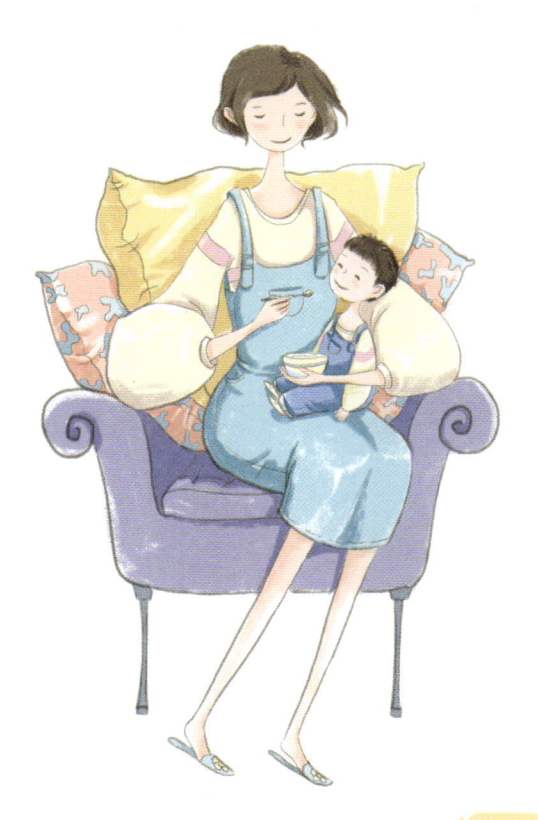

补铁是辅食添加初期的重要目的

4~6个月的宝宝容易缺铁，特别是纯母乳喂养的宝宝，因为母乳中含铁量很少，而宝宝在子宫中储备的铁元素此时也已经消耗完，1岁以前的宝宝中，大约有12%出现膳食铁摄入不足。

铁缺乏宝宝会怎样

铁是人体所有细胞的组成部分，有了铁，红细胞才有能力携带氧气到达全身的各个细胞；有了铁，不断运动的肌肉才能储存足够的氧气，才能在需要发挥功能时充满活力。

铁还能够帮助宝宝发展记忆和运动技能，如果宝宝体内铁水平含量低，可能会造成身体和精神发育迟缓。

铁摄入不足可能会引起宝宝贫血，贫血的表现是：

宝宝面色发黄或苍白，同时口唇也缺乏血色。

宝宝精神不佳，不活泼，对周围事物没兴趣，没有明显的好奇或兴奋状态。有人抱着时，总是软软地依偎着人，而且还常常表现出烦躁不安。

宝宝食欲不佳，吃奶也不香。

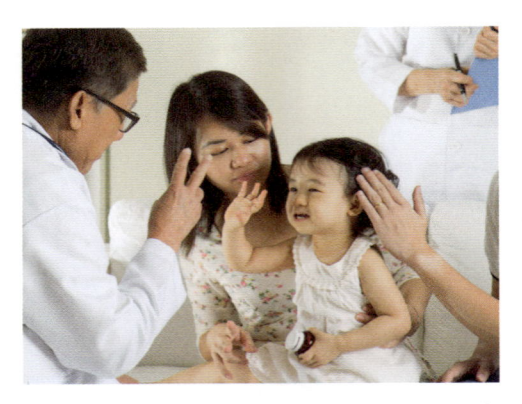

家长千万不可以自行给宝宝补充铁剂，一定要在医生的指导下补充。

如果真的贫血了，轻微的可以食补，较严重的可以补充铁剂，认真补铁2~3个月，贫血问题就可得到纠正，不会有任何后遗症。

不过，铁剂必须在医生化验确认后才能遵医嘱补充，因为补铁过量也会造成危害，铁过多容易导致宝宝血压低、胆固醇不正常，成为诱发心脏病、肝炎的因素，有的宝宝还会出现铁中毒的现象，表现为恶心、呕吐、腹痛、腹泻等症状。

添加辅食初期怎样补铁

宝宝4~6个月后，渐渐地都开始考虑添加辅食了，为了补铁，最初的辅食可以是强化铁的米粉。

铁摄入后很少有途径排出，所以只要辅食添加正常，宝宝就不会缺铁，更不会出现贫血。

辅食最初以米粉为主，其他为辅

宝宝米粉营养齐全，而且质地细腻，很容易喂食、吞咽，味道也清淡，是辅食初期最好、最适合的类型，即便米粉冲调并不难，但是对于初次添加辅食的家长们来说，仍然迫切地想要了解更多添加米粉的细节，哪些细节比较重要呢？

一开始应单独喂米粉

刚开始给宝宝添加辅食的时候，应单独喂宝宝米粉，不要在米粉中加糖，口味淡一点更符合宝宝的口味。调米粉的方法参考说明即可，包括水温、水量等。

要求的水温一般在 60~80℃，调好后的浓度，正常时是用勺子舀起来倾倒，能像炼乳一样滴落。在添加米粉的初期，要调得稀一点，可以让米粉以不太快的速度一滴一滴地滴下来，到了后期，则要尽量浓一点，增加营养密度。

吃几天米粉后再考虑加其他食物

单独喂食几天宝宝米粉以后，就可以考虑在米粉里加入其他种类的食物了，虽然大多数宝宝都不会对米粉过敏，但家长仍然要注意观察，确定宝宝没有异常了，再加其他食物。

因为米粉是主食类辅食，所以建议先往里面加蔬菜，添加蔬菜时，红薯、土豆、萝卜等都可以蒸熟、捣烂、调成糊，然后与米粉混合，既提升风味，又锻炼宝宝的接受能力。过几天如果宝宝接受得没有问题，就可以再加一种蔬菜。

当然，新添加的食物不是一定要和米粉混合，也可以单独做成糊状喂给宝宝吃，但是一定要从一小勺开始，视宝宝的接受情况再慢慢增加量。

一顿吃多少辅食

宝宝的胃很小，成人吃的 1 口就足以填饱，所以每顿喂的辅食也要少一些，米粉糊等糊状食品，大人用的汤勺 1 勺足够了，如果是宝宝勺，可以喂 1~2 勺或 2~3 勺。水果糊或者蔬菜糊每次可以喂 5 克左右，也就是 1 小勺。

有的宝宝刚接触辅食，食欲很好，可能喂完定量他仍表示出还想吃的样子，但不能再给了，以免吃得过饱，消化太慢，使奶的摄入量减少。

添加辅食后应多关注口腔卫生

这个阶段多数宝宝牙齿还没有萌出,吃的食物种类也不多,即便如此,也必须注意口腔清洁与卫生。注意观察宝宝舌苔的话,家长会发现宝宝有时候舌苔很多、很白,舌苔多意味着宝宝的味觉可能没有那么好,会影响食欲。

没长牙的宝宝可以这样清洁口腔

添加辅食后,家长要注意在宝宝每次吃完奶或辅食后给宝宝喝一两口白开水以达到漱口的目的。

除了漱口,家长还需要帮助宝宝进行口腔清洁,为了避免引起吐奶,口腔清洁一般选在宝宝快要吃东西,肚子空空的时候进行,方法是:取一块干净消毒后的纱布,用开水打湿后包在食指上,对宝宝进行舌苔清洗及牙床按摩清洗即可,要注意手指不要伸入口腔太多,否则碰触到喉咙容易刺激宝宝出现呕吐反应。

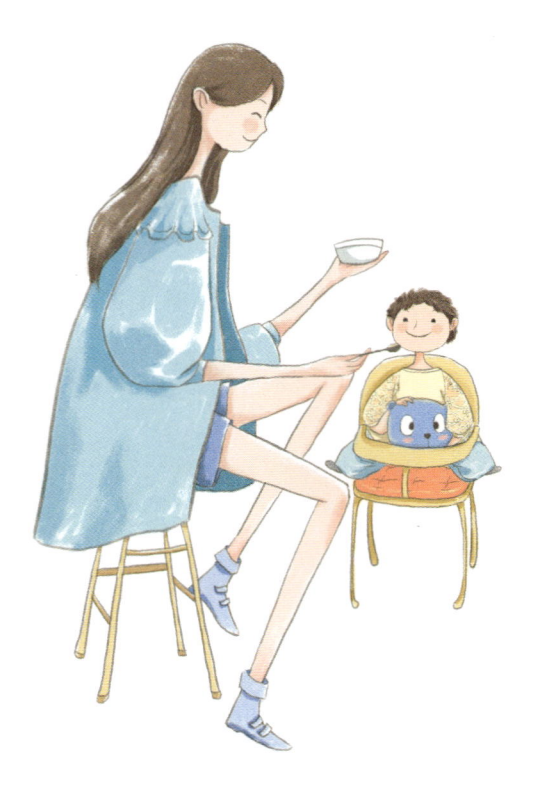

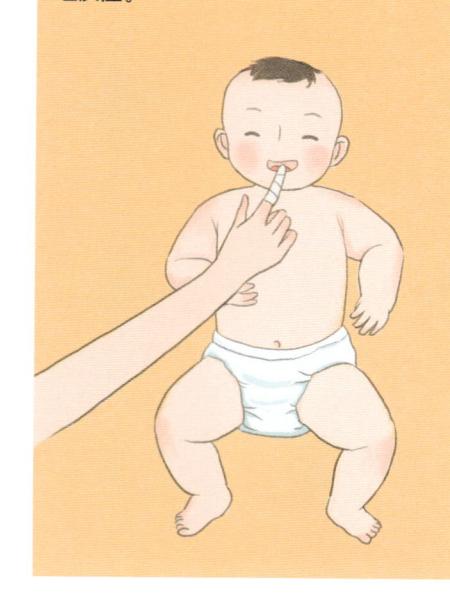

每天喂多少辅食

刚开始加辅食,更主要的是让宝宝熟悉新的食物和口感,营养摄入是次要的,所以每次加辅食还不能当作完整的一餐对待,吃完辅食后一定要再喂奶。这样少量添加至少 2~4 周后,辅食才能渐渐地成为正式的一餐,代替 1 顿奶。

为了多给宝宝些适应时间,也为了减少宝宝体内脏器的压力,尽管能够吃 1 顿辅食了,每天也只能加 1 次,其余时间都单纯吃奶,奶仍然是宝宝的主食。

辅食制作

婴儿营养米粉

材料 婴儿营养米粉1匙（约5克）。

做法 1. 将米粉放入杯子或小碗中。

2. 加入适量70度左右的温开水或温奶（若是加了益生菌的奶粉，水温应低于40度）。

3. 一边倒水，一边慢慢沿顺时针方向搅拌米粉（记住加水和搅拌必须是同时进行的），让米粉和温水充分接触。

4. 静置30秒，用汤匙或筷子搅拌，调成糊状（理想的米糊是：用汤匙舀起倾倒能成炼奶状流下。如成滴水状流下则太稀，难以流下则太稠）。

喂养提示 可以在上午宝宝状态好的时候喂食1次，初次添加先喂1小勺，慢慢可增至3小勺，1~2个月后可以渐渐增加到半碗，并用辅食代替1顿奶，一般喂1~2周后，大人就能基本掌握宝宝吃辅食的规律了。

大米汤

材料 大米20克。

做法 1. 将大米洗净后用水泡开，放入锅中，加入800毫升水，大火煮开，之后改用小火煮至水减半时关火。

2. 将煮好的米粥过滤，只留米汤，微温时即可喂食。

喂养提示 1. 最好将米粒煮至开花，这样煮出来的米汤才更有营养。

2. 大米是B族维生素的主要来源，大米汤能刺激胃液分泌，有助于宝宝消化。

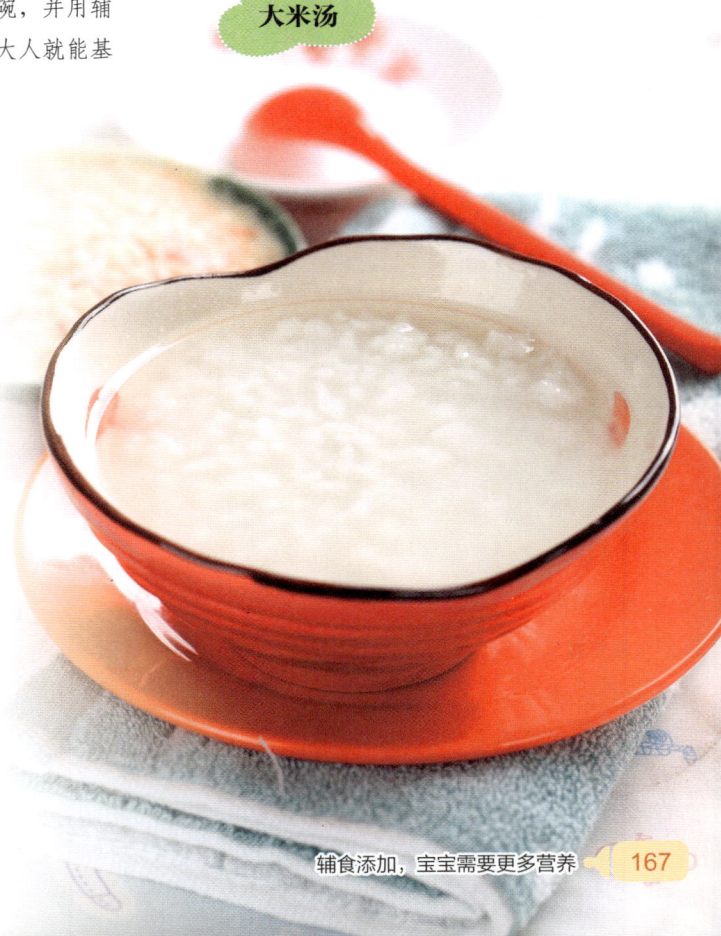

大米汤

苹果泥

材料 苹果 20 克。

做法 1. 将苹果洗净，去皮。

2. 用小勺刮泥食用。

喂养提示 1. 若以小勺刮苹果泥，刮前一定要洗净，用开水浸一浸以消毒。

2. 苹果泥营养丰富，含有丰富的维生素、胡萝卜素和多种矿物质及果酸，可为宝宝补充钙、磷等，预防佝偻病，对宝宝的缺铁性贫血也有较好的防治作用。

3. 如果是脆苹果，刮泥时可能会比面苹果费力，宝宝喜欢吃苹果泥时，不妨选择面苹果。

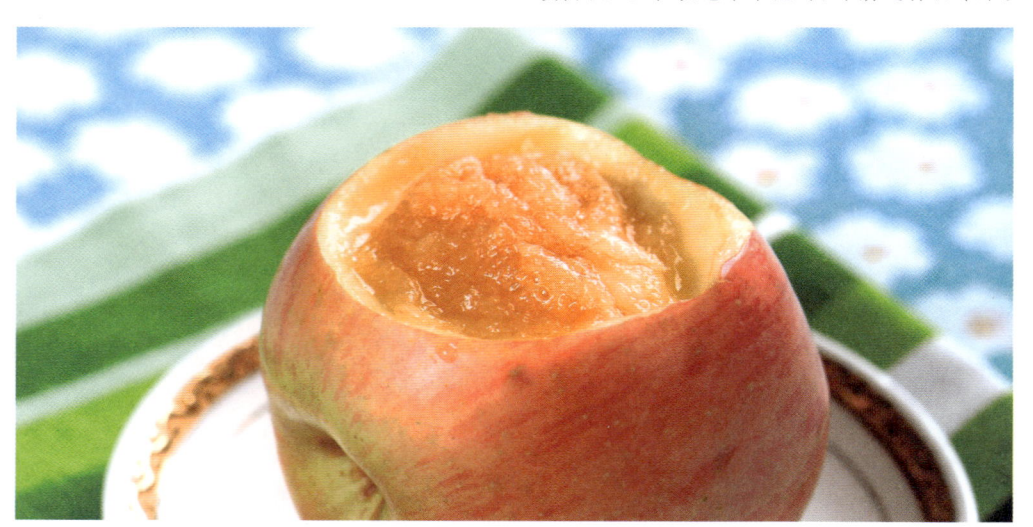

青菜米粉糊

材料 绿色蔬菜（小白菜、菠菜）10 克，米粉 10 克。

做法 1. 将绿色蔬菜洗净，取嫩叶部分煮熟或蒸熟，取出磨碎，以洁净纱布过滤。

2. 将研碎的菜放入锅中，加适量水，边煮边搅，直到水沸。

3. 待煮好的青菜糊稍凉，再加入米粉搅拌成糊状即可。

喂养提示 1. 初加蔬菜时，大便中常排出少量的绿色菜泥，这是健康宝宝更换食物的正常现象，不应因此停止添加辅食。

2. 蔬菜可补充各类维生素如胡萝卜素、维生素 A、维生素 C 等，促进骨髓的发育。

白菜面糊

材料 白菜叶 3 片（约 30 克），淀粉适量。

做法 1. 将白菜叶切成细末，加入适量水煮软烂。

2. 淀粉加水勾芡，倒入煮白菜的锅中继续煮至黏稠的面糊状即成。

喂养提示 1. 避免与黄瓜同食，以免破坏维生素 C，导致营养流失。腹泻、脾胃虚寒的宝宝尽量少吃。

2. 白菜的蛋白质、维生素 C 及矿物质的含量较为丰富，其含有的膳食纤维，能起到润肠、促进大便排泄，帮助消化的作用。

奶香土豆泥

材料 土豆20克，配方奶粉适量。

做法 1. 土豆洗净，去皮，切成片，上锅蒸烂（约5分钟）。

2. 用勺子将土豆片趁热研成泥状。

3. 加入适量配方奶粉，边煮边搅拌，至黏稠即可。

喂养提示 1. 切好的土豆不能长时间浸泡，以免造成水溶性维生素的流失。

2. 土豆是高蛋白、低脂肪的营养食品，能为宝宝提供多种维生素和生长所必需的微量元素，可以增强体质。

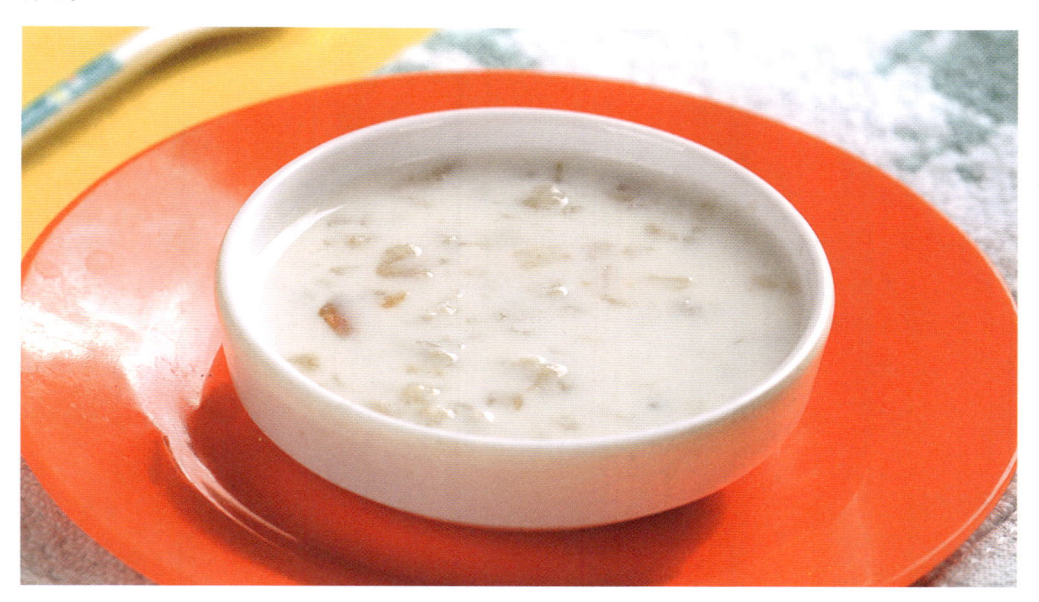

菠菜面糊

材料 宝宝颗粒面30克，菠菜叶子1片。

做法 1. 将菠菜洗净，放入开水中汆烫至熟软，捞出放入碗中，用研磨棒磨碎，倒入滤网中，滤除渣滓。

2. 锅中放入适量水，放入宝宝颗粒面，开火煮至面粒绵软、松散。

3. 倒入做好的菠菜糊，搅拌均匀，放温即可喂食。

喂养提示 1. 菠菜糊的绿色会吸引宝宝的眼球，也可以不在喂食前将菠菜糊倒入面糊中搅拌，可以做个图案再端给宝宝，比如用菠菜糊画个螺旋状图形或者树叶子图形等。

2. 菠菜一定要用开水汆烫过之后再加工，这样可以去除其中大部分草酸，还可去除涩味，而且不会影响钙吸收。

3. 面糊还没有完全放温的时候，不要端到宝宝面前，更不能离得特别近，一不小心，宝宝的手就有可能会伸进去被烫伤。

藕粉羹

材料 藕粉 15 克。

做法 1. 将藕粉放入碗中，滴入几滴冷开水，充分搅拌，直到看不到颗粒状的藕粉。

2. 将刚滚开的开水适量倒入搅拌好的藕粉中，再次搅拌，直到搅拌成半透明、褐色的胶状。调好的藕粉应该是黏稠的，但是还具有良好的流动性。放凉即可喂食。

喂养提示 1. 藕粉有生津清热的功效，在宝宝有痰的时候，可以用梨煮水，然后把藕粉用清水调起来，缓缓倒入，边倒边搅拌，煮成半透明糊状。该羹又好吃又有益健康。

2. 藕粉冲调一定要加两遍水，第一遍是冷开水，第二遍是滚烫的开水，既不能少一遍，也不能两种水颠倒顺序。

鲜玉米糊

材料 新鲜玉米半个（约 70 克）。

做法 用刀将玉米粒削下来，用纱布包裹，挤出玉米浆。将玉米浆下锅煮成黏稠状即可。

喂养提示 1. 糊状食物不易散热，应从最上面往下一层一层刮给宝宝吃，避免烫伤宝宝。

2. 玉米富含钙、镁、硒、维生素 A、维生素 E 等营养成分，能提高宝宝机体免疫力，增强脑细胞活动，健脑益智。

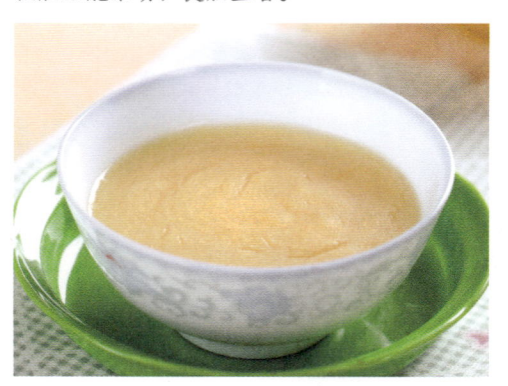

番茄糊

材料 番茄 2 个（约 150 克）。

做法 将熟透的番茄用叉子叉好，放入开水中烫一下，随即取出，去皮去子，其余部分捣碎成糊状即可。

喂养提示 1. 宝宝 6 个月左右可尝试加番茄了。

2. 番茄的营养价值很高，各种维生素含量比苹果、梨、香蕉、葡萄等高 2~4 倍，这些维生素和其他营养成分几乎毫无损失，都能让宝宝吸收。番茄含有大量果酸，对维生素 C 有保护作用。

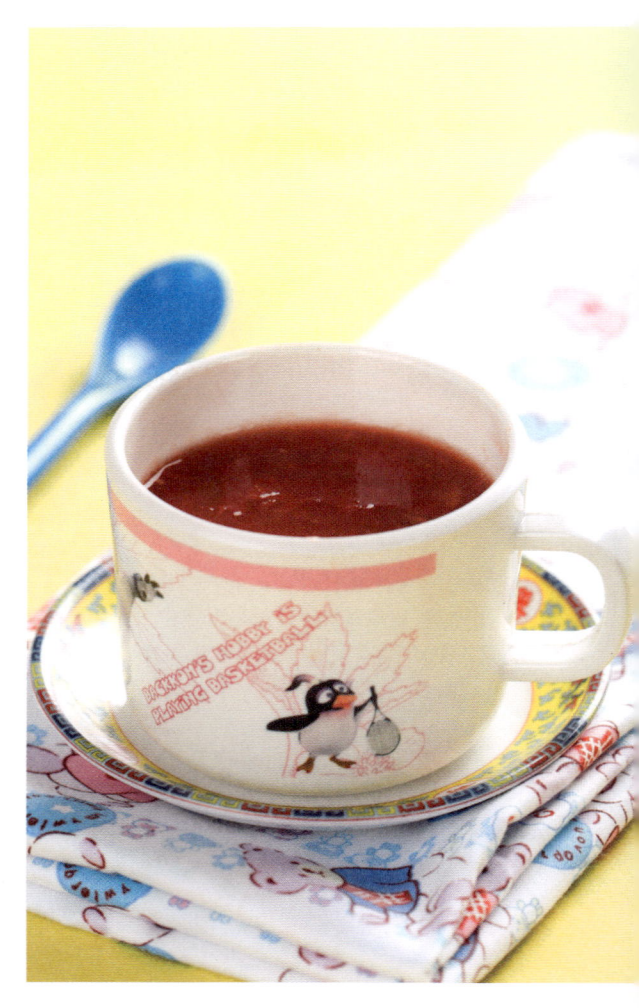

红薯糊

材料 红薯20克。

做法 1.红薯洗净切片上锅蒸熟或者整块放入水中煮熟。

2.把红薯取出，剥去皮，将瓤放入碗中，用勺子或者搅拌棒研磨成泥。宝宝如果能顺利咽下，放温即可喂食。如果不行，行步骤3。

3.将少量温开水倒入红薯泥中，边倒边搅拌，直到红薯泥变成浓稠度适合的红薯糊就可以喂食了。

喂养提示 1.如果宝宝不接受，可以在红薯糊里加一点配方奶或者母乳进去。奶香味让红薯糊更香甜，特别容易勾起宝宝的食欲。不过不要经常这么做，容易让宝宝太偏爱奶味食物。

2.红薯有筋络，一定不能不管，而是要细心拣出来，否则有可能会一半被宝宝咽到喉咙里，一半留在喉咙外，咽不下、咳不出，引起呕吐。

3.宝宝大一点，能吃小块的红薯后，要避免表面已经晾温，而中心部位还很热的可能，以免烫着宝宝，所以，红薯块要切得尽量小。

土豆泥

材料 土豆1个（约120克）。

做法 1.土豆削皮，洗净，切薄片。

2.当大人的饭煲至大滚时，把土豆放在饭里煮，饭熟土豆发黏时，将土豆搓成土豆泥。

3.取适合宝宝食用的大人喝的汤，除去汤面的油及汤渣备用。

4.将土豆泥放入小煲内，加入适量的汤拌匀，煮成糊状即可。

喂养提示 土豆富含蛋白质，其含量甚至优于大豆，最接近动物蛋白。土豆还富含钾、锌、铁等矿物质，可用来为宝宝补锌补铁。

梨糊

材料 梨1个（约120克）。

做法 将梨去皮去核，切碎，放入锅煮，待梨酥烂以后，一边煮一边用勺子碾压，成糊状即可。

喂养提示 梨糊不仅能补充维生素和矿物质，同时对咳嗽的宝宝有辅助治疗的作用。

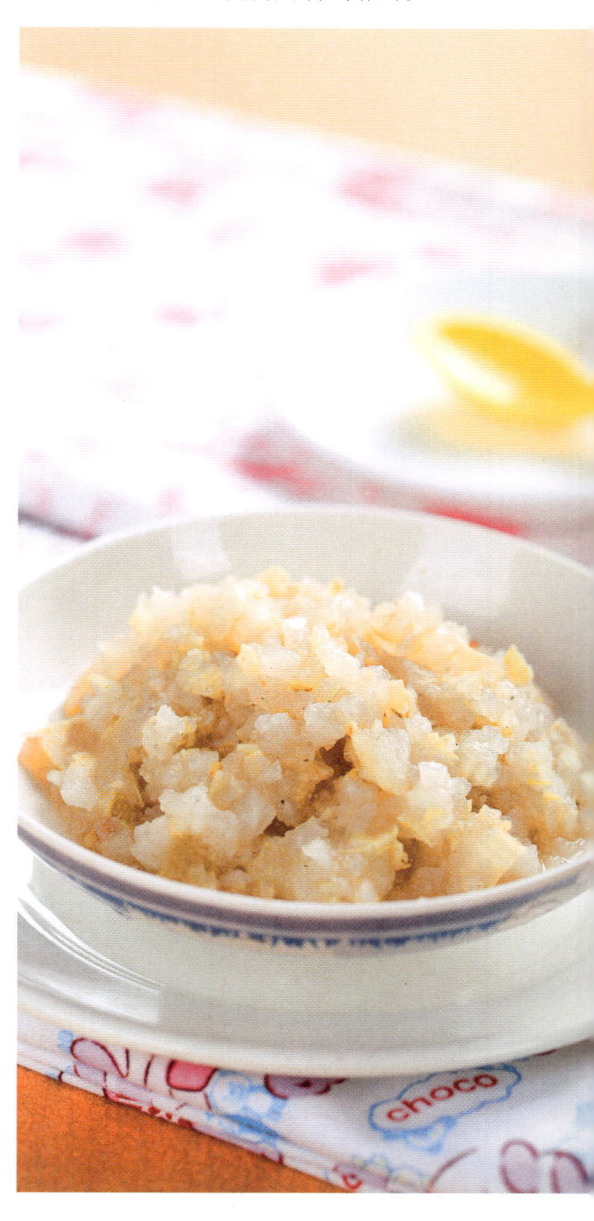

香蕉泥

材料 香蕉 20 克。

做法 1. 将香蕉剥去外皮。

2. 用勺子刮泥，直接喂给宝宝即可，若宝宝接受情况不佳，可加少许温开水稀释。

喂养提示 1. 不要将香蕉泥与红薯同食，最好也不要在连续两顿食物中同时出现香蕉和红薯。

2. 香蕉口感香甜，富含碳水化合物、淀粉、多种维生素、矿物质，尤其适合作为有肠胃问题的宝宝的断乳食物，能帮助消化，调理便秘。

香蕉奶糊

材料 香蕉 20 克，配方奶粉 5 克，玉米面 5 克。

做法 1. 将香蕉去皮后捣碎。

2. 把玉米面放入小锅内，加适量水搅匀。

3. 锅置火上，加热煮沸后，改小火并不断搅拌，以防糊锅底和外溢，待玉米糊煮熟后放入捣碎的香蕉调匀，凉片刻至温热时，拌入奶粉调匀即成。

喂养提示 1. 要选择研磨得极细的玉米面。在制作中，要把玉米面煮熟，然后将研碎的香蕉倒入搅匀。

2. 此糊香甜可口，奶香味浓，营养丰富，宝宝食用此糊有利于大脑发育和骨骼生长。

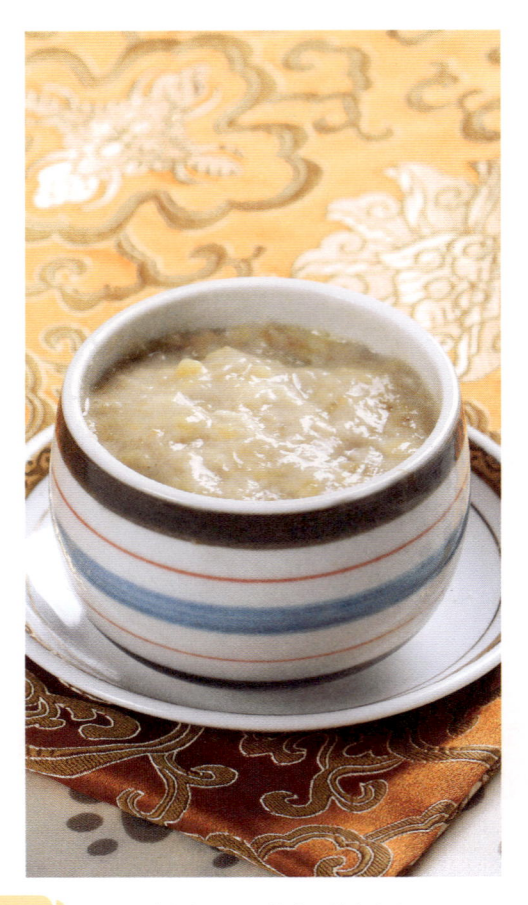

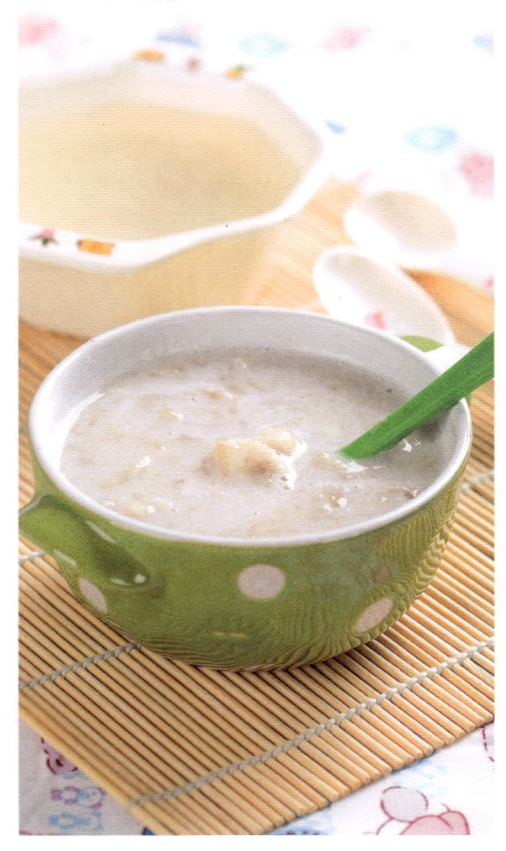

小米红枣汤

材料 干品大红枣 5 枚，小米 15 克。

做法 将干品大红枣浸软洗净，掰开去核，切碎，与淘洗干净的小米一起加水煮成稠粥，按需取津汤喂食。

喂养提示 1. 红枣食用过多可引起胃酸过多和腹胀，有损消化功能，引发便秘。脾胃虚寒、牙病、便秘者不宜食用。

2. 红枣味道甘美，营养丰富，有"天然维生素丸"的美誉。其富含维生素和铁等矿物质，能促进造血。宝宝常食，可提高机体免疫力，还可以宁心安神、健脑益智、增强食欲。

小米玉米楂汤

材料 小米和细玉米楂各 15 克。

做法 将小米和细玉米楂用清水淘洗两遍，加水煮成粥，凉温后取适量津汤喂食。

喂养提示 1. 玉米与大豆、米或面搭配食用，可大大提高其营养价值。

2. 玉米富含膳食纤维，具有刺激胃肠蠕动、加速粪便排泄的特性，可防治便秘、肠炎。宝宝常喝玉米楂汤，对大脑健康发育、增强记忆力有好处。

小米红枣汤

7~9个月宝宝的辅食——学习咀嚼和吞咽

逐渐过渡到颗粒状食物

进入本阶段，除继续让宝宝熟悉各种食物的新味道和感觉外，还应该逐渐改变食物的质感和颗粒大小，逐渐从泥糊状食物向固体食物过渡。不能一直给流质食物，在吃泥糊状食物1~2个月后，就可以试试颗粒状食物，以锻炼宝宝的咀嚼能力。

开始锻炼宝宝使用勺子和碗

有的宝宝6~7个月就会坐了，会坐的宝宝能够更加自由地活动胳膊和双手。因此，可以开始锻炼会坐的宝宝使用勺子和碗吃辅食了。

建议家长给宝宝准备一把合适抓握的勺子，让他自由地在碗里挑取食物，家长可以根据实际情况灵活地穿插着喂饭。等到喂饱了，还可以在碗里再盛一点饭让他自己继续练习。

由于宝宝还不能很好地拿稳勺子，所以食物容易掉，给宝宝练习的最好是黏性比较大的糊状食物，容易粘在勺子上，这样宝宝能自己吃到嘴里，可激发更大的热情去尝试。只要宝宝兴趣不减，经过持续地练习，在过了1岁半以后，宝宝就基本上能自己使用勺子和碗来吃饭了。

宝宝在学习吃饭时可能会遇到的问题

开始拿勺子的时候，宝宝还不能很好地抓握，勺子容易掉，这时家长可以给宝宝多准备几个勺子，掉了再换一个。

宝宝刚开始用勺子吃饭，可能会将饭菜洒得到处都是，这时家长千万不要指责和批评，只要宝宝能把东西送到嘴里，就是值得鼓励的。

宝宝吃饭时还喜欢故意扔掉勺子或食物，让别人帮助捡起，然后再扔掉，这是正常现象，家长要耐心对待。不过家长要注意观察宝宝的表情，如果觉得宝宝扔勺子时有不乐意的意思，或者并不期待大人捡回来时，就不要再捡回来给他了。

很多宝宝最开始用勺子并不是想用勺子吃饭，而只是把勺子当玩具玩，这时家长不要觉得宝宝不认真吃饭就不允许宝宝拿勺子玩。宝宝学习吃饭也是从玩耍开始的，他们玩着玩着就开始将饭递到嘴里了。

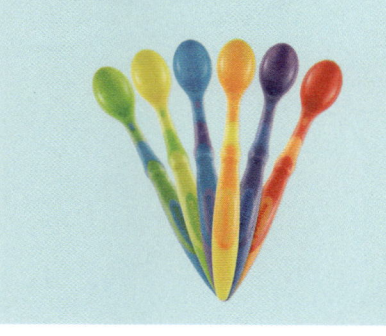

可以每隔3~5天加一种新食材

随着宝宝长大，肠胃功能越来越健全，对新食物的适应能力也越来越强了，所以添加新食材的频率可以比4~6个月时高一点，如果之前是每周添加一种新食材，这时可以每隔3~5天就尝试一种新食材了。

在保证宝宝消化良好的前提下，添加新食材是非常必要的，它不仅可以丰富营养成分，而且还是重要的锻炼途径。

> 通过接触不同性状的食物，逐步训练宝宝的吞咽和咀嚼功能。
>
> 调整宝宝消化系统状况，使之逐步适应食物改变。
>
> 训练宝宝肌肉和神经反射的协调性，帮助宝宝形成良好的饮食习惯。

这个阶段添加新食材，除了添加频率加快一点，其他的原则还是不要有变化，仍然每次只添加一种新食材，持续添加3~5天，仔细观察有无过敏以及消化问题，确定接受良好后再添加另外一种，家长千万不要因为宝宝从来没出现过过敏，就放松警惕，忘记了这些原则。

渐渐让辅食成为独立的一餐

随着宝宝吃的食物越来越丰富，量也越来越多，到了7个月的时候，往往咀嚼、吞咽、消化能力都提高了，就自然而然要考虑将辅食作为正式、独立的一餐了。

辅食成为正式的一餐有着重要意义

辅食成为独立的一餐，这是宝宝饮食逐渐过渡到一日三餐模式的开始，而且这是逐渐过渡到宝宝规律吃辅食的基础。宝宝能规律吃辅食了，断奶时会比较顺利，断奶后宝宝也不会出现营养接续不佳、营养不良的现象。

让哪一顿辅食变为独立的一餐呢

这独立的一餐辅食，建议在上午加，早上第一顿吃奶，第二顿就可以完全吃辅食，在这一餐里，可以给宝宝搭配着吃米粉、蔬菜、肝泥等，让宝宝吃饱，不再喝奶补充。

这样到了下午，可以看家长是否有心情和时间，既可以只单纯吃奶，也可以像初加辅食那样，吃奶前加点辅食吃（可以是新食材也可以不是），或者吃奶后加点辅食，晚上单纯吃奶。

防止辅食意外伤害

尽管宝宝能吃不少食物了，但是咀嚼、吞咽功能都跟大宝宝无法相提并论，也没有保护自己的意识和能力，食物性状或者食物热度等都可能伤害到他，因此喂辅食的时候要特别注意防止意外伤害，尽量消除不安全的因素。

食物卡喉、呛咳引起窒息

食物卡喉是大意引起的，而且家长极容易大意，家长看到宝宝从没有卡过喉，以前吃过小颗粒食物也没有出现问题，于是就放松了警惕，意外事故往往就这样发生了。

食物卡喉是最需要家长预防的，给宝宝吃的食物一定要有所选择或者做安全的处理。

1 坚硬的、较小的颗粒食物如黄豆、榛子、硬糖、花生等，一定要捣碎、磨烂成粉才行，不能整粒给宝宝吃。

2 给宝宝用鱼做辅食的时候要选择那些刺大，比较容易挑出或刺本来就比较少的种类。

3 口香糖、糯米糕等，黏度太高，吞咽难度高，容易粘在喉咙上咳不出来也咽不下去，也不能给宝宝吃。

4 如果宝宝正在大哭或笑，不要强行喂食，一定要等他完全平静了才喂，否则很容易将食物吸入气管引起呛咳，严重时会导致窒息。在宝宝吃辅食的时候，最好不要逗弄宝宝，最忌讳在宝宝嘴里有食物的时候逗他哈哈大笑。

预防食物烫伤

辅食如果刚出锅，不要端到宝宝面前，以免不小心被宝宝抓到手里烫伤。

喂食之前最好试一下温度，可以自己尝一下，感觉温热就可以。如果自己感觉热，尽管能够承受，还是要晾凉才能喂给宝宝。

最好准备一把可以感温的勺子，一旦食物温度超出安全范围，就会变色提醒家长注意防烫。

预防戳伤

不要在抱着宝宝乘车、走路等身体不稳的时候给宝宝喂食，容易戳伤宝宝的嘴、眼等，如果遇到急刹车或磕绊，引起身体摇晃，则非常容易导致宝宝将食物整口吞咽，造成危险。

妈妈加油站

当宝宝出现异物呛入气管的情况时，家长千万别惊慌失措，不要试图用手把异物抠出来，可采用以下方法尽快清除异物。

1. 让宝宝脸朝前、屁股朝后趴在救护者前臂上，同时用大腿撑住胳膊，注意要使宝宝头的水平位置比整个身体更低些。

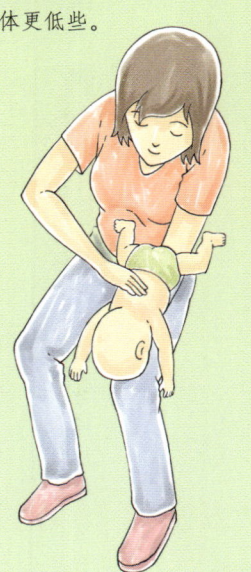

2. 用另一只手的小拇指一侧的手掌（小鱼际肌）对准宝宝的两个肩胛骨之间的脊椎部位连续拍击5~8次，注意拍击要有一定的力量，但不要用力过猛，是"拍击"，而不是"捶打"，帮助宝宝咳出异物，如果宝宝咳得不像开始那么厉害，可以正常呼吸了，就可以扒开他的嘴看看，如果可以看见东西在他的嘴里或咽喉部，可以用手指夹出来。

若上述方法无效或情况紧急，应立即将宝宝送医院。需要注意的是，当宝宝窒息症状减轻以后，并不能排除异物存在，也要及时送宝宝到医院检查，排除可能存在的异常。

可以尝试添加蛋黄、肉类了

这一时期，宝宝胃蛋白酶开始发挥作用了，因此这一阶段的宝宝可以开始接受肉类食物。

蛋要从蛋黄开始，由少到多，先吃蛋黄泥。

添加肉类的量要掌握好：首先从一勺尖开始，再逐步增加到半勺、一勺，再渐渐到每天吃10~20克的肉类。

在制作过程中不可加入任何调味料，如盐、儿童酱油、蜂蜜、胡椒粉、花椒、大料等。少油、少糖、无盐是基本的原则，以免造成宝宝今后口味过重的不良饮食习惯。

宝宝的食物，尤其是肉类，一定要用最新鲜的食材单独烹饪，而且要现做现吃。

对于过敏体质的宝宝，先从禽肉开始加起，比如鸡肉、鸭肉等；再加红肉，比如牛肉、猪肉等。要注意的是，猪肉比禽肉和牛肉更易导致过敏，所以猪肉需要晚点加，而且以上这些肉类都要去掉脂肪，只吃瘦肉部分。鱼肉放到最后加，并且先添加白鱼肉，一般淡水鱼肉质为白色，然后再添加红鱼肉，如三文鱼、沙丁鱼等。

妈妈加油站

给宝宝做肉类辅食，有一个很关键的事情，就是除腥，宝宝的辅食不能添加调味品，家长可以事先将肉用生姜水煮熟，煮牛肉时放1~2个山楂也有去腥效果，还可以将肉切小后放到水里多浸泡一会儿。

丰富的食材能够给宝宝提供更加全面的营养，让宝宝发育良好、精力旺盛。

需要做些磨牙食物了

大多数宝宝6~7个月的时候开始萌牙，牙齿萌出的时候，牙龈发痒，宝宝常逮到什么就啃什么，自己的小手、妈妈的乳头、大人的手指，什么都能津津有味地啃个不停，这一方面是因为宝宝用嘴啃咬东西的天性，另一方面是为了释放牙龈，让自己感觉舒服些。

对于添加了辅食的宝宝，这个时候给宝宝准备些磨牙食品是有必要的，既能缓解牙龈不适，还能锻炼咀嚼能力，而且避免了宝宝把不洁的东西放到嘴里啃的几率。

什么样的磨牙食物适合宝宝

1 市面上有磨牙饼干，可以给宝宝试试，也可以自制磨牙饼干，只是要先确认做饼干所用的原材料不会引起宝宝过敏。买市售饼干时，要选择口味清淡的，味道太重可能会破坏宝宝的味觉。

2 市售的地瓜干也可以试试，不过市面上买回的地瓜干一般都比较干硬，宝宝嚼着困难，可以在米饭焖熟之后撒在米饭上再焖一会，地瓜干就又香又软了，放凉就能给宝宝抓着吃了。地瓜干也是可以自制的，如果家长有时间，不妨自制，晒干或者烤干后的地瓜干也很好保存。

3 最适合经常吃的是自制的磨牙食品，这个时候天然的蔬果条非常应景，比如把萝卜、黄瓜、红薯、苹果、梨等洗净，切成适合宝宝抓握的长条，给宝宝抓着吃。要注意的是，水果做磨牙食品时，不能切得太细，要大一些、粗一些，因为水果多半比较脆，一咬就咬掉了，宝宝可能咽下去而造成卡喉，如果感觉不安全，可以先将苹果、梨子用水煮过，增加韧性再切条。

4 将馒头、面包等切成片，放在微波炉或者烤箱里烤硬，再给宝宝拿着吃，既可以满足宝宝咬的欲望，又可以让宝宝练习自己拿着东西吃。

粥的稀稠有讲究

这个时期，大多数宝宝已经能吞咽下稀粥了，所以家长可把宝宝的主要辅食由原来的米粉转换成稀粥。

粥的稀稠可以用这样的方式来调整：在7~9个月的初期用7倍稀粥喂食宝宝，等宝宝习惯后再逐渐减少水分，用5倍稀粥喂食宝宝。

怎样做7倍稀粥

1. 先将大人用的米洗好倒入锅中，再将宝宝的煮粥杯置于锅中央，煮粥杯内米与水的比例为1:7。也可用白饭，2大匙白饭需搭配半杯多的水。

2. 像平常一样按下开关。锅开后，杯外是大人的米饭，杯内是给宝宝喝的稀粥。

3. 刚用7倍稀粥喂宝宝时，如果宝宝的喉咙特别敏感，可先将稀粥压烂后再喂食。

妈妈加油站

和吃米粉一样，在给宝宝煮粥时，也可在里面加入一些蔬菜、荤食、坚果碎等食物，比如将青菜煮熟切碎，再放入煮好的粥中，一同给宝宝食用。

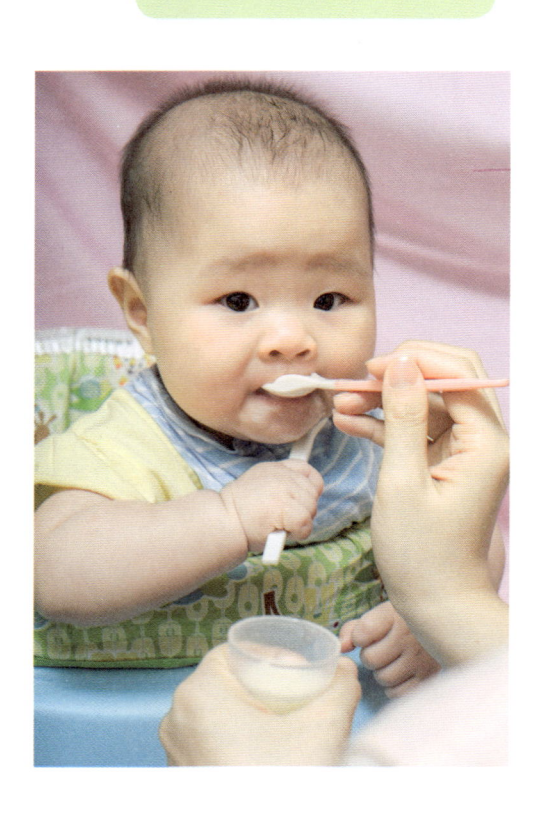

怎样做5倍稀粥

1. 和7倍稀粥一样，先将大人用的米洗好倒入锅中，再把宝宝的煮粥杯置于锅中央，杯内米与水的比例为1:5。1大匙米需搭配1/3杯多的水，要是用白饭熬煮，则2大匙白饭需要搭配1/3杯多的水。

2. 稀粥煮好后，如果宝宝喉咙较敏感，也可先将稀粥压烂后再喂食。

宝宝补钙与否

宝宝睡觉哭闹是不是缺钙，宝宝出汗多是缺钙吗，宝宝还不出牙与缺钙有关吗……宝宝是不是缺钙，需不需要补钙，这是众多家长心里一块搬不开的石头。

门诊案例

有个宝宝8个月了，是母乳喂养，也在吃辅食，每天坚持服维生素D，生长发育正常、血钙水平正常、血液微量元素检查正常，但是骨密度检测中度低下，他妈妈就忧虑了，问我宝宝是不是缺钙了？是否需要服用补钙制剂？

其实，这位妈妈过虑了。婴幼儿生长发育旺盛，骨骼没有成形，在不断拉长，此时，相对低下的骨密度才有可能使更多钙质不断进入骨骼，骨骼才可不断生长，骨密度偏低意味着快速生长过程，是好现象，不是补钙的指征。

怎样判断宝宝是否缺钙

准确判断宝宝是否缺钙需去医院做相关检查，一般情况下宝宝不会缺钙，当宝宝长期出现以下这些症状时，家长可带宝宝去医院检查。

1. 宝宝入睡难：不易入睡、不易进入深睡状态，入睡后爱啼哭、易惊醒，入睡后多汗。

2. 日常生活中缺钙的宝宝会厌食、偏食；白天烦躁、坐立不安；智力发育迟；说话晚；学步晚；牙齿排列稀疏、不整齐、不紧密；牙齿呈黑尖形或锯齿形；头发稀疏；健康状况不好；容易感冒等。

3. 缺钙严重时会出现阵发性腹痛、腹泻、抽筋、胸骨疼痛，甚至"X"型腿、"O"型腿，鸡胸等。

出牙早晚与是否缺钙无关

宝宝出牙早晚与是否缺钙没有关系，而是与遗传有非常密切的关系，胎儿后期，乳牙和恒牙胚就已形成，若真的缺钙，会发现宝宝的牙齿有裂痕或者是易碎现象，这种情况非常少见。

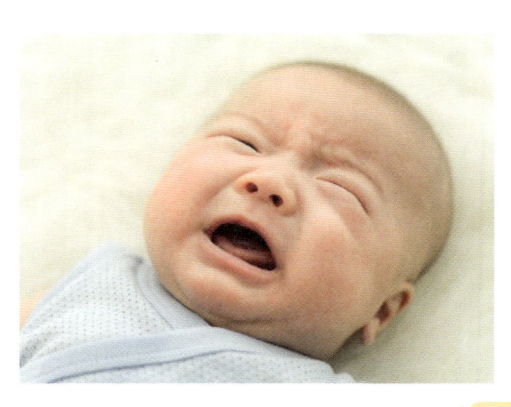

辅食添加，宝宝需要更多营养

吃奶正常时不容易缺钙

奶是含钙量很丰富的食品，含有绝对足够的钙。一般而言，6个月以前的宝宝每天需要300毫克的钙，6个月以后的宝宝每天需要400毫克的钙。配方奶粉一般都含有钙，每100毫升配方奶里大约含125毫克钙，因此配方奶喂养的宝宝不易缺钙。母乳中钙的含量虽然不及配方奶多，但比配方奶容易吸收，因此母乳喂养的宝宝也不容易缺钙。

不过，母乳喂养的妈妈可能自身缺钙，所以在哺乳期应注意钙的补充，多吃些含钙多的食物，如海带、虾皮、豆制品、芝麻酱等。牛奶中钙的含量也是很高的，妈妈可以每日坚持喝500克牛奶，也可以补充钙片。

一般真正缺钙的宝宝多数为早产儿或巨大儿，这样的宝宝可能需要补充钙制剂，但是补钙制剂应当先咨询医生，正常情况下，宝宝很少需要专门补充钙制剂。

当怀疑宝宝缺钙时，补充维生素 D 试试

建议当宝宝出现一些缺钙症状时，让宝宝多吃含钙丰富的食物试试，包括麦片、黑芝麻、芥蓝、绿豆芽、蛋黄等，另外还要特别注意补充维生素 D，宝宝缺的不一定是钙，也许只是维生素 D。

食物中的钙质是否能进入血液，并进一步进入骨骼，与体内维生素 D 的含量有关。例如佝偻病，准确地说，它是维生素 D 缺乏性佝偻病，不是缺钙性佝偻病，补钙并不能预防和治疗佝偻病，反而会影响锌、铁、镁、铜等其他二价阳离子的吸收。

母乳喂养的宝宝可以在出生后3周开始补充维生素 D，如果是配方奶喂养，由于配方中一般都含有维生素 D，因此可以不必额外补充。

要注意的是，维生素 D 的补充每天不能超过800国际单位，给宝宝服用的维生素 D 一般是400国际单位的，不要多吃，长期过量补充会发生中毒反应。

太阳光照射皮肤会促进维生素 D 的产生，因此如果宝宝外出晒太阳的机会明显增多，日照皮肤时间长也可以减少口服维生素 D 的用量。

宝宝1~2岁后，户外活动增多，饮食日益多样化，这以后也就不需要预防性补充维生素 D 了。

辅食制作

蛋黄羹

材料 鸡蛋1个。

做法 1. 将鸡蛋一磕两半，用分蛋器或者双手各拿一半来回倒，把蛋黄分离出来。

2. 把分离出来的蛋黄放入碗中，用筷子或者打蛋器慢速将蛋黄彻底打散，加入和蛋黄等分量的温开水或者冷开水，搅打成均匀的蛋黄糊。

3. 锅中放冷水，蛋黄糊放在蒸笼上，开小火，蒸15~20分钟，待蛋黄凝固，取出放温即可喂食。

喂养提示 1. 蛋黄羹可以变化出很多花样，可以选择宝宝能接受的食材如番茄汁、木耳末、胡萝卜末等，加工成能接受的性状，在蛋黄羹蒸好后，调入就行。

2. 蛋黄羹一定要先用勺子都切成小块，放温再喂，避免外面不烫了，里面还是烫的，烫伤宝宝。当然也可以先捣成泥糊状再喂，只是口感不那么好了。

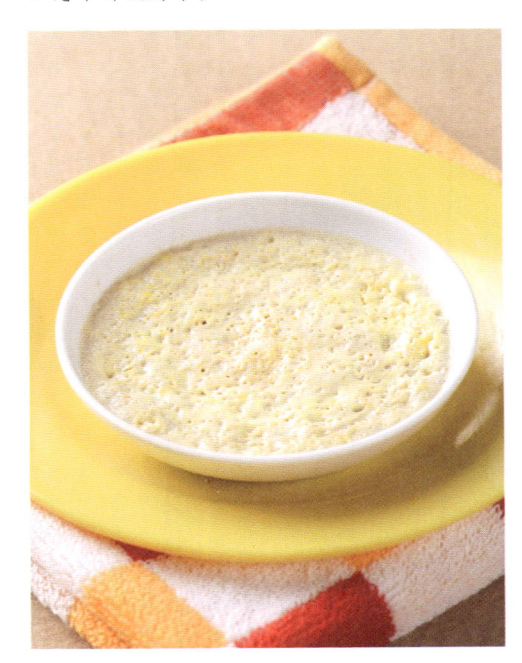

鸡肝糊

材料 鸡肝15克，鸡汤15克。

做法 1. 将鸡肝洗干净，放入开水中氽烫一下，除去血后再换水煮10分钟。

2. 取出鸡肝，剥去外皮，放到碗里研碎。

3. 将鸡汤放到锅内，加入研碎的鸡肝，煮成糊状即可。

喂养提示 买回的鲜肝不要急于烹调，最好先用自来水冲洗几分钟，然后浸泡30分钟，以尽量除去动物肝中的毒素。制作时一定要研碎，便于宝宝进食及消化。

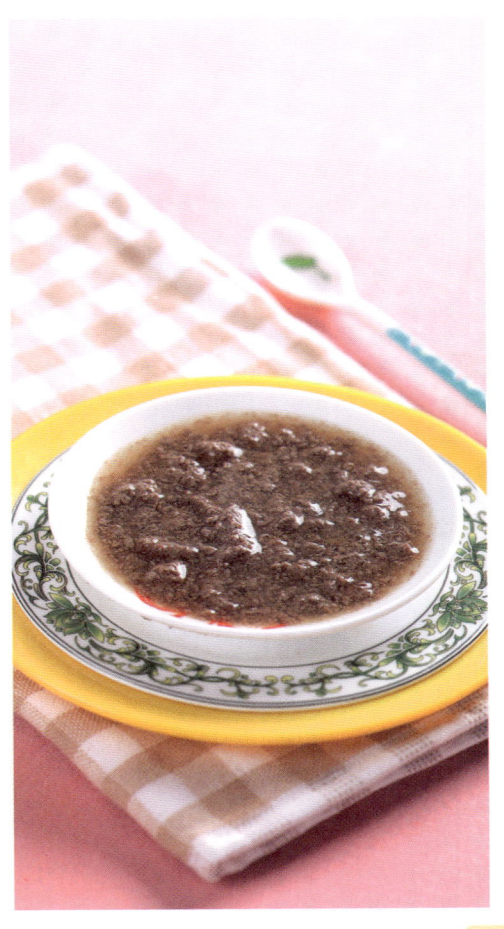

辅食添加，宝宝需要更多营养

西蓝花土豆泥

材料 西蓝花20克，土豆30克。

做法 1. 将西蓝花、土豆分别洗净，土豆去皮，全部切成小块，放入锅中煮20分钟至软烂。

2. 将煮软烂的西蓝花和土豆捞出，捣成泥，放温即可喂食。

喂养提示 1. 西蓝花本身有比较独特的香气，会吸引宝宝。不过也可以再丰富一下味道，往里面少加一点醋。醋是1岁前宝宝可少量尝试的，对消化也有好处。

2. 如果土豆很沙，有些干不好吞咽，可以放些刚刚煮菜的水调一下。

火龙果香蕉泥

材料 香蕉100克，火龙果15克。

做法 香蕉、火龙果分别切小块，用勺子捣成泥即可。

喂养提示 1. 火龙果果肉中的籽不好消化，不能多吃，日摄入量不要超过20克。

2. 火龙果易引起过敏反应，过敏体质的宝宝不宜食用。

3. 火龙果含有一般植物少有的植物性白蛋白及花青素、丰富的维生素和水溶性膳食纤维，对缓解宝宝便秘有辅助作用。

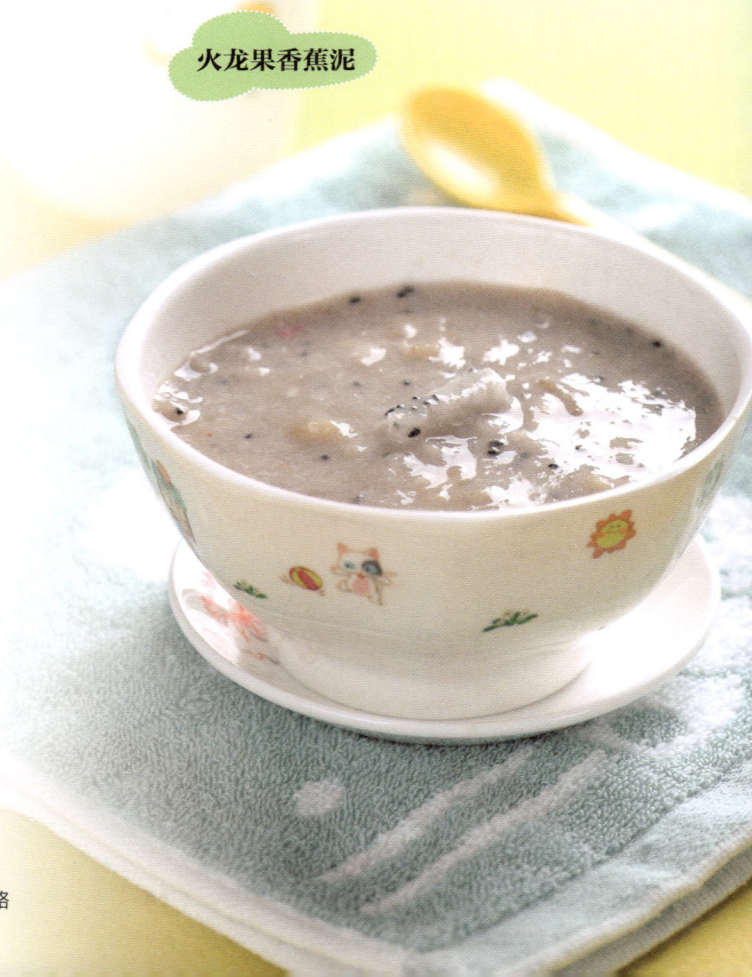

火龙果香蕉泥

莲藕蒸肉泥

材料 莲藕30克，猪肉10克，橄榄油两滴。

做法 1. 将莲藕洗净，切成丁，捣碎成泥；猪肉洗净，剁成泥。

2. 将莲藕泥和猪肉泥混合均匀，平铺放入碗中或者碟子中，滴两滴橄榄油。

3. 锅中放水烧开，将碗放入蒸笼上锅隔水蒸熟，放温即可喂食。

喂养提示 1. 这款辅食藕的味道清甜，宝宝一般都会喜欢，要先确认宝宝对猪肉已经接受了，再烹调这道辅食，如果宝宝已经接受了莲藕，既可以单独做给宝宝吃，也可以搭配其他食材做。

2. 尽管莲藕洗洗就很干净，不过还可以把藕外层的皮削去，会更干净一点。

肝肉泥

材料 鸡肝（牛肝或猪肝也可以）50 克，猪瘦肉 50 克。

做法 1. 将鸡肝和猪肉洗净，去掉筋、皮，放在砧板上，用刀或边缘锋利的不锈钢汤匙按同一方向以均衡的力量刮出肝泥和肉泥。

2. 将肝泥和肉泥放入碗内，加入少量的冷水搅匀。

3. 将调好的肝肉泥放到蒸笼里蒸熟，或者直接加到粥里和米一起煮熟即可。

喂养提示 肝脏的筋和皮一定要去掉，宝宝消化不了这些东西。

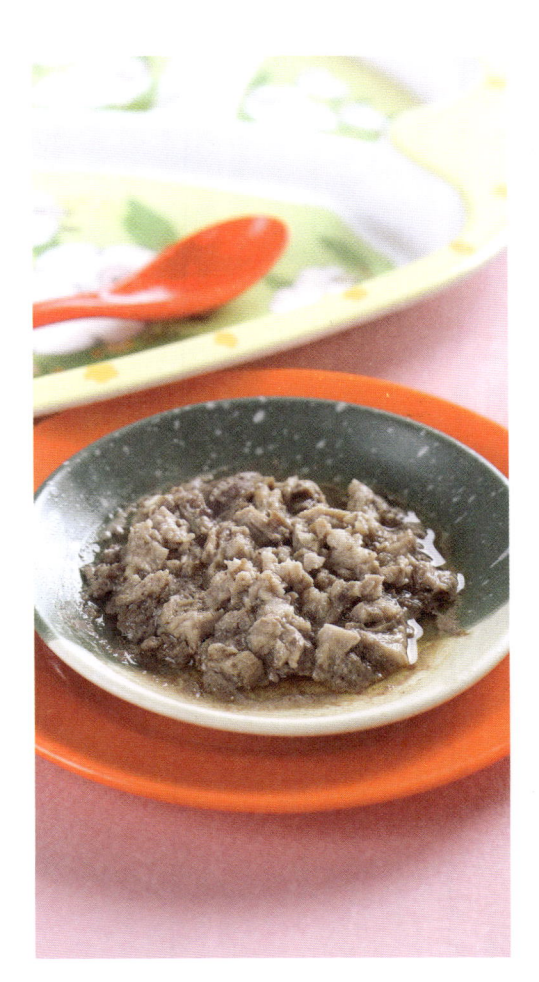

鲜虾·肉泥

材料 虾肉 50 克，香油适量。

做法 将虾肉洗净剁碎，放入碗内上蒸笼蒸熟，加入少许香油拌匀即成。

喂养提示 1. 虾易引起过敏，如有家族过敏史或宝宝为过敏体质的，最好 9 个月再尝试。为防过敏，虾应在宝宝适应鸡肉、猪肉后再加。

2. 第一次加虾肉时，可用筷子蘸一点喂给宝宝，确认无过敏反应后再逐渐加量。

3. 虾泥软烂、鲜香，含有丰富的蛋白质和脂肪，并含有多种人体所必需的氨基酸及不饱和脂肪酸，还含有钙、磷、铁及多种维生素，是宝宝极佳的健脑食品。

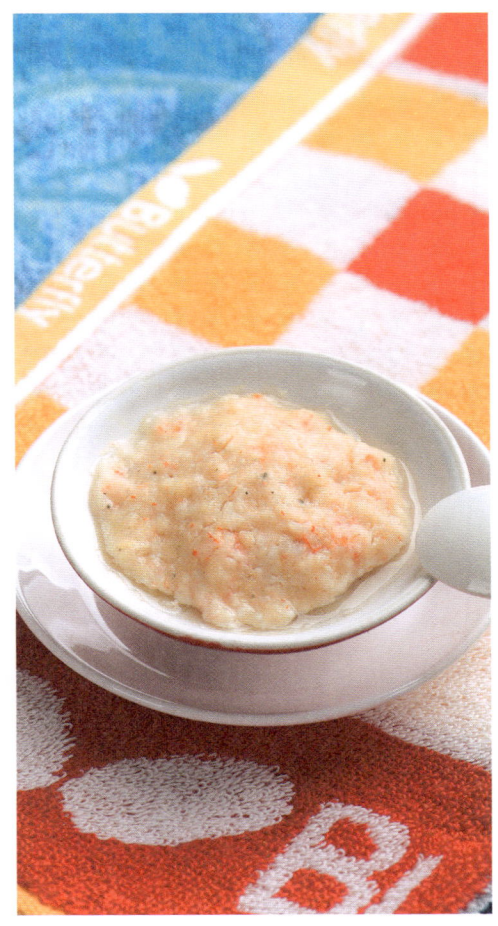

辅食添加，宝宝需要更多营养

苹果红薯泥

材料 红薯 50 克，苹果 50 克。

做法 1. 红薯洗净，去皮，切碎，入锅煮软，捞出。

2. 苹果洗净，去皮，去核，切碎，入锅煮软，捞出。

3. 将碎红薯与碎苹果混合，搅拌均匀即可喂给宝宝。

喂养提示 1. 制作时要把红薯、苹果切得碎一些，可以煮得久一点，尽量煮烂，不要给宝宝吃太多，红薯吃多容易胀气，且这两种食物都有些甜，宝宝吃多不好。

2. 这道辅食具有清热、解暑、开胃、止泻的功效，对于消化不良、便秘、慢性腹泻、贫血和体内维生素比较缺乏的宝宝很好。

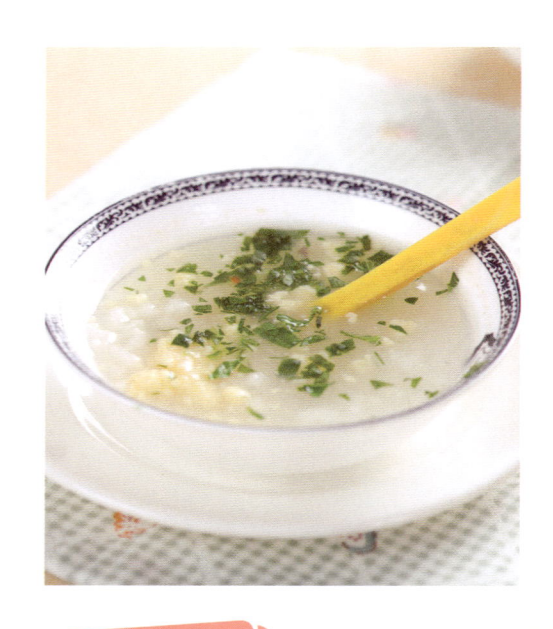

菠菜蛋黄粥

材料 鸡蛋 1 个，菠菜 100 克，软米饭 50 克，高汤、熟植物油各适量。

做法 1. 将菠菜洗净，开水烫后切成小段，放入锅中，加少量水熬煮成糊状备用。

2. 鸡蛋煮熟，取蛋黄，和软米饭、适量高汤（猪肉汤）放入锅内煮烂成粥。

3. 将菠菜糊、熟植物油加入蛋黄粥即成。

喂养提示 1. 菠菜含有的草酸会影响钙、铁的吸收，所以建议把菠菜焯后再食用。

2. 蛋黄中含有丰富的蛋白质、脂肪和脂溶性维生素，以及有利于大脑发育的卵磷脂。菠菜营养丰富，二者搭配，既有助于宝宝健康成长，又有健脑益智的作用。

苹果红薯泥

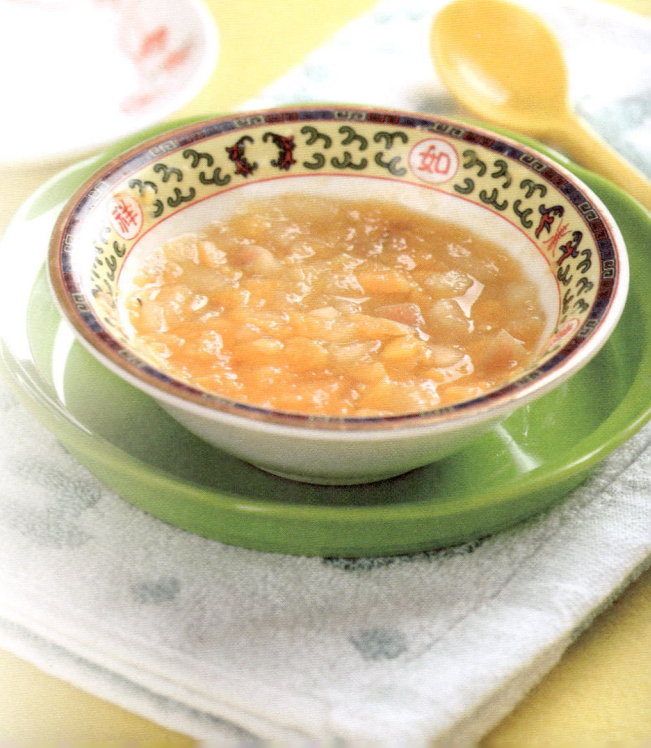

红枣山药泥

材料 山药 30 克,金丝小枣 7 枚。

做法 1. 新鲜山药切成片,上蒸锅蒸熟或用煮锅煮熟,晾凉备用。

2. 金丝小枣洗净,去核,倒入开水锅中煮软煮透,晾凉备用。

3. 将山药和金丝小枣分别打成泥即可。

喂养提示 1. 金丝小枣没有去皮,尽量打得细碎一些,这样容易消化。

2. 将山药泥和金丝小枣泥和在一起,比例为 2:1,或根据宝宝口味适当调整山药和金丝小枣的比例。

3. 山药属药食两用的植物,含淀粉酶、皂角苷、黏液质、精氨酸,作为宝宝辅食,有增强免疫力的作用。

红枣山药泥

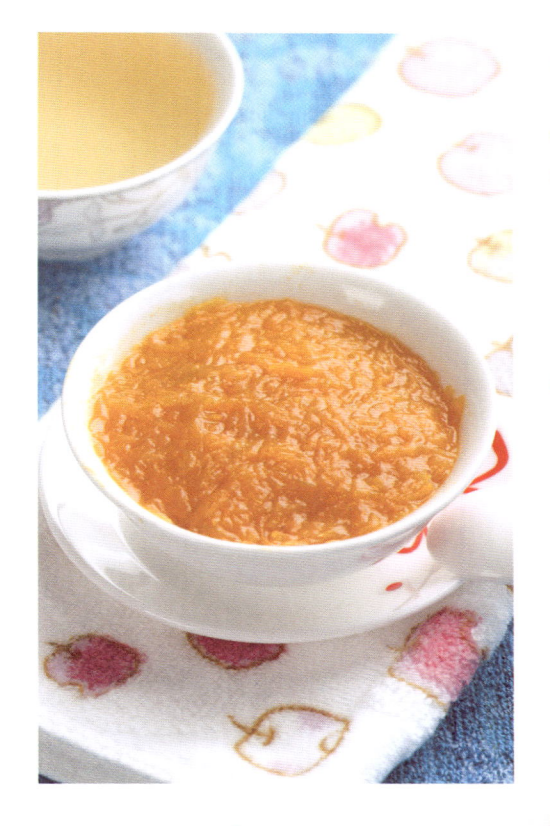

鸡汤南瓜泥

材料 鸡胸肉 100 克,南瓜 20 克。

做法 1. 将鸡胸肉放入淡盐水中浸泡半小时,然后将鸡胸肉剁成泥,加入一大碗水煮。

2. 将南瓜去皮,放另外的锅内蒸熟,用勺子碾成泥。

3. 当鸡肉汤熬成一小碗的时候,用消过毒的纱布将大的鸡肉颗粒过滤掉,将鸡胸肉汤倒入南瓜泥中,再稍煮片刻即可。

喂养提示 1. 南瓜与羊肉同食,会导致胸闷、腹泻。

2. 鸡胸肉肉质细嫩,味道鲜美,富含蛋白质、维生素和矿物质,有温中益气、补虚活血、健脾胃、强筋骨的作用,对营养不良、怕冷、贫血的宝宝来说,是非常好的食疗食物。

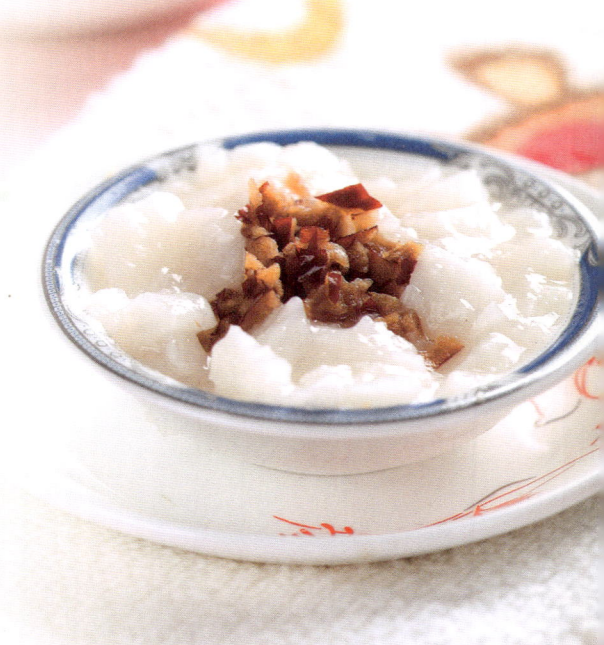

鱼泥

材料 净鱼肉（鳕鱼、小黄鱼等均可）50 克。

做法 1. 将收拾干净的鱼肉研碎。

2. 用干净的纱布包住碎鱼肉，挤去水分。

3. 将鱼肉放入锅内，加适量清水，将鱼肉煮软即可。

喂养提示 1. 鱼肉应在宝宝 8 个月左右，适应了鸡肉、猪肉等肉类后再尝试。鱼肉易引起过敏，第一次加鱼肉时，应用勺子蘸一点鱼泥喂给宝宝，确认无过敏反应后再逐渐加量。

2. 要用新鲜的鱼做原料，且一定要将鱼刺除净，由于宝宝吞咽功能还不够完善，起初做鱼泥可先将鱼皮去掉。

3. 鱼泥软烂，味鲜，富含蛋白质、不饱和脂肪酸及维生素，宝宝常食能促进发育、增强体质。

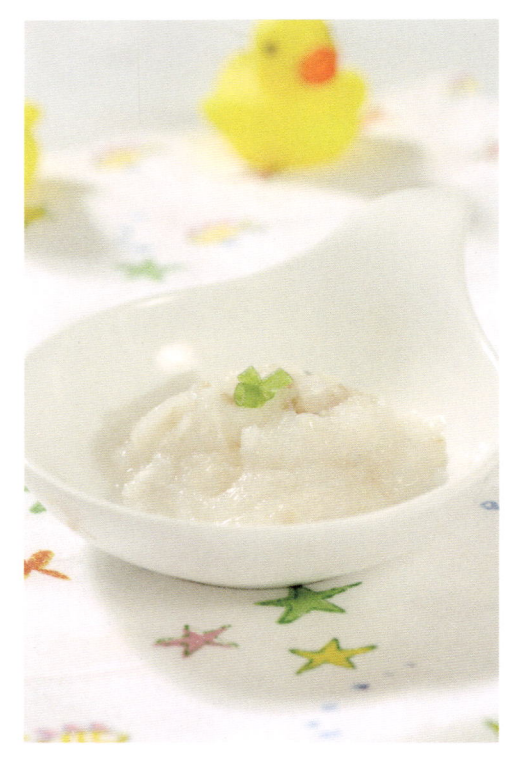

番茄鱼糊

材料 鱼肉 100 克，番茄 20 克，鸡汤 200 克。

做法 1. 将鱼肉煮熟后切成碎末。

2. 番茄用开水烫后剥去皮，切成碎末。

3. 锅内放入鸡汤，加入鱼肉末、番茄末，煮沸后用小火煮成糊状即成。

喂养提示 1. 一定要用新鲜鱼肉，同时必须将鱼刺剔净；番茄一定要煮烂。

2. 此菜含有丰富的蛋白质、钙、磷、铁和多种维生素，有助于生长发育。

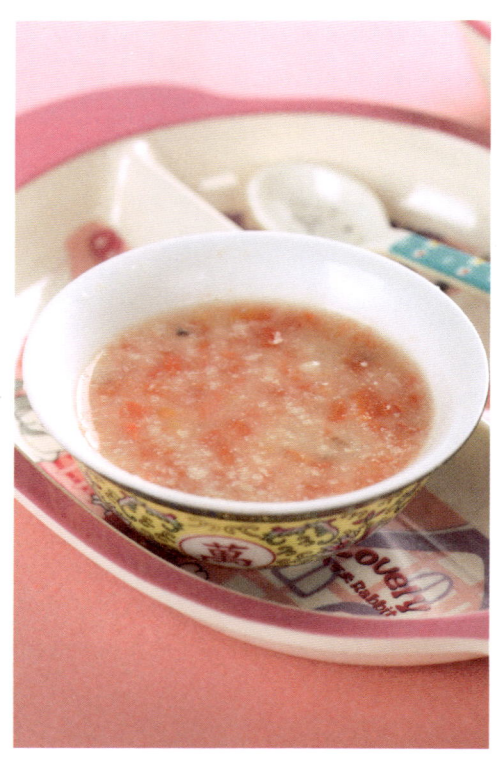

番茄土豆鸡末粥

材料 鸡胸脯肉末 50 克，番茄半个（约 30 克），土豆 1 个（约 120 克），大米软饭 150 克，熟植物油适量。

做法 1. 土豆洗净，锅中加水煮熟，去皮，切成小丁。

2. 番茄洗净，用开水烫一下，切成小块。

3. 起油锅，将熟植物油倒入油锅，放入新鲜鸡胸脯肉末，煸熟后推向锅的一侧，然后在锅中放入番茄块，煸炒至熟，再把两者混合一块。

4. 将肉末、番茄块、土豆丁和软饭一起放入锅内，用小火煮 5~10 分钟，待粥香外溢则成。

喂养提示 此粥营养全面，搭配合理，有较好的补锌效果，有助于宝宝皮肤、骨骼和毛发的健康。

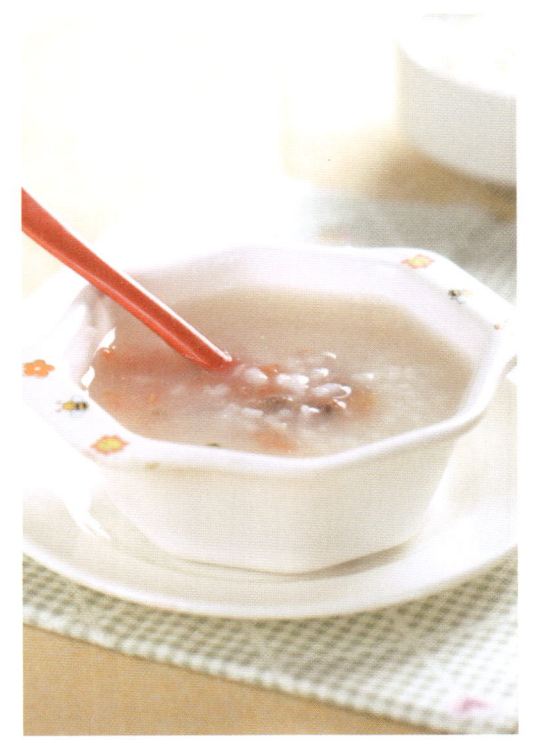

肉汤蛋糊

材料 鸡蛋 1 个，肉汤适量。

做法 将鸡蛋洗净，煮熟，取出蛋黄并捣碎，与煮熟的肉汤和在一起搅匀即可。

喂养提示 蛋黄中有宝贵的维生素 A 和维生素 D，还有维生素 E 和维生素 K，水溶性的 B 族维生素也绝大多数存在于蛋黄之中。同时蛋黄中含有不少的铁和锌，不仅可用来补铁，对宝宝大脑发育也有益。

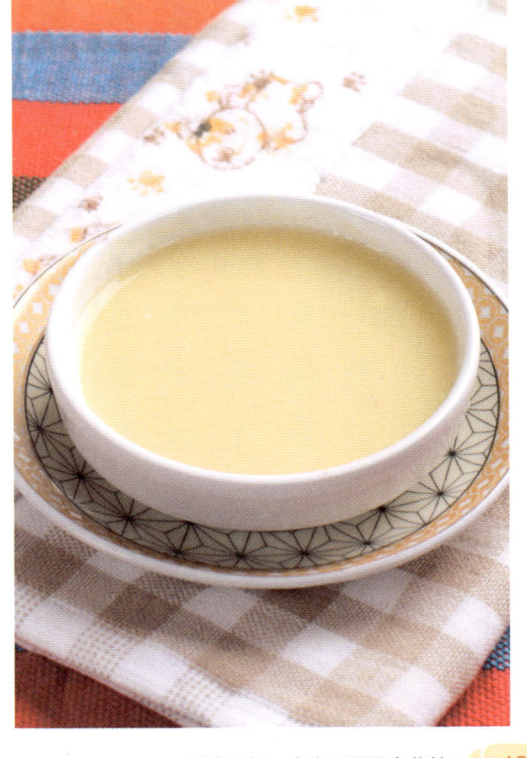

10~12个月宝宝的辅食——建立三餐三点的饮食模式

可以添加些小块状的食物

这个阶段，宝宝的牙齿正在迅速地生长，经过前几个月对辅食的接触，现在已经可以吃些小块状的食物了，比如稍软的面条、粥类等食物。同时，食物的块状可逐渐增大，这样能很好地锻炼宝宝的咀嚼能力。

宝宝吃什么拉什么

随着固体食物的添加，宝宝的肠胃通常会不适应，有段时间会出现吃什么拉什么的现象，大便中常有整块的菜叶、整粒的米饭、肉丁等，这是正常现象，大多数宝宝都要经历这样一个阶段。

只要不是大量拉吃下的东西，就代表只是少部分消化不彻底而已，遇到这种情况，固体食物还是要继续添加。只要宝宝的大便是软便，拉着也不费力，宝宝不哭闹，那就不要紧。如果添加固体食物后，宝宝出现了腹泻、便秘、食欲减退的现象，那么辅食的硬度和粗糙度都必须要适当降低，做的软烂一些，颗粒再小一些。

辅食从每天2顿逐渐过渡到3顿

宝宝吃辅食的顿数和每顿吃的量都在慢慢增加，但是奶量仍然要得到保证，每天需要600毫升左右的母乳或配方奶。宝宝吃奶可能存在差异，有的宝宝一次能喝300毫升，每天只用喝2次奶，有的宝宝一次只喝100毫升，每天需要喝6次奶，这都是正常的，只要保证每天600毫升的奶量即可。

这个时期，宝宝先渐渐地在下午增加1顿辅食，等到适应了2顿辅食后，可以在中午大人吃饭时也增加1顿辅食，逐渐形成每天三餐辅食的饮食模式。辅食还是以米和面为主，搭配些蛋白质食品如肉类和蛋类，再搭配些蔬菜、水果就可以了。

点心仍然可以是水果、面包、馒头片等，在宝宝2顿辅食之间给，虽然每天有3次点心时间，但给点心的原则仍然是：宝宝要就给，不要就不主动给。

妈妈加油站

食量每个宝宝都表现出了不同，无论怎样，宝宝的食量都不用精确计算，只要宝宝还吃就可以喂，不吃了，就可以停喂，宝宝自己愿意在餐桌上吃，就让他吃，不想吃要下去，就让他离开。

让宝宝充分练习咀嚼

这个时候宝宝虽然有了几颗牙，但咀嚼食物与牙齿的关系不大，主要是用牙床咀嚼，无论宝宝牙齿多还是少，这一时期都要给宝宝补充更多的营养，并让宝宝充分练习咀嚼。咀嚼练习可以促进咀嚼肌的发育、牙齿的萌出、颌骨的正常发育与塑形，以及肠胃道功能及消化酶活性的提高，也就是说不能再单纯吃泥糊状辅食了，必须增加食物的硬度。

这个时期的注意事项是：

宝宝的饮食由出生时以乳类为主渐渐过渡到乳类提供约一半营养的阶段，宝宝每天除了吃母乳或者配方奶外，还要渐渐地吃3次主食和3次点心。

不再只供给泥糊状食物，还要适当增加食物的硬度，多数宝宝都可以尝试半固体甚至固体食物了，比如稠粥转为软饭、烂面条转为包子、饺子、馒头片，菜末、肉末转为碎菜、碎肉等。

引导宝宝细嚼慢咽

细嚼慢咽可使食物在口腔中磨碎，便于吞咽，减轻胃的工作，同时能反射性地引起胃液的分泌，为食物的下一步消化做好准备，对于宝宝牙齿、颌骨的发育也有帮助。

有不少家长在喂饭时，一旦成功地往宝宝嘴里塞了一满勺子饭，就感到特别高兴，认为这样宝宝能多吃一点，其实这样并不妥当，因为宝宝满嘴都是食物，他要么是含着饭不吞，要么会囫囵吞枣地吃下去。

家长在喂饭时，最多每次一平勺，如果宝宝含饭不吞，还要减少到半勺，每次喂少一点，宝宝吃起来愉快，也更有成就感，咀嚼的次数也会相应更多。

平时要有意培养宝宝细嚼慢咽的习惯，耐心地教宝宝怎样咬一小口食物，接着把它嚼碎，然后慢慢吞下去。

如果宝宝经常显得没有耐性咀嚼，妈妈平时可以多和宝宝玩一些有助于锻炼耐心的游戏，如"穿珠子""数数碗中的小豆豆"等游戏。

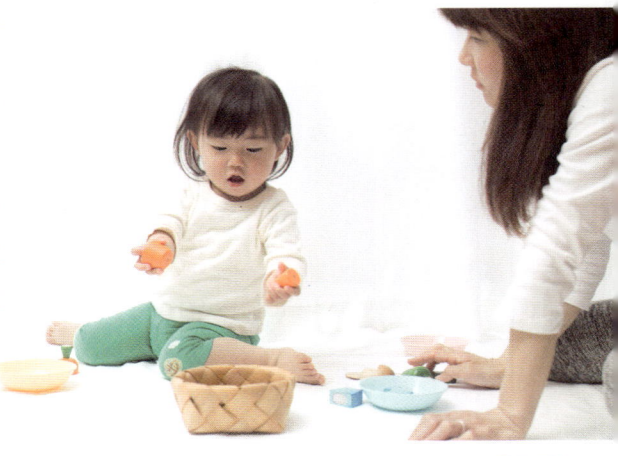

建立固定的进餐程序

现在，宝宝已经渐渐习惯吃辅食了，家长应当给宝宝建立起一套用餐程序，如每当辅食做好后，就用愉快的声音高喊："吃饭喽。"然后给宝宝围上围嘴，抱到餐桌前，在他周边铺上报纸，再拿来餐具，端上辅食，开始进食，如果宝宝不肯吃了，不要逼迫或者追着喂，让他撤离餐桌，促使宝宝形成在餐桌前或者自己的餐椅上吃饭的习惯。

形成进餐程序的重要意义

1 坚持吃饭前形成一套完整的程序，次次如此，以后家长一做吃饭前的准备工作，宝宝就知道要吃饭了，会乖乖等待饭菜上桌，待饭菜端上来之后，也能顺利开始进餐，这样宝宝吃辅食就会很顺利。

2 形成一套用餐程序，对宝宝的消化吸收也有好处，因为程序一旦形成，宝宝更容易出现条件反射，看到饭碗、勺子摆上桌就知道要吃饭了，从而刺激消化系统开始分泌胃液。

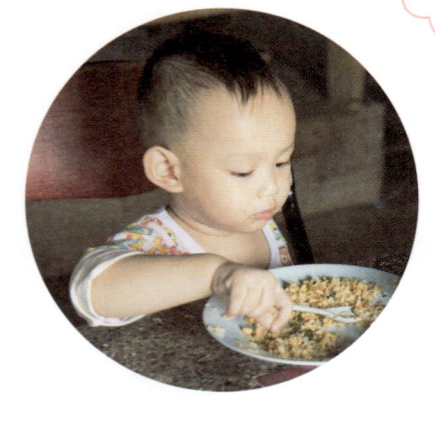

妈妈加油站

如果宝宝在餐前或者进餐时闹着要吃零食，尽量不要次次满足他，就算这次给了零食，也必须马上将刺激宝宝要零食的因素消除。在快吃饭或刚刚吃完饭的时候给宝宝吃零食，宝宝正餐就不容易好好吃，这样就没法形成固定的进餐程序，零食应等到点心时间再给。

让宝宝尝试用杯子喝水

用杯子喝水对宝宝来说是比较难的技巧，如果宝宝不喜欢用吸管杯或者奶瓶喝水，这并不是坏事，可以直接给宝宝尝试使用杯子，当然了，不能要求宝宝用杯子喝水和大人一样控制得好，水洒在衣服上是很正常的，不要因此剥夺了宝宝的兴趣，多试试自然就会越来越稳。

如果宝宝习惯了用奶瓶喝水

如果宝宝习惯了用奶瓶喝水，一下子改用杯子喝水会有点困难，可以一步一步慢慢来，先用吸管取代奶瓶，再用杯子取代吸管。

1 妈妈拿着吸管杯在宝宝面前喝水，吸引宝宝的注意，放慢动作让宝宝观察、学习，如果宝宝想要把杯子拿过去，就将吸管洗干净后给他，然后继续做吸水动作，让宝宝模仿着做，当宝宝意外地吸到杯子里的水之后，他很快就能了解这个动作所带来的结果，进而学会用吸管喝水。

2 在坚持使用吸管喝水一段时间之后，如果宝宝出现了看见大人用杯子喝水，自己也想学大人用杯子喝水的情况，就可以考虑让宝宝尝试使用没有吸管的杯子了。一般来说，在宝宝大约满1岁时就可以开始训练。多练习几次，宝宝很快就能学会。

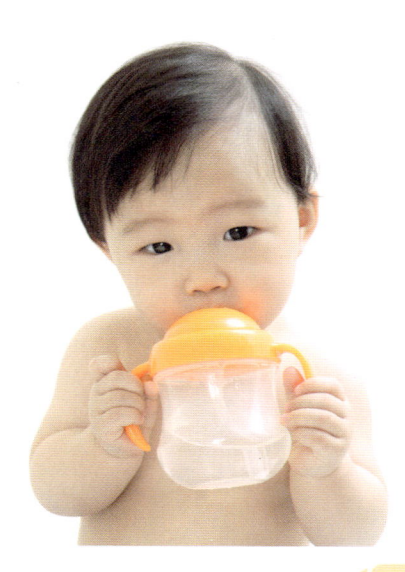

如果宝宝只对奶瓶情有独钟，妈妈可以试试在奶瓶中倒进白开水，而在水杯中放奶、果汁等，在这种情况下，宝宝一般都会选择水杯。刚开始使用杯子时，妈妈应选择不易破碎，有紧扣的盖子、小吸嘴、双把手的方便水杯，等宝宝适应后再过渡到普通水杯。

辅食制作

蛋黄荷兰豆糊

材料 鸡蛋 1 个，荷兰豆 500 克，大米 50 克。

做法 1. 荷兰豆去掉豆荚，用刀剁成豆茸。

2. 将鸡蛋煲熟捞起，放入凉水中浸一下，去壳，取出蛋黄，压成蛋黄泥。

3. 大米洗净，在水中浸 2 小时，豆茸和水一起煲约 1 小时，煲成半糊状，然后拌入蛋黄泥约 5 分钟即可。

喂养提示 1. 豆类中含有的蛋白属于高过敏原，首次添加时应注意观察宝宝有无过敏反应。家族有豆类过敏史的宝宝可延迟添加。

2. 此糊含有丰富的钙质和碳水化合物、维生素 A 等营养素，是宝宝补充钙质的良好来源，同时还有健脑的作用。

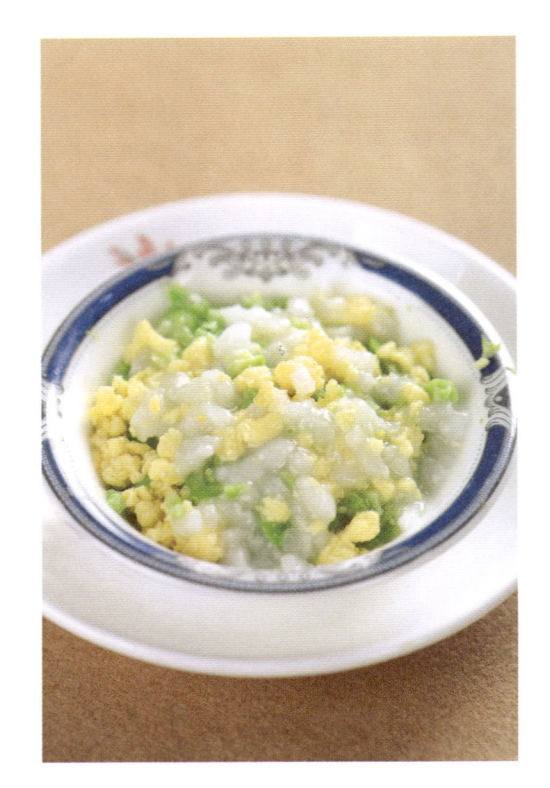

磨牙小馒头

材料 面粉 50 克，配方奶粉 15 克，发酵粉适量。

做法 1. 将面粉、发酵粉、配方奶粉和在一起，加适量水揉匀，静置 5 分钟左右。

2. 将发好的面团再次揉匀，切成等量的 5 份，揉成小馒头的生坯。

3. 静置 5 分钟，待馒头发至原来的 1 倍大，入蒸锅大火蒸 15 分钟即可。

喂养提示 1. 不要挑选颜色雪白或灰白的面粉，其添加了大量增白剂，是不适合作为宝宝食材的。

2. 磨牙小馒头主要营养物质是碳水化合物，此外还含有一定量的其他各种营养素，有养心益肾、健脾厚肠、除热止渴的功效。

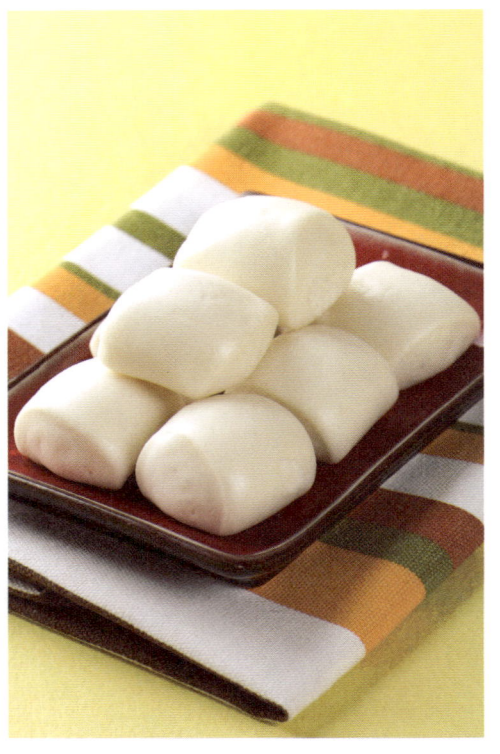

小米鸡蓉粥

材料 鸡胸肉40克，嫩豆腐50克，胡萝卜50克，小米10克。

做法 1. 鸡胸肉切碎，和嫩豆腐一起放入搅拌机打成鸡肉豆腐泥。

2. 用宝宝的小汤匙取一点儿鸡肉豆腐泥，放入开水中烫熟，做成小小的鸡肉豆腐丸子。

3. 胡萝卜切成薄片蒸熟，再用勺子碾碎。

4. 把胡萝卜泥混入小米粥中，再放入煮熟的鸡肉豆腐丸子即可。

喂养提示 豆腐营养丰富，含有铁、钙、磷、镁等人体必需的矿物质，而胡萝卜、小米粥能开胃、养胃，具有健胃消食，防止反胃、呕吐的功效。

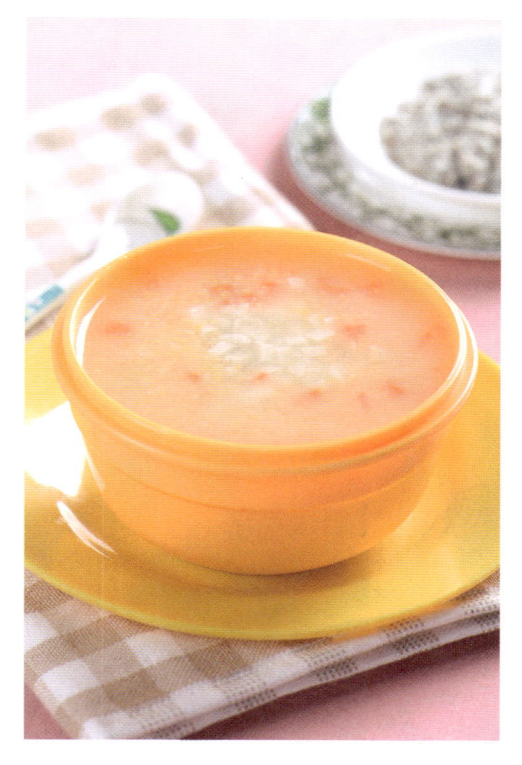

南瓜红薯玉米丁粥

材料 红薯100克，嫩玉米粒50克，南瓜50克，大米适量。

做法 1. 红薯洗净，去皮，切成丁；嫩玉米洗净切碎；大米洗净；南瓜洗净，切成丁。

2. 红薯丁、玉米、南瓜丁和大米一起下锅，小火煮至大米、玉米软烂即可。

喂养提示 此粥营养丰富、全面，有润肺利尿、养胃去积的作用，有利于宝宝成长发育。

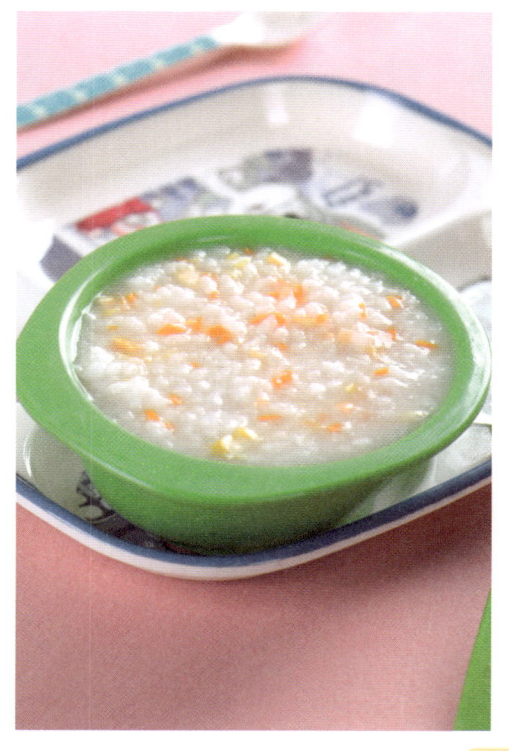

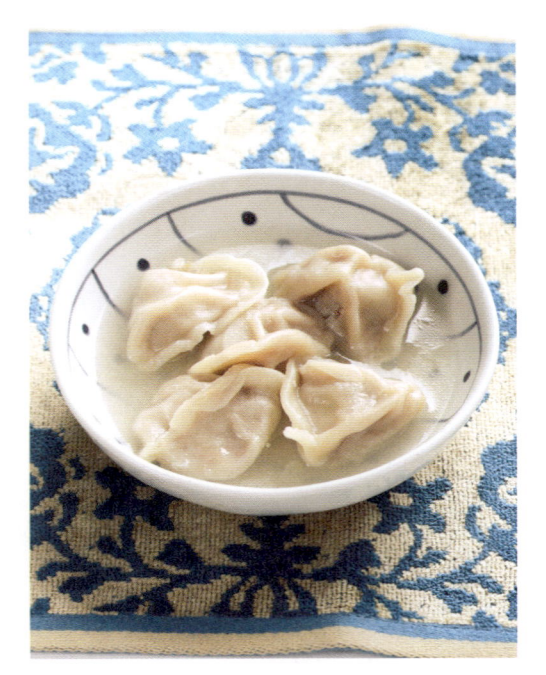

鸡肉白菜饺

材料 鸡胸肉、圆白菜、芹菜各 10 克，鸡蛋 1 个，饺子皮、高汤、植物油各适量。

做法 1. 鸡胸肉、圆白菜、芹菜洗净，切成末；鸡蛋洗净，打在碗里，搅打至起泡。

2. 炒锅放植物油，烧热，倒入鸡蛋液，炒熟，搅碎成末。

3. 将鸡胸肉、圆白菜、鸡蛋末拌匀成馅，包成饺子，下锅煮熟。

4. 高汤放入锅内，撒入芹菜末，稍煮片刻，放入煮熟的小饺子，煮沸即可。

喂养提示 1. 白菜切时宜顺丝，这样白菜容易熟一些，一些纤维多的肉类也是如此。

2. 鸡肉白菜饺富含营养，且很适合宝宝的口味，不喜欢吃米饭和粥的宝宝可常吃这道辅食，以补充能量。

鸡肉青菜粥

材料 鸡腿 1 个（约 100 克），水发黑木耳、小白菜、大米各适量。

做法 1. 鸡腿洗净，去骨，切成小丁，锅中烧开水，下鸡腿肉丁焯出血沫，倒掉脏水，将鸡腿肉丁清洗干净。

2. 黑木耳洗净后切碎；小白菜叶用手撕碎；大米淘洗干净。

3. 将鸡腿肉丁、黑木耳和大米一起放入高压锅中，倒入适量水，盖上锅盖，大火烧至高压上气后转小火 10 分钟。

4. 关火，等高压锅排气后，打开锅盖，开火，放入小白菜叶搅拌均匀，加热 30 秒。将粥盛出后，待温热即可食用。

喂养提示 鸡肉消化率高，很容易被宝宝吸收利用，有增强体力、强壮身体的作用。加上蔬菜，营养也比较均衡。

番茄银耳小米粥

材料 番茄100克，小米50克，银耳10克。

做法 1. 将小米放入冷水中浸泡1小时，待用。

2. 番茄洗净，切成小片；银耳用温水泡发，除去黄色部分后切成小片，待用。

3. 将银耳放入锅中，加水烧开后，转小火炖烂，加入番茄、小米一并烧煮，待小米煮稠后即成。

喂养提示 小米营养丰富，营养素的种类和含量均比大米多，小米还含有较多的色氨酸，具有显著的帮助睡眠的作用。

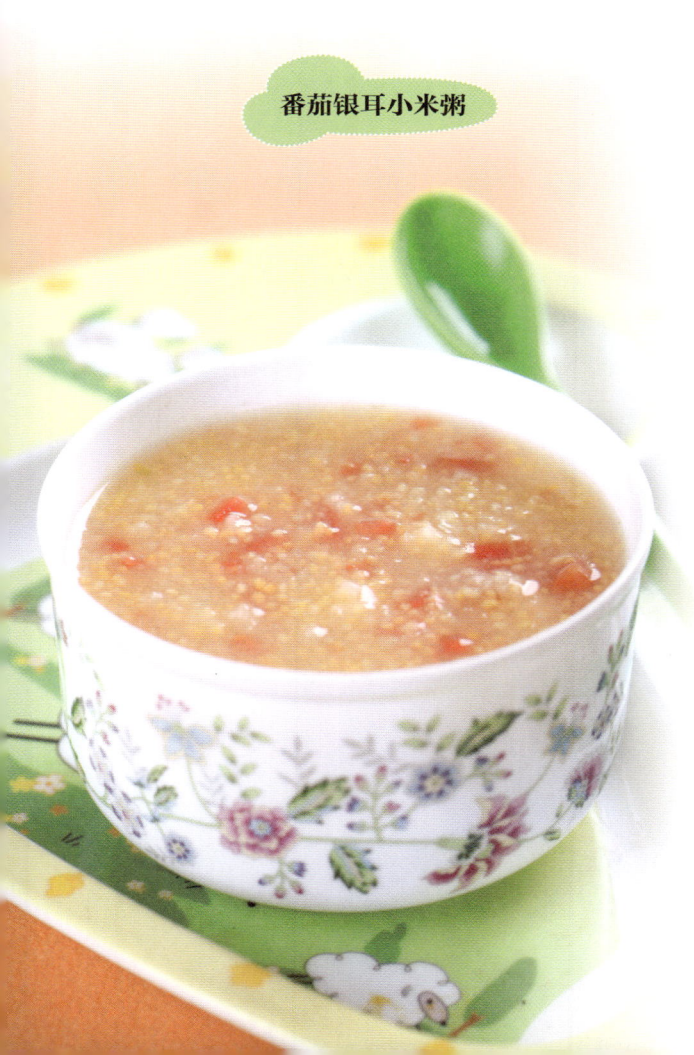

番茄银耳小米粥

紫甘蓝蒸肉卷

材料 紫甘蓝、胡萝卜、莲藕、洋葱各10克，猪瘦肉20克，玉米油数滴。

做法 1. 将猪肉、胡萝卜、莲藕、洋葱都洗净，剁成细泥，搅拌在一起，滴入玉米油，顺时针搅拌均匀。

2. 锅中烧水，将紫甘蓝整片放入水中煮软。取出后过冷水，然后用刀在靠近顶部比较软的部位，切下小片，把馅料放在上面，轻轻卷起来，摆在盘子上。

3. 锅中放水烧开，把盘子放在笼屉上，隔水蒸5~10分钟，取出，放温即可喂食。

喂养提示 等宝宝可以吃调味料了，可以把盘子里蒸出来的汤汁再重新倒入锅中，加水淀粉、酱油、香油勾芡，然后再倒在肉卷上，色香味都更好一些。

香煎面包干

材料 吐司面包1片，鸡蛋1个，植物油适量。

做法 1. 鸡蛋取蛋黄，打散成糊。

2. 将吐司面包外圈硬皮撕去，切成1厘米宽的条，在表面均匀地裹上蛋黄。

3. 锅中抹油，加热，将面包条放入煎到表面略硬即可。放温给宝宝抓着磨牙吃。

喂养提示 1. 找一片生菜，撕成扇形，裹住面包干，就像马蹄的叶子，会很美观。

2. 如果有自制草莓酱、山楂酱等果酱，可以蘸着吃，宝宝会更喜欢。

3. 把面包条高高地摞起来成一堵墙，宝宝在拿取的时候，鼓励他把面包墙推倒，推倒后宝宝会更高兴。

三色软米饭

材料 圆白菜 30 克，香菇 20 克，胡萝卜 10 克，淀粉、软米饭、植物油适量。

做法 1. 香菇洗净，用温水浸软，捞出沥干水，切成细粒，留下浸香菇的水待用。

2. 圆白菜洗净后切成碎末，胡萝卜去皮洗净，切成碎丁。

3. 锅内放入植物油，烧热，加入圆白菜、胡萝卜、香菇炒匀，倒入适量香菇水。

4. 小火焖至汤汁浓稠，用稀薄的水淀粉勾芡，稍加热，盖到软米饭上即可。

喂养提示 1. 香菇制作前需要泡发，不要用热水泡。香菇洗净后再泡，泡香菇的水可以用来烹调，能够提味。

2. 三色软米饭营养丰富、美味可口、香气四溢，有助于提高宝宝的进餐兴趣。

胡萝卜丝肉饼

材料 胡萝卜 30 克，猪瘦肉 50 克，鸡蛋 1 个，芹菜、植物油适量。

做法 1. 胡萝卜洗净，去皮，切丝；猪瘦肉洗净，切碎；芹菜洗净，切丝。

2. 鸡蛋取蛋黄打入碗中，搅散至起泡，放入胡萝卜、猪瘦肉、芹菜，搅拌均匀。

3. 将搅拌好的材料做成厚约 1 厘米的圆饼。

4. 锅内放入植物油，摊入圆饼，小火煎至两面金黄，饼熟即可。

喂养提示 1. 若不好掌握火候，或是希望饼能更清淡一些，可以将圆饼用保鲜膜覆盖上，用蒸锅蒸熟，大约蒸 20~30 分钟即可。

2. 将饼做到宝宝能拿的大小，由宝宝自己吃，能吃多少就吃多少，不可勉强。

3. 胡萝卜丝肉饼不仅对宝宝的眼睛很有好处，还具有促进宝宝食欲、增进小肠吸收功能的作用。

鱼肉小馄饨

材料 净鱼肉 20 克，馄饨皮（薄一点的）10 张，香油适量。

做法 1. 净鱼肉洗净，剁碎，拌入极适量香油，搅匀。

2. 将鱼肉包入馄饨皮中。

3. 将包好的馄饨放入开水中，煮熟即可。

喂养提示 1. 鱼的侧面皮下各有一条白筋，这是鱼腥味的来源，由于宝宝的食物不好调味，因此在处理鱼肉时可以将这两条白筋抽干净，这样可以最大限度地去除鱼腥味。

2. 给宝宝吃的鱼需要剔净鱼刺和鱼骨，生鱼选择腹部的肉较好，这里鱼刺少且大，容易剔干净，如果是桂鱼、黄花鱼这类刺少的鱼，则顺着鱼的纹理将肉片取下即可。

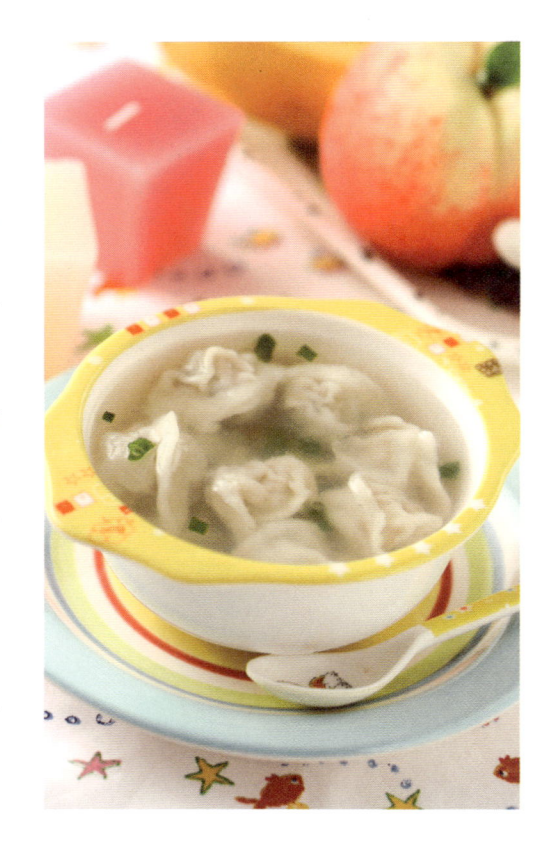

南瓜拌饭

材料 南瓜20克，大米50克，白菜叶、高汤适量，糖适量。

做法 1. 南瓜去皮后，取少量切成碎粒。

2. 大米洗净，加汤泡后，放在电饭煲内，加水煮，待水沸后，加入南瓜粒、白菜叶煮至米、南瓜糜烂，放点糖调味也可。

喂养提示 1. 南瓜最好选择外形完整、带瓜梗、梗部坚硬且有重量感的。如果表面出现黑点，代表内部品质有问题，不宜选用。

2. 由于南瓜是一种低脂肪、低热量、低糖类食物，肥胖的宝宝可以多食用。

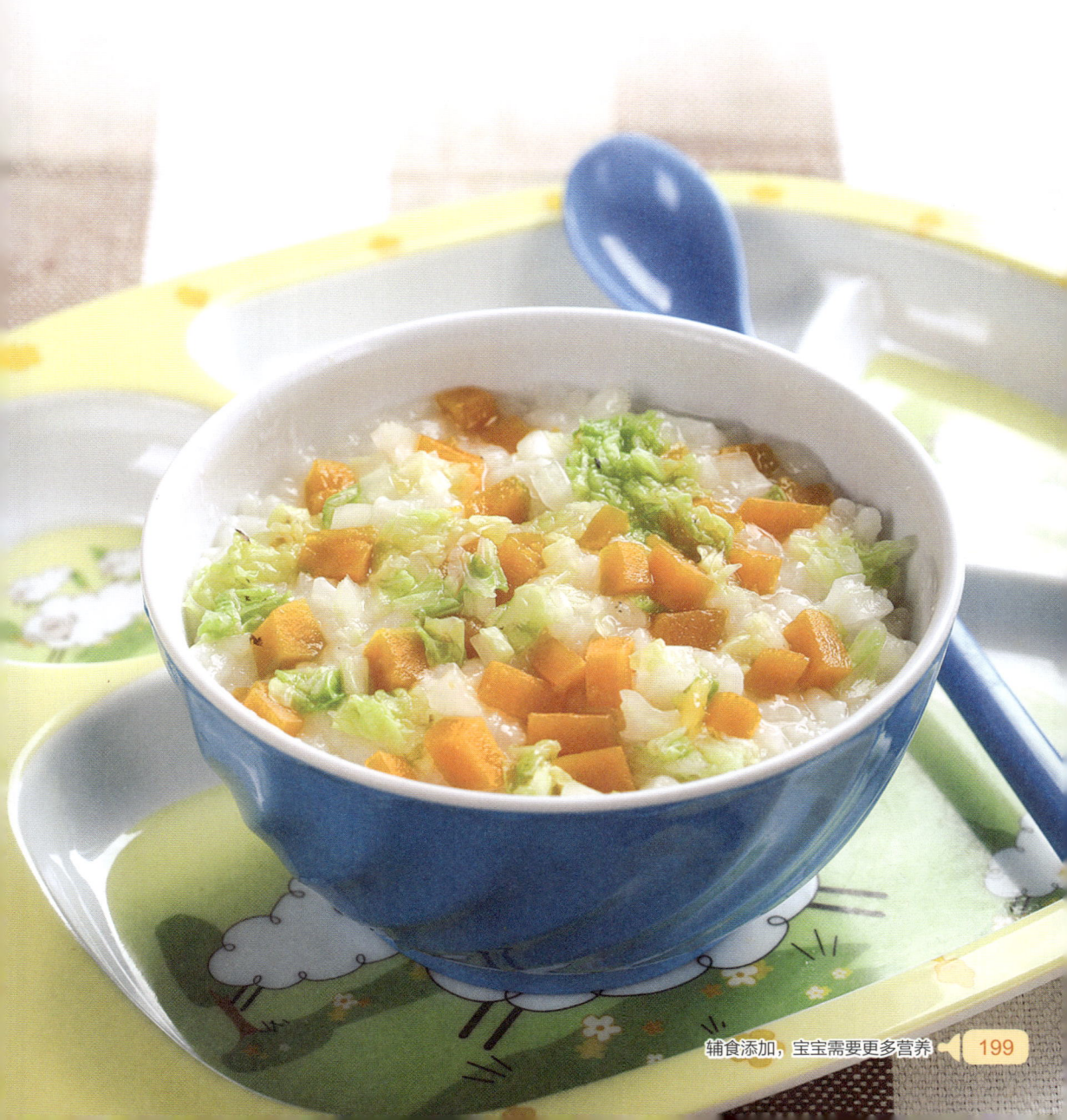

高汤水饺

材料 猪肉 200 克，白菜 150 克，面粉 300 克，盐、葱姜末、紫菜、鸡汤各适量。

做法 1. 将白菜剁成碎末，挤去水分；猪肉剁成蓉，加入盐、葱姜末拌匀，再加入适量的水调成糊状，最后放入菜末拌成馅备用。

2. 面粉加冷水和成面团，制成饺子皮，加馅，包成小饺子。

3. 先用开水将饺子煮至八成熟捞出，然后放入鸡汤内煮，加入盐、紫菜即成。（剩余的饺子可分装速冻，留待以后要吃时再煮）。

喂养提示 1. 馅要碎、味要淡、个要小、汤要鲜。

2. 此饺汤鲜味美、皮软馅鲜，营养十分全面。宝宝食用，既补充营养，又促进身体发育。

红薯鸡蛋粥

材料 红薯 50 克，鸡蛋 1 个，牛奶适量。

做法 1. 将红薯去皮，蒸烂，并捣成泥状。

2. 将鸡蛋煮熟之后把蛋黄捣碎。

3. 红薯泥加牛奶用小火煮，并不时地搅动；黏稠时放入蛋黄，搅匀即可。

喂养提示 1. 红薯与香蕉同食易腹痛。

2. 红薯含有大量的碳水化合物、蛋白质、脂肪和各种维生素及矿物质，能有效地为人体所吸收，防治营养不良症。

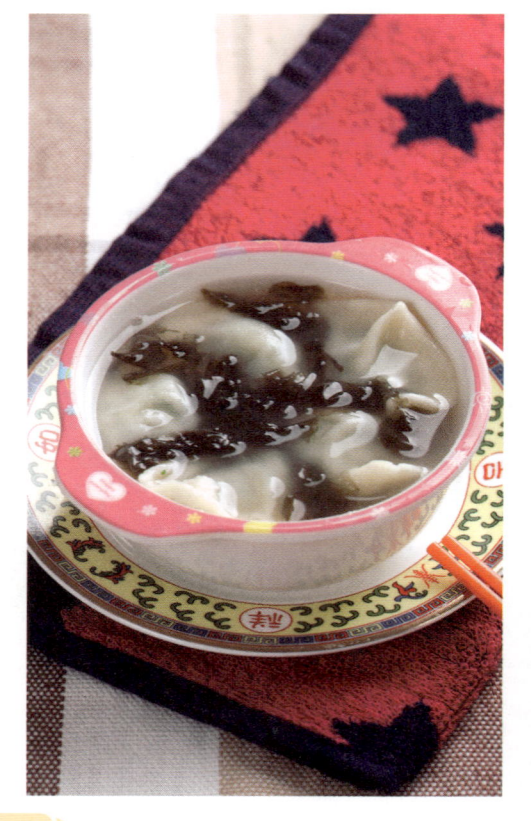

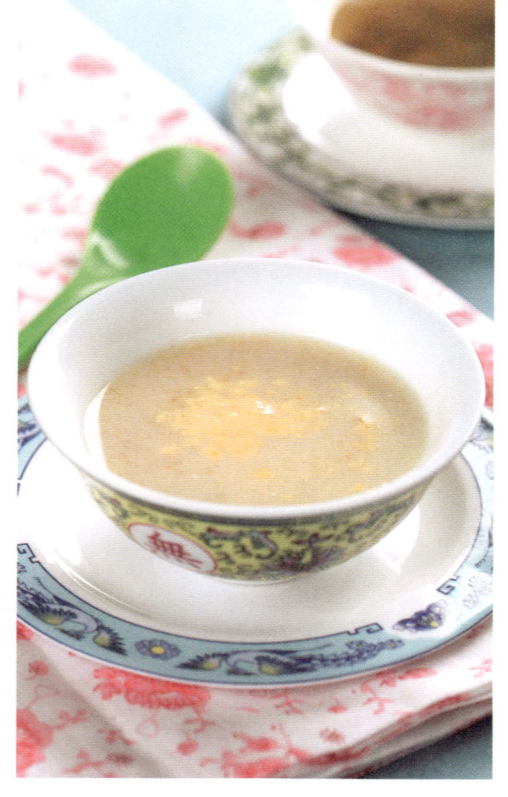

土豆拌茄子泥

材料 土豆、茄子各半个，鸡汤适量。

做法 1. 土豆和茄子隔水蒸 30 分钟彻底软透。
2. 用勺子压扁碾碎后加入鸡汤拌匀即可。

喂养提示 茄子是为数不多的紫色蔬菜之一，其含有的维生素 B_1 具有增强大脑和神经系统功能的作用，对宝宝有健脑益智的作用。

山药薏米红枣粥

材料 山药 100 克，大米、薏米各 50 克，红枣 3 枚。

做法 1. 红枣、薏米、大米洗净，用水浸泡 2 小时左右。
2. 山药削皮，洗净后切小块。
3. 锅中倒入 800 毫升水，加入薏米、大米，中火煮沸后改小火慢炖片刻，再加入山药块和红枣，煮 30 分钟左右即可。

喂养提示 山药含有多种营养素，有强健机体的作用。

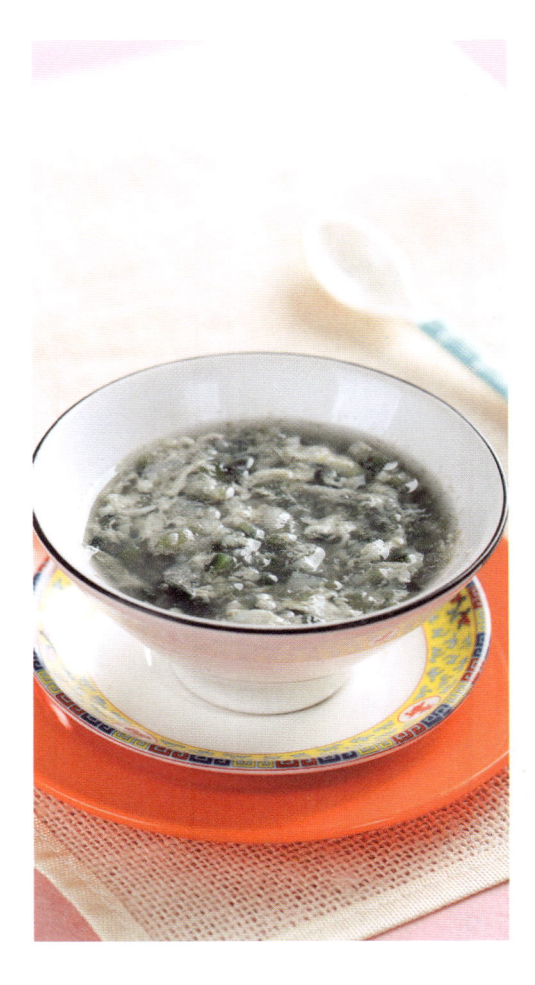

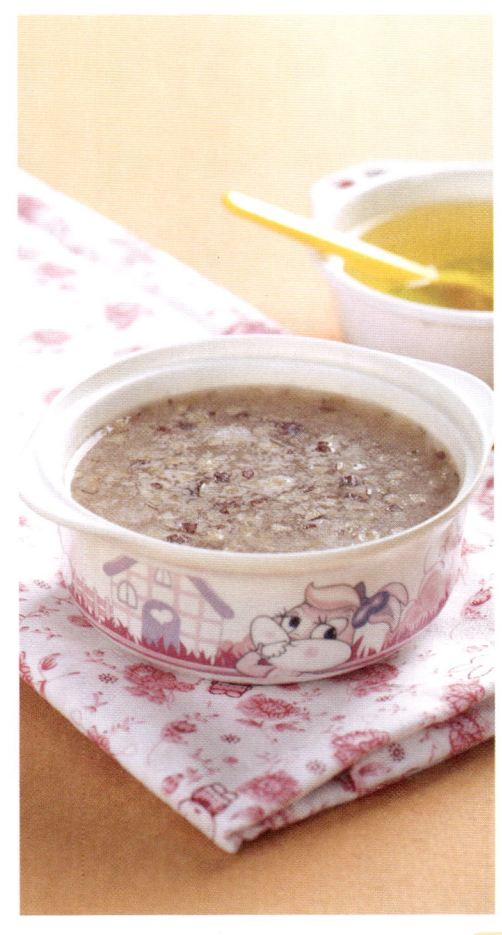

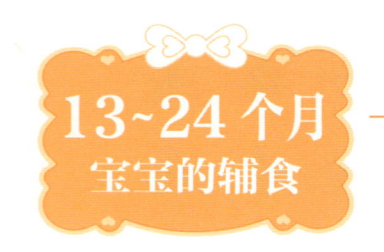

13~24个月宝宝的辅食——增加种类，由软变干

为乳磨牙准备固体食物

宝宝满1岁半后，就有4颗第一乳磨牙了。乳磨牙的萌出是宝宝具备了真正意义上咀嚼能力的标志。此时可以给些固体食物让宝宝尝试着去撕咬、咀嚼，掌握进一步的进食技能。

应该给宝宝什么样的固体食物

现在，馒头、面包、米饭、水果、蔬菜等，只要质地不是特别硬，都可以固体的形式给宝宝吃，不过，给宝宝尝试的固体食物还是要软一些，毕竟年龄还小，跟成人是没法比的。

馒头、面包等不用汤泡，直接掰成小块喂给宝宝就行；面食还可以做饺子、包子，直接吃，也不需要泡汤；吃米饭时也可以不用再煮粥，只要煮得软一些就可以；水果不用榨汁或者刮泥，也不用再上锅蒸煮，大人怎么吃，就让宝宝怎么吃；蔬菜不用煮粥或煮到面里，炒后也不用加水再炖成糊了；肉、鱼、虾也不用做成糊状才混入面或粥里，等等。

坚持锻炼咀嚼能力

如果宝宝的乳磨牙没有萌出，到了1岁也可以适当添加固体食物，以锻炼宝宝的咀嚼能力，这时宝宝往往是用牙龈磨碎食物。

如果宝宝的乳磨牙已经长出，却不肯接受固体食物，没有咀嚼的意识，家长就需要教宝宝咀嚼，给他锻炼的机会。可以在他吃饭的时候一起做咀嚼的动作，并且要有夸张式的表演，让宝宝更清楚地看到动作，具备咀嚼的意识，逐渐加大硬度，坚持锻炼，直到能够吃稍大块的硬食。

如果咀嚼、吞咽能力长时间得不到应有的锻炼，与之相关的肌肉发育会受影响，如脸部、口腔、牙龈等，最终导致脸型奇怪，舌头、嘴唇僵硬，甚至影响语言表达能力。此外，宝宝的肠胃没有机会消化粗糙、硬的食物，用进废退，相关的功能就会有所退化，以后宝宝稍微吃得不合适就会肠胃不适。

宝宝现在偏食很正常

随着能吃的食物越来越多，宝宝偏食、挑食的倾向会越来越明显，总有一些食物是宝宝喜欢的，也有一些食物是他不喜欢的，但这并没有多严重，对宝宝来说，偏食是很正常的现象。

其实，宝宝现在不喜欢吃某些食物跟以后偏食与否没有必然联系，他现在不喜欢的食物可能只是感觉陌生、恐惧等，当这些食物频频在饭桌上出现，恐惧感、陌生感消除，也就能吃得很好了。

而且，现在宝宝不吃某些食物，并不会对他的健康产生什么严重影响，任何一种食物都有营养价值类似的替代品，不喜欢吃这样，可以尝试别的，整体上维持营养结构合理即可。

另外，还可以把宝宝不喜欢吃的食物做得更加细致或与别的食物混合，让他挑不出来，也就不知不觉吃下去了。比如，如果宝宝喜欢吃饺子，妈妈可以把他不喜欢吃的蔬菜包入饺子，一般宝宝都能完全不自知地吃掉。

所以，当宝宝偏食的时候，不要着急，更不要逼迫他接受某种不喜欢的食物，那可能会适得其反，反而让宝宝真的不喜欢吃这种食物了。

妈妈加油站

宝宝吃东西，有时候不知道可以掰成小块，一点一点吃下去，往往把手里所有的都一起塞入嘴里，最后无法咀嚼，直接导致干呕，所以给宝宝自己吃的固体食物块要小，并且要教导他不要一次性塞到嘴里。

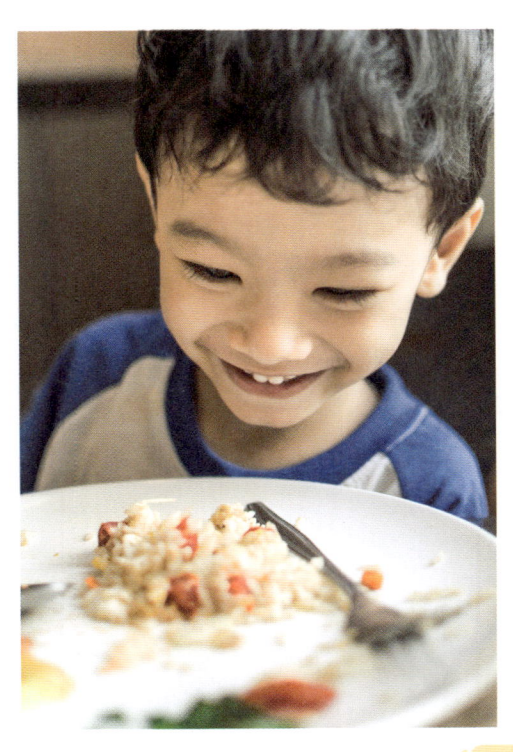

每天摄入至少 10 种食物

要想宝宝能够摄入均衡的营养，建议妈妈能保证宝宝每天吃到至少 10 种食物，每周摄入至少 30 种食物，家长在烹饪时可以将许多种类的食物搭配在一起吃，其中包括：

粮食（米面）	主要是提供宝宝生长发育所需热能（碳水化合物）和 B 族维生素
鱼、畜肉和禽肉	主要是提供蛋白质和脂肪
蔬菜	主要是提供维生素和膳食纤维
水果	主要是提供维生素
配方奶	主要是提供宝宝生长发育所需蛋白质、脂肪、矿物质、维生素，和对宝宝生长发育有利的特殊营养成分
植物油（如花生油、豆油、亚麻油、菜子油等）	主要是提供热量，其供热量较相同重量的蛋白质和碳水化合物（糖类）多一倍。此外，还提供人体所需的"必需脂肪酸"，调节体温和保护内脏器官
豆类和豆制品	豆制品所含人体必需氨基酸与动物蛋白相似，同样也含有钙、磷、铁等人体需要的矿物质，含有维生素 B_1、B_2 和纤维素，而豆制品中却不含胆固醇
坚果	坚果是植物的精华部分，一般都营养丰富，富含蛋白质、油脂、矿物质、维生素，对人体生长发育以及增强体质、预防疾病、改善脑部营养等都有极好的功效。但坚果一般油脂含量较高，因此一次不宜吃太多
海产品	主要是提供矿物质

仍不建议尝试的食物

之前不能吃的很多食物，有些满 1 岁后可以开始尝试了，比如一些高致敏食材。有些则在满 1 岁后都应该不给或者少给，避免宝宝摄入不良物质，影响健康或者大脑发育，也避免宝宝形成不利健康的食物偏好。

以下的食物都是后面这一类型，在 1 岁以后仍然不应该给宝宝吃，以免宝宝吃了之后不断索要，不知不觉多吃。

膨化食品、果冻等零食

雪米饼、仙贝、薯片、虾条以及果冻等零食营养价值非常低，而各种添加剂、香精、着色剂、味精、甜味剂等添加物却种类繁多，对宝宝的健康和大脑发育都可能存在潜在的危害，最好少食用。

各类人工饮料

橙汁、葡萄汁、可乐、汽水等饮料味道甜美，对宝宝的口味影响大，吃多了很容易造成龋齿。其中，可乐含有一定量的咖啡因，会危害宝宝的组织器官，很可能会影响身高；汽水则是弱碱性的，会中和胃酸，降低宝宝肠胃的消化能力；汽水中含有磷酸盐，会影响宝宝身体对钙和铁的吸收。

爆米花、皮蛋、罐头等含铅食品

爆米花、皮蛋、听装的罐头食品，或者在加工过程中或者在包装中，都会被铅污染，宝宝吃了非常不利，会对大脑神经发育形成严重的干扰。

现在市场上有一种"无铅皮蛋"，只是低铅，并非绝对不含铅，不要被忽悠了给宝宝吃。宝宝对铅的吸收率非常高，低铅也不安全。

巧克力

巧克力味道香甜，很容易得到宝宝的喜爱，不要过早给他吃这种食物。嗜吃巧克力对健康有明显危害，这是已经被证实了的。而且巧克力对宝宝有额外的不利影响。宝宝吃多巧克力，可使大脑长时间处于兴奋状态，影响脑组织发育。

奶油蛋糕

奶油蛋糕现在被广为诟病的一个问题是其中含有反式脂肪酸，对身体健康不利，宝宝也不应该多吃。这个阶段最好不要开始尝试，以免导致宝宝肥胖和龋齿等问题，也避免形成嗜吃甜食的毛病。

方便面

方便面味道鲜美，还有多种口味可选，建议不要过早给宝宝吃，以免他迷恋上这种浓烈的味道，经常放着丰盛饭菜不吃，而以方便面代替。方便面热量高，容易令人虚胖，而且方便面营养单一，无法替代蔬菜、水果、肉、蛋、奶等丰富多样的食物，长期吃会造成营养素缺乏。

妈妈加油站

不建议吃的食物种类，我的主张是一点也不给，不要开始。虽然少吃一点，偶尔吃一点，不过量给，不经常给，对健康影响不大，但是宝宝和成人不同，只要喜欢上了，就会反复要求，如果不给，难免要经常闹气，所以不接触会更好处理一些。

食物逐渐接近成人模式

1 岁以后，宝宝能吃的辅食种类更多了，咀嚼能力也提高很多，吃什么、怎么吃都类似成人了，可以说饮食模式已经接近成人，辅食也成了每天很重要的部分。

每顿的量应适度增加

随着宝宝成长发育，宝宝吃辅食的量在一步步增加，一般来说，断奶后，宝宝每天吃大米、面粉合计可达 100 克，豆制品如豆腐或豆腐干每天 25 克，蛋黄每天 1 个，肉类每天 50~75 克。

现在，宝宝应逐步形成稳定的一日三餐，将每天的食物平均分到三餐即可。另外在每两餐之间还要给宝宝加些点心，果汁、果泥、果酱以及整个水果都可以，每天供应 120 克。由于不同的宝宝食用量会有差异，妈妈也不必刻意要求宝宝的食用量与推荐量一致，只要宝宝精神良好、消化良好、到点想吃饭就可以。

咀嚼难度可适当提高

宝宝吃辅食的量、种类都增加了，咀嚼难度也可以再次提高，从上一阶段的颗粒物过渡到小块状，肉类可以吃碎肉，蔬菜可以吃碎菜。在这个阶段，相比于成人饮食，宝宝的辅食只需要做得软烂一些、小块一些就可以了。

饮食习惯慢慢固定

这个阶段的宝宝应该像成人一样逐渐形成固定的饮食习惯，在固定的时间、固定的地方用固定的方式进食。此时最适合的是一日三餐辅食加 2~3 顿奶，每餐辅食都固定在餐桌上或者他自己的餐椅上，用饭碗和勺子吃。

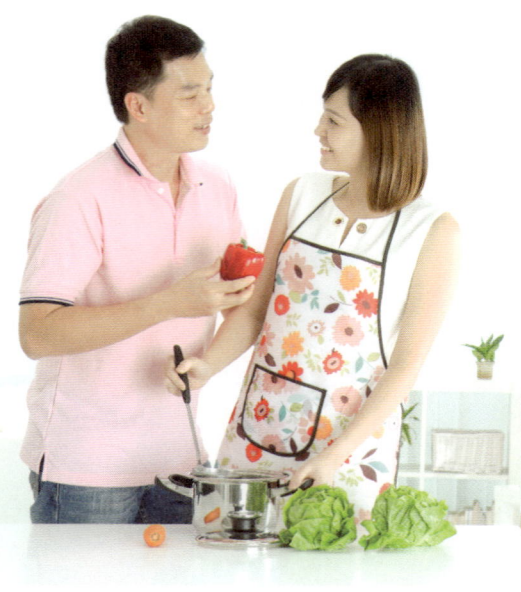

1 岁以后的孩子通常对玩具爱不释手，吃饭时也舍不得放下，为了养成良好的用餐习惯，餐桌上最好不要放置任何玩具。

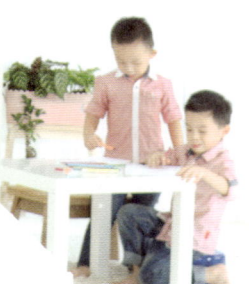

培养良好的进餐习惯

良好的进餐习惯能够影响宝宝一辈子，虽然宝宝才1岁多，但是学习能力十分强，大人教什么都能很快学会，并且会不知不觉和大人形成一样的进餐以及生活习惯。

所以这时就开始培养宝宝的进餐习惯是很合适的，也非常省力，不但能使宝宝从小就懂得进餐的礼仪，减少在喂饭上的精力，而且对宝宝今后良好人格的形成十分有益。良好的进餐习惯应当包括：

饭前饭后洗手

家长要教会宝宝使用肥皂、毛巾和水龙头的方法，使宝宝逐渐养成饭前必须洗手的习惯，并且应当学会餐前等待，等家人到齐时一起用餐，吃完饭后应当漱口、洗手，保持卫生。

随时注意矫正不良的喂养方式

进餐过程中强迫宝宝进食，在餐桌上训斥、责骂宝宝，宝宝贪玩时追着喂食，当宝宝不好好吃饭时用零食代替正餐，允许宝宝边吃边玩，允许宝宝将自己喜欢吃的食物一人独享等这些不良的喂养方式都需要随时矫正。

创造良好的就餐环境

轻松、愉快的气氛能让吃饭更快乐，宝宝应当和大人一样，有自己的碗筷勺子，有固定的座位，与家人坐在一起吃饭，饭前饭后可以被允许参与一些摆碗筷、摘菜、递抹布等家务活动，餐厅应该保持干净整洁，塑造良好的就餐环境需要家庭里每一位成员的共同努力。

不挑食不偏食

大人应当采取适宜的方法使宝宝懂得：任何一种食物对他的成长发育来说都是必不可少的，每一种食物都有不同的美味，在为宝宝提供平衡膳食的同时，要注意食物的色、香、味俱全，经常变换食物的内容与外观，使宝宝喜欢吃各种食物。

辅食制作

奶味香蕉蛋羹

材料 香蕉1根（约120克），鸡蛋1个，牛奶250克。

做法 1. 香蕉去皮，用勺子压成泥。

2. 鸡蛋磕入碗中，打散，搅拌均匀，加入牛奶和香蕉，一起搅拌均匀。

3. 蒸锅加适量清水，烧开，将调好的香蕉鸡蛋液，放入锅中用中火蒸熟即可。

喂养提示 牛奶富含蛋白质和人体必需的氨基酸，易于被人体吸收，是促进宝宝生长发育不可缺少的矿物质来源。香蕉含有丰富的糖分、维生素，宝宝常食，可润肠通便、安神增智。

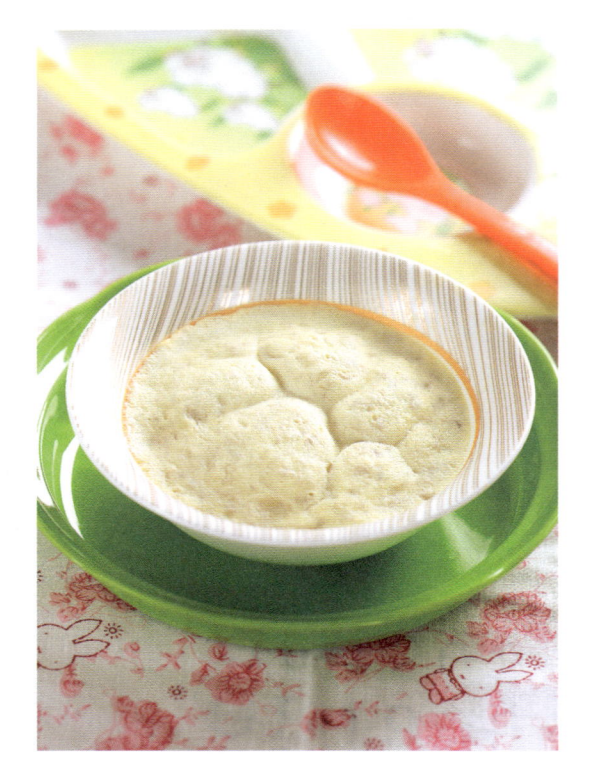

冬瓜瘦肉汤

材料 冬瓜20克，猪瘦肉20克，植物油、盐各适量。

做法 1. 将冬瓜洗净，切成2毫米厚的片状；猪瘦肉洗净，也切成片。

2. 锅中放水烧开，滴入植物油，放入猪瘦肉，烧开后再放入冬瓜片，炖20分钟至冬瓜绵软。

3. 加入盐调味。放温食用。

喂养提示 汤的颜色较淡，可在出锅后放些葱花，既好看，也增香。

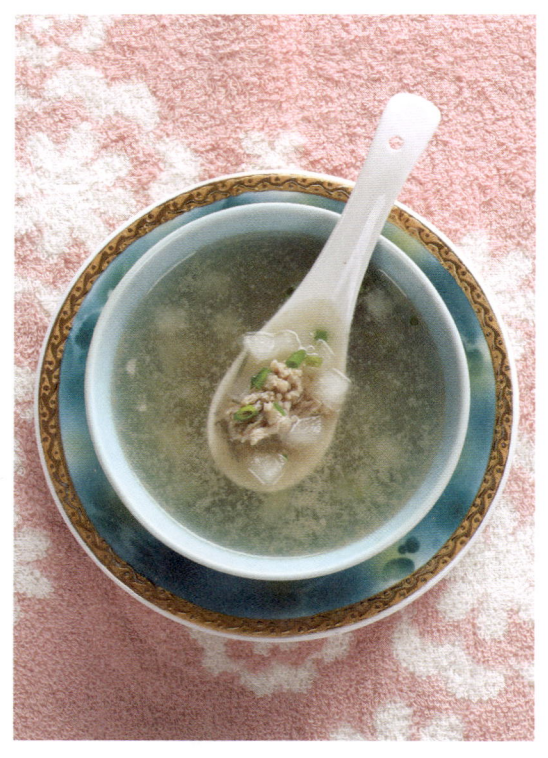

黑芝麻粥

材料 粳米 50 克，黑芝麻 10 克，白糖适量。

做法 1. 将黑芝麻洗净，沥干水分，用小火炒香倒出晾凉，放入钵内捣碎。

2. 粳米淘洗干净，加水上火煮烂成粥，加入芝麻、白糖稍煮即可。

喂养提示 1. 粥要煮烂，黑芝麻加入可以不煮，稍煮一下也行，视宝宝口味而定。

2. 黑芝麻有健脑益智、增强身体免疫力的作用。

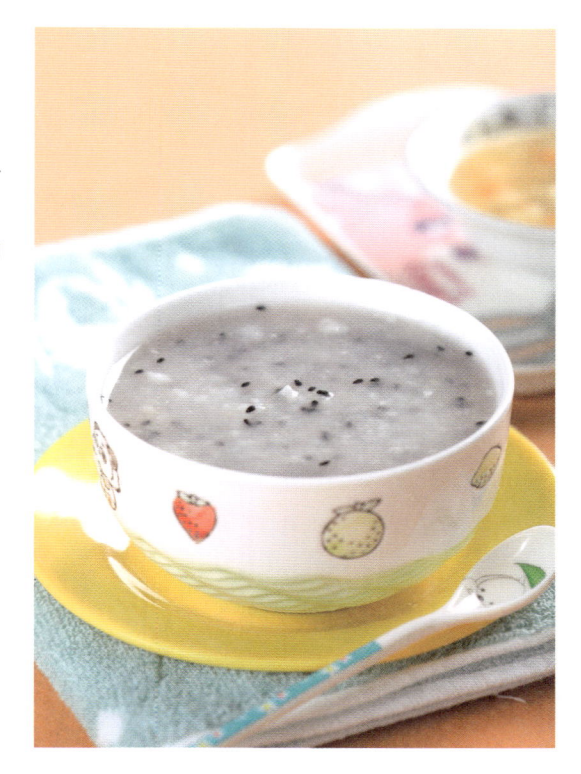

苹果麦片粥

材料 燕麦片 3 大匙（约 20 克），牛奶 1/4 杯（约 80 克），苹果 1/6 个（约 20 克），胡萝卜 1/3 个（约 30 克）。

做法 1. 将苹果和胡萝卜洗净，用擦菜板擦成细末。

2. 将燕麦片及 1 大匙胡萝卜末放入锅中，倒入牛奶及 1/4 杯水用小火煮。

3. 煮开后再放入 2 大匙苹果末，直至煮烂。

喂养提示 燕麦具有高蛋白、低碳水化合物的特点；同时燕麦中富含可溶性纤维和不溶性纤维，能大量吸收人体内的胆固醇并排出体外，能延缓胃的排空，增加饱腹感，控制食欲。苹果中的纤维，对宝宝的生长发育有益；苹果中的锌对宝宝的记忆有益，能增强宝宝的记忆力。

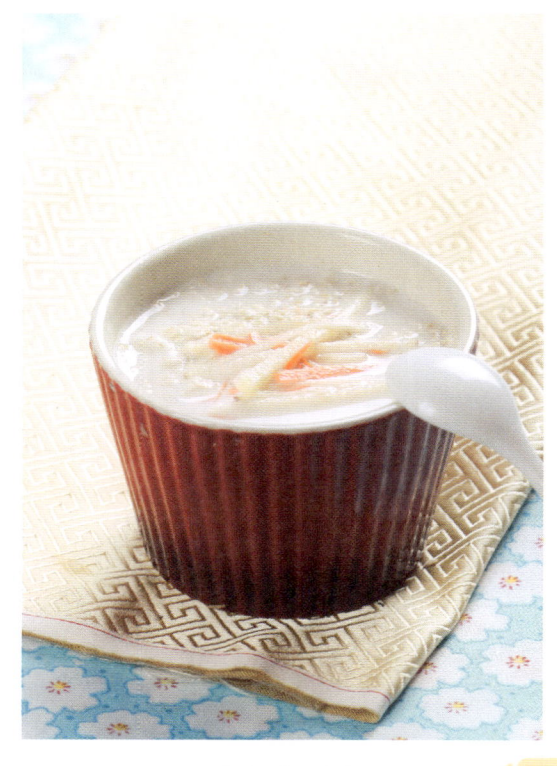

炒三丁

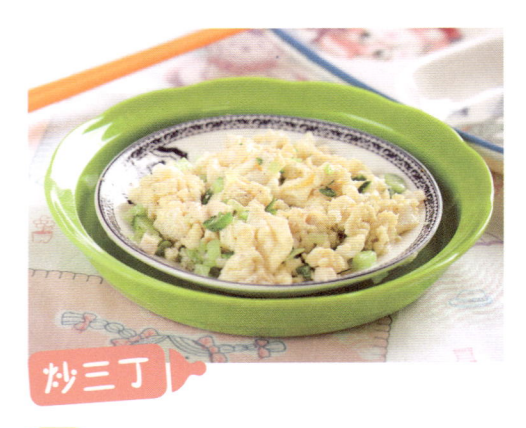

材料 鸡蛋1个，豆腐50克，黄瓜100克，葱、姜、淀粉、盐各适量。

做法 1. 将鸡蛋磕破，蛋黄放入碗内调匀，倒入抹油的盘内，上蒸笼蒸熟，取出切成小丁。

2. 将豆腐、黄瓜切成丁。

3. 热锅入油，葱姜爆香，再放入蛋黄丁、豆腐丁、黄瓜丁，加适量水及盐，烧透入味，水淀粉勾汁即成。

喂养提示 此款辅食能够为宝宝补充蛋白质，可以清热、解毒，还可用于治疗咽喉肿痛。

炒蘑菇

材料 蘑菇300克，白糖、清汤、葱末、姜末、酱油、盐、淀粉和香油各适量。

做法 1. 将蘑菇去杂，洗净，切成小块。

2. 锅置火上，放油烧热，放入葱姜末煸香，放入蘑菇块煸炒，加入盐、酱油、白糖炒至入味后，放清汤，烧开，小火稍焖一会，用水淀粉勾芡，淋入香油，翻炒均匀，出锅装盘即可。

喂养提示 1. 为了使菜色更好，可加入少量青红柿椒。

2. 新鲜蘑菇含大量蛋白质，不仅营养丰富，味道鲜美，富含人体必需的赖氨酸等，还含有丰富的矿物质元素、多种维生素及酶类，对宝宝生长发育大有益处。

银耳薏米红豆粥

材料 银耳6克，薏米100克，红豆50克，红枣5枚，冰糖20克。

做法 1. 将薏米、红豆用温水浸泡几个小时；红枣去核；银耳泡发。

2. 将原料一同放入锅中，加水，大火煮滚，转小火再煮30分钟。待粥成时加入冰糖调味即可。

喂养提示 红豆可益气补血、利水消肿，与银耳、薏米同煮粥，还有清热解毒的功效，可预防宝宝暑热。

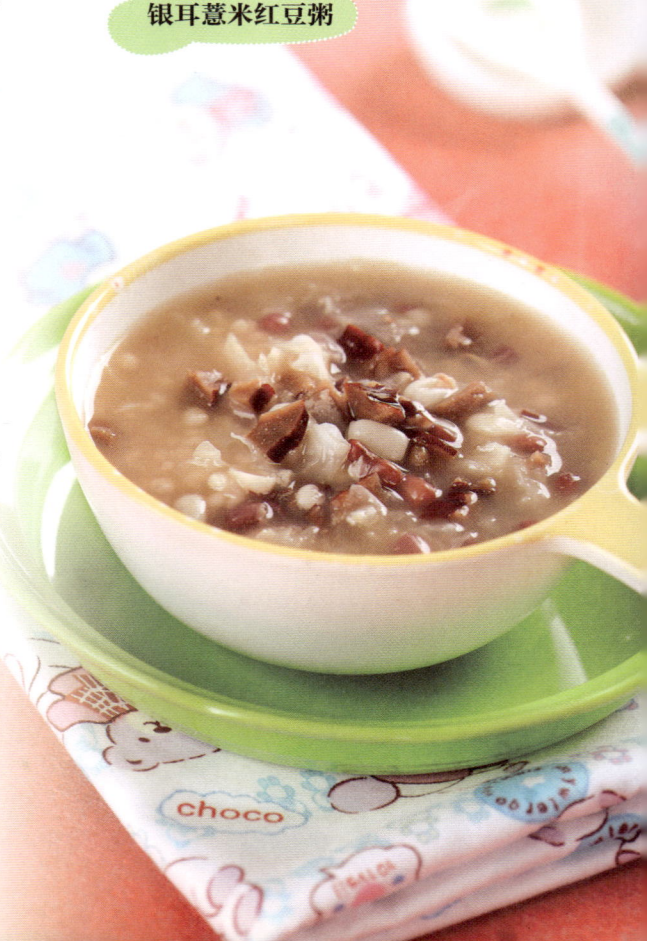

银耳薏米红豆粥

菠菜胡萝卜炒鸡蛋

材料 菠菜 250 克，胡萝卜 150 克，鸡蛋 2 个，料油、盐、蒜末、生抽各适量。

做法 1. 菠菜择洗干净后，放锅中焯烫一下，捞出备用；胡萝卜去皮切条；鸡蛋打散，放锅中炒熟。

2. 锅中放油，放入蒜末炒香，加入胡萝卜翻炒，加盐、生抽和少量的开水，炒至胡萝卜熟，加入菠菜、鸡蛋再稍炒一下即可。

喂养提示 菠菜柔嫩可口、营养丰富，是低热量、高膳食纤维、高营养的蔬菜。与胡萝卜、鸡蛋同炒，可为宝宝补充充足的钙和铁。

彩椒鲜虾·碗

材料 鲜虾 100 克，红彩椒 1 个，肉末、葱末、姜末、盐各适量。

做法 1. 将红彩椒切去上半部并将其切成丁，将虾仁切末并与肉末、葱末、姜末煸炒。

2. 放入红彩椒丁、盐调味即可，下半部红彩椒当小碗盛菜。

喂养提示 彩椒含有丰富的维生素 C、糖类、膳食纤维、钙、磷、铁等营养成分，对宝宝的健康十分有益。

肉炖茄子

材料 茄子 100 克，肉块（小）10 克，海味汤、姜末、酱油和白糖各适量。

做法 1. 将茄子 1 只洗净后切成小块，下开水氽烫。

2. 将肉块（小）和茄子一起放锅中，加入海味汤、姜末、酱油和白糖用中火炖烂即可。

喂养提示 1. 夏天能去火的蔬菜中，以茄子的效果最好。茄子能去热解痛，是口腔炎的特效药，但是茄子属于凉性食物，消化不良、容易腹泻的宝宝不宜多食。

2. 茄子营养丰富，含有丰富的碳水化合物、矿物质以及多种维生素等，特别是紫色茄子含有大量维生素，有防治微血管脆裂出血，促进伤口愈合的作用。

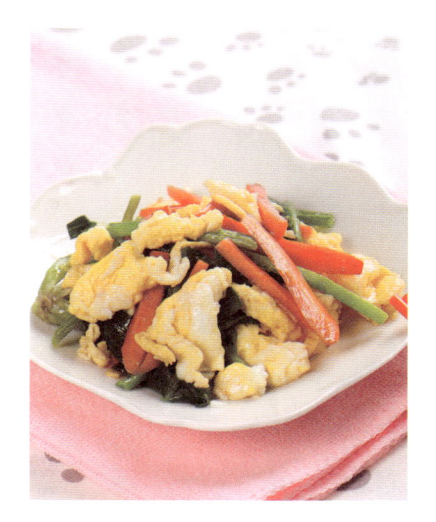

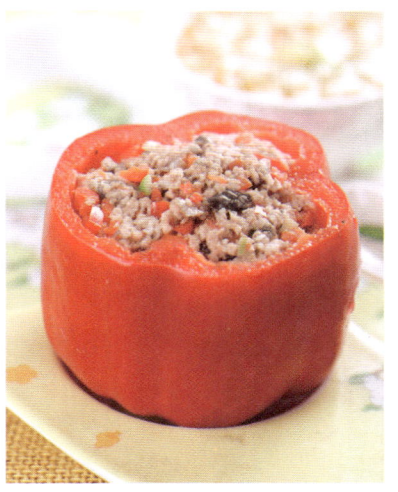

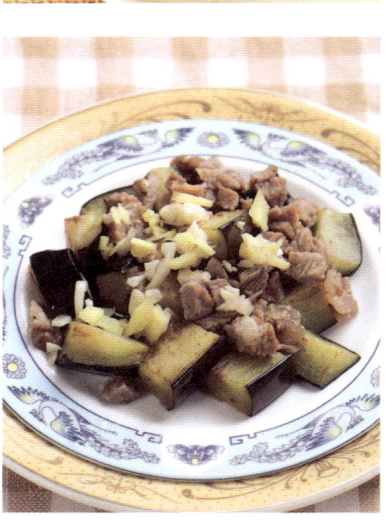

豌豆瘦肉粥

材料 豌豆 30 克，瘦肉、大米各 20 克。

做法 1. 先将瘦肉洗净切丁，放入搅拌机里打成肉泥。

2. 豌豆加少许水，把豌豆打成豌豆泥。

3. 将大米煮烂后加入肉泥和豌豆泥搅拌均匀即成。

喂养提示 豌豆富含赖氨酸，有促进宝宝身体发育、增强免疫力的功效，还有提高中枢神经组织功能的作用。

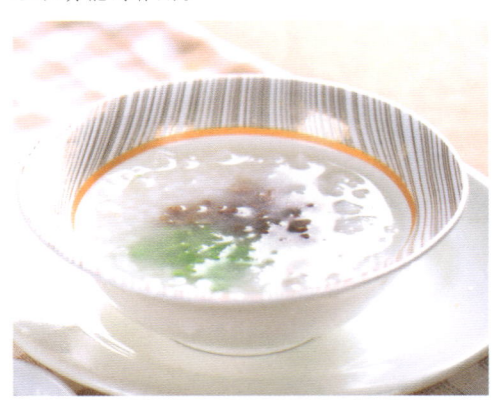

冬瓜肉末面

材料 冬瓜 50 克，熟肉末 50 克，面条、高汤适量。

做法 1. 冬瓜洗净去皮切块，在沸水中煮熟后切成小块备用。

2. 将面条置于沸水中，煮至快熟烂后取出，用勺搅成短面条。

3. 将熟肉末、冬瓜块及烂面条，加入高汤大火煮开，小火焖煮至面条烂熟即可。

喂养提示 1. 可在面里加点火腿末，冬瓜和火腿一起食用。

2. 冬瓜含有多种维生素和人体必需的微量元素，可调节人体的代谢平衡，冬瓜性寒，能养胃生津，清降胃火，适合上火的宝宝食用。

红烧牛肉炖土豆

材料 牛肉 150 克，土豆 100 克，料酒、食用油、酱油、葱段、姜、盐各适量。

做法 1. 将牛肉洗净，切成小方块；土豆洗净去皮，切成滚刀块。

2. 锅烧热倒适量食用油，爆香葱姜，下入牛肉煸炒，烹入料酒、酱油，并加入开水浸过肉块，大火煮沸，改小火炖至肉快烂时加入盐、土豆，继续炖至肉和土豆酥烂入味即可。

喂养提示 牛肉富含蛋白质，氨基酸组成比猪肉更接近人体需要，宝宝常食，能提高抗病能力。

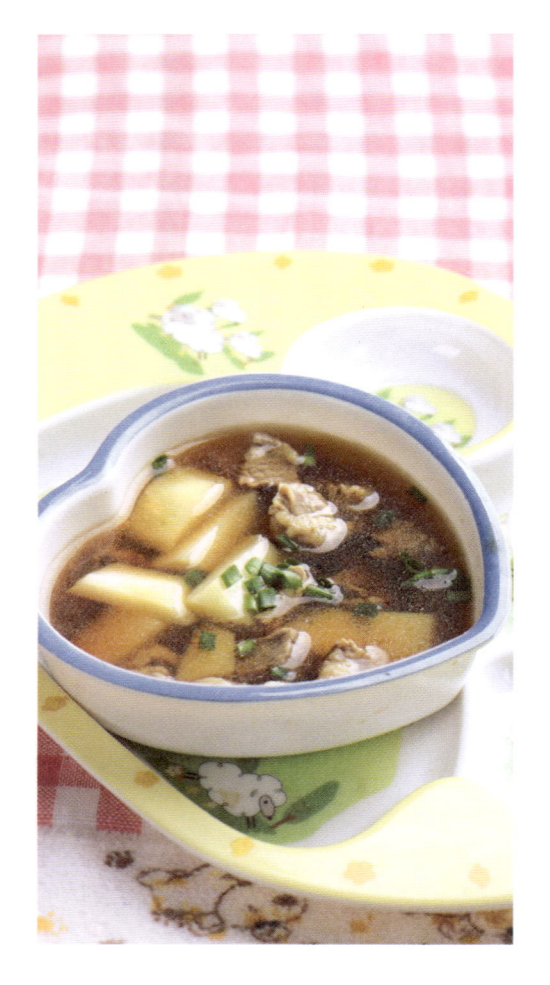

清蒸桂鱼

材料 一般大小的桂鱼1条（约1 000克），生姜、大蒜、番茄酱各适量。

做法 1. 将整条桂鱼处理干净，剞十字花刀。

2. 将处理好的桂鱼放入碗中，放入生姜大蒜，再一起放入加水的蒸锅中，清蒸至熟透，端出淋上番茄酱即可。

喂养提示 1. 给宝宝吃鱼最好选择刺大，容易剔除的鱼，以防宝宝被鱼刺卡喉。

2. 桂鱼含有蛋白质、脂肪、少量维生素、钙、钾、镁、磷、硒等营养元素，肉质细嫩，极易消化。对宝宝来说，吃桂鱼既能补虚，又不必担心消化困难。

什锦炒软饭

材料 胡萝卜半个（约50克），大米软饭50克，毛豆粒20克，土豆泥10克，肉末5克，植物油、蒜末、生抽各适量。

做法 1. 将胡萝卜洗净，切丁；肉末与土豆泥拌匀，备用。

2. 锅内倒油烧热，下肉末土豆泥炒散，加入毛豆粒、蒜末、胡萝卜丁煸炒，加入大米软饭，加一点水，炒匀后倒少许生抽即可。

喂养提示 做炒饭的时候搭配多种颜色的食材，能让炒饭更好看，更美味，也更营养。

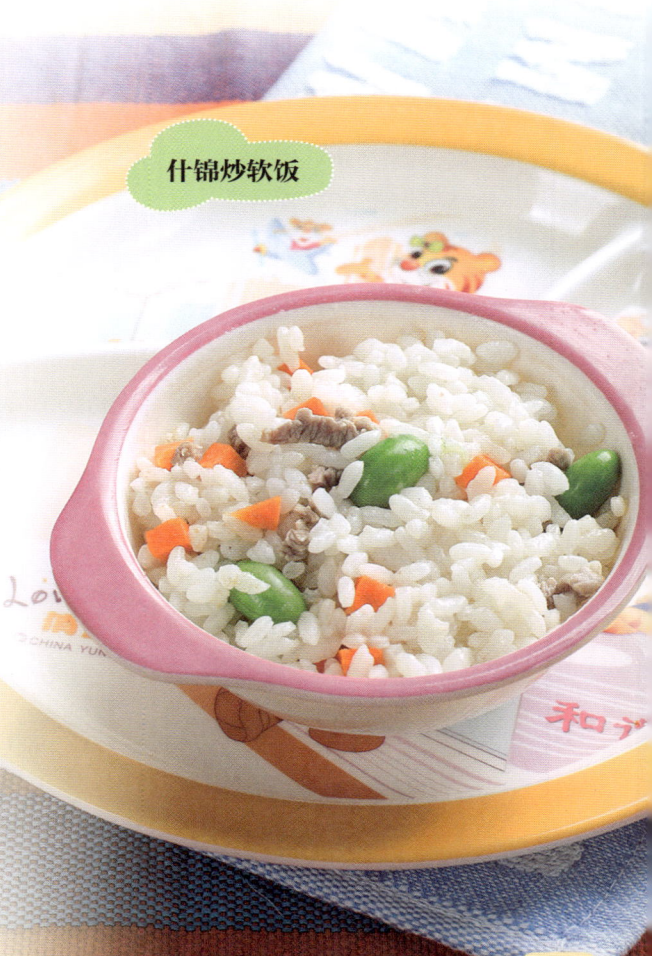

手抓意大利面

材料 意大利面50克，胡萝卜20克，香菇10克。

做法 1. 胡萝卜洗净，切小块；香菇洗净，去蒂，切小块。

2. 将胡萝卜与香菇入沸水锅煮熟软，捞出。

3. 锅中放入清水煮沸，将意大利面掰成小段放入，煮15分钟至面软。

4. 将胡萝卜与香菇调入意大利面中即可。

喂养提示 1. 煮面的时候要注意火候，不要用大火，如果宝宝饮食一直正常，可以在面中加一点点橄榄油或植物油，以达到调味的目的。

2. 意大利面一般是由全麦粉或者豆面粉、鸡蛋、盐和水混合制成，颜色较深，营养也较丰富；香菇中有极丰富的氨基酸。

海米冬瓜

材料 冬瓜200克，海米20克，淀粉、葱花、姜末、料酒、盐各适量。

做法 1.将冬瓜削去外皮，去瓤，洗净切成薄片，用少许盐腌10分钟左右，沥干水分待用。

2.炒锅置大火上，放油烧至六成热时放入冬瓜片，待冬瓜片变嫩绿时捞出沥油。将葱花、姜末倒入油锅爆香，烹入料酒，放入冬瓜片、海米翻炒，加入盐调味，用水淀粉勾芡即成。

喂养提示 海米富含钙质，冬瓜含有充足的水分，具有清热解毒、止渴除烦、祛湿解暑的作用，宝宝常吃，既能补钙，又能清热解暑。

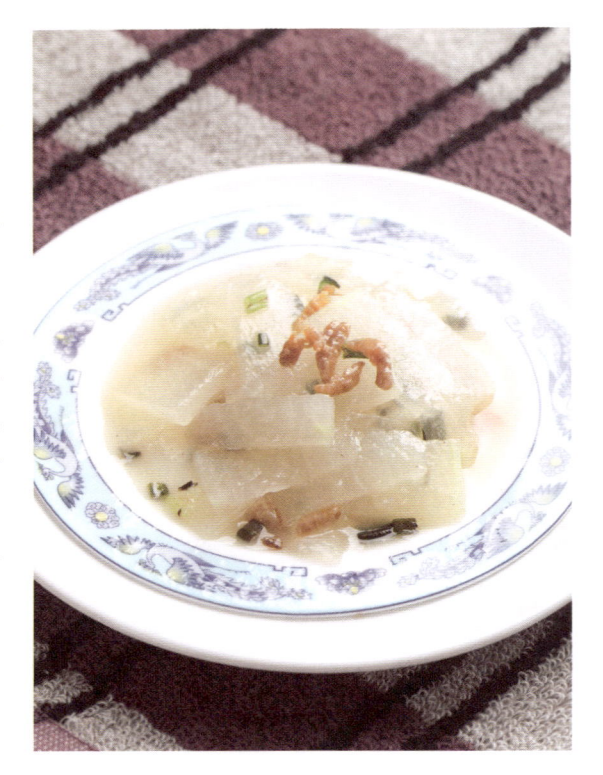

清炒油菜

材料 油菜250克，盐适量。

做法 1.将油菜洗净待用。

2.锅置火上，放油烧热，放入油菜，用急火急炒，待菜烂时，放入盐即可。

喂养提示 1.油菜不宜与黄瓜同食，因油菜含有丰富的维生素C，黄瓜却含有丰富的维生素C分解酶，后者会加速前者的氧化，降低人体对它的吸收。

2.油菜含有丰富的钙、铁和维生素C、胡萝卜素，是人体黏膜及上皮组织维持生长的重要营养源。

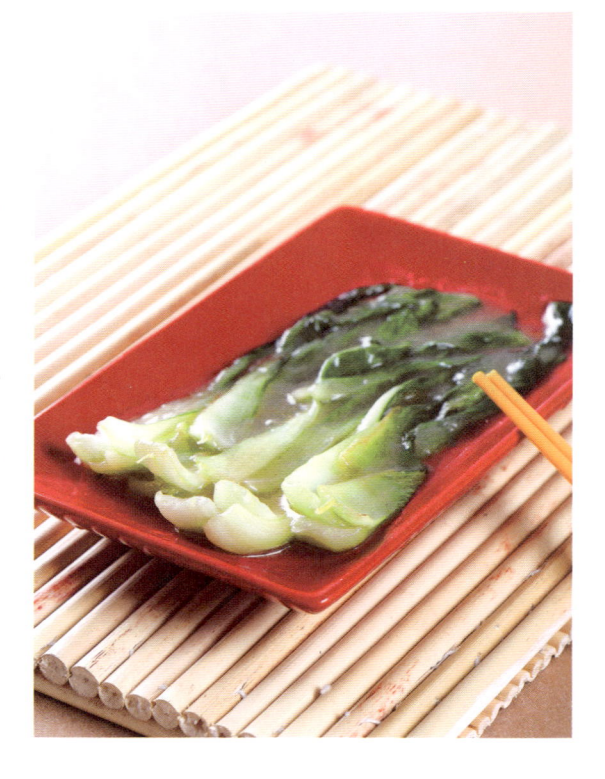

黄瓜炒猪肝

材料 猪肝100克，黄瓜50克，水发木耳10克，葱、姜、蒜、料酒、盐、白糖、淀粉各适量。

做法 1. 将猪肝洗净，切片，用水淀粉、盐上浆；黄瓜洗净，切片；葱、姜、蒜切末；木耳洗净撕成小碎块，待用。

2. 将植物油放入锅内，烧至七成熟时，放入葱、姜、蒜、黄瓜片、木耳、适量盐稍炒几下，即将滑油的猪肝倒入锅内，迅速淋入料酒，再加白糖、水适量，开后用水淀粉勾芡，出锅即可。

喂养提示 1. 猪肝过油时火要大、油要热，操作要迅速，防止炸老。猪肝下锅后，要立即淋入料酒，以增加菜的味道。

2. 清新的黄瓜和新鲜的猪肝完美结合。猪肝中铁质丰富，是补血食品中最常用的食物，食用猪肝可调节和改善贫血病人造血系统的生理功能。

柿子椒炒肉丝

材料 瘦猪肉100克，柿子椒200克，葱、姜、盐、酱油、淀粉和香油各适量。

做法 1. 将柿子椒择洗干净，切丝；瘦猪肉洗净，切丝，放入碗内，加入水淀粉6克，盐少许上浆，用热锅温油滑散捞出。

2. 放油适量，烧热，放入葱姜丝炝锅，放入柿子椒丝煸炒断生，放入肉丝搅拌匀，加入酱油、盐、水适量，炒香后用水淀粉勾芡，淋入香油出锅即可。

喂养提示 1. 柿子椒是青椒的一种，因其有多种颜色，又叫"彩椒"，辣味较淡甚至根本不辣，作蔬菜食用而不是作为调味料。

2. 柿子椒含丰富的维生素C，近代医学研究表明维生素C是提高脑功能极为重要的营养素，充足的维生素C可改善脑组织对氧的利用率，使大脑功能灵活、敏锐。

彩色豆腐

材料 嫩豆腐150克，香肠30克，鸡蛋1个，淀粉、盐各适量。

做法 1. 将嫩豆腐切成小方块，在开水里滚过；香肠煮熟后切成小段。

2. 将鸡蛋打入碗中搅匀后倒入长方盘，上锅蒸熟，取出后切成小方块。

3. 锅内放水，滚开后把上述材料放入锅内，用水淀粉勾芡，然后加入盐即可。

喂养提示 豆腐营养丰富，富含钙质，为补益清热养生食品，常食可补中益气、清热润燥、生津止渴、清洁肠胃。更适合于热性体质的宝宝食用。

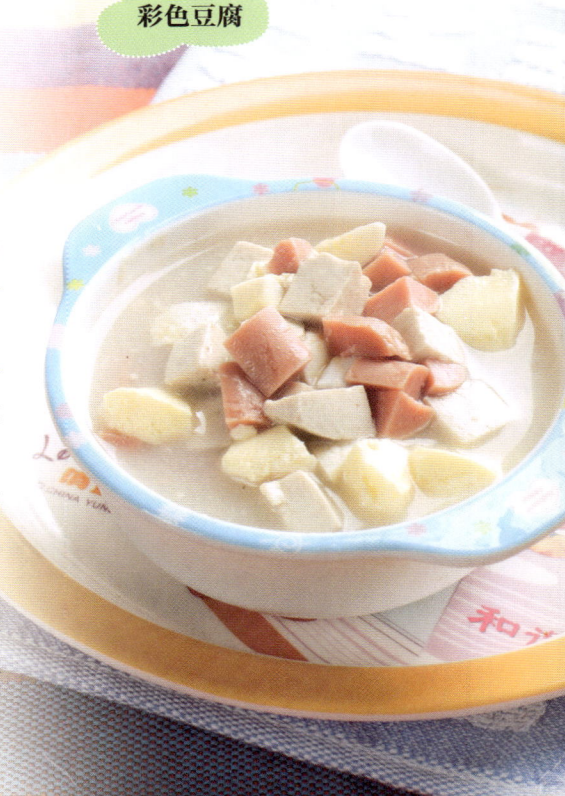

彩色豆腐

五彩猪肉丸

材料 猪肉50克，豌豆10克，胡萝卜10克，玉米适量，玉米淀粉适量，酱油1汤勺。

做法 1. 将猪肉绞或者剁成泥；豌豆煮烂，压碎；胡萝卜切成丁；玉米对半切开。

2. 将所有材料混合，加入玉米淀粉、酱油搅拌均匀。

3. 将全部材料塑形成几个圆球，放入碗中，隔水放入电饭煲中，按下煮饭键，煮到煮饭键跳起即可。放温食用。

喂养提示 1. 这道菜的颜色很好看，形状也圆润，容易吸引宝宝的注意力。

2. 蒸好后碗底会有一些汤汁，把这些汤汁倒入锅中，加些玉米淀粉勾芡再浇在丸子上，会更好看、好吃。

卤肉饭

材料 香菇2朵，猪肉100克，洋葱末、料酒、酱油、糖和软饭各适量。

做法 1. 香菇泡软，切小块备用。

2. 油放锅中烧热，爆炒洋葱，加入香菇和猪肉炒至半熟，加入料酒、酱油、糖和水，用小火焖煮1小时即为卤肉料。

3. 将卤肉汁浇在软饭上即可食用。

喂养提示 1. 香菇不论是鲜品还是干品都不能长期浸泡，以免营养成分大量损失。

2. 带有厚重口感的卤肉，配上一碗蒸的不软不硬的白饭，每一粒米都吸透黑红的汤汁，肥而不腻、甜咸适口、香浓四溢且营养丰富。

肉末芹菜

材料 芹菜250克，猪瘦肉50克，葱末、姜末、食用油、酱油各适量。

做法 1. 将芹菜择洗干净，切碎，用开水烫一下；猪瘦肉剁碎成末。

2. 锅内放油，烧热后将葱末、姜末放入炝锅，然后放入肉末，炒散后加入酱油炒几下，再将芹菜放入，一同炒几下即可。

喂养提示 芹菜有健脾养胃、清热除烦、利水消肿、增强食欲的作用，宝宝多吃芹菜可增强抗病能力。

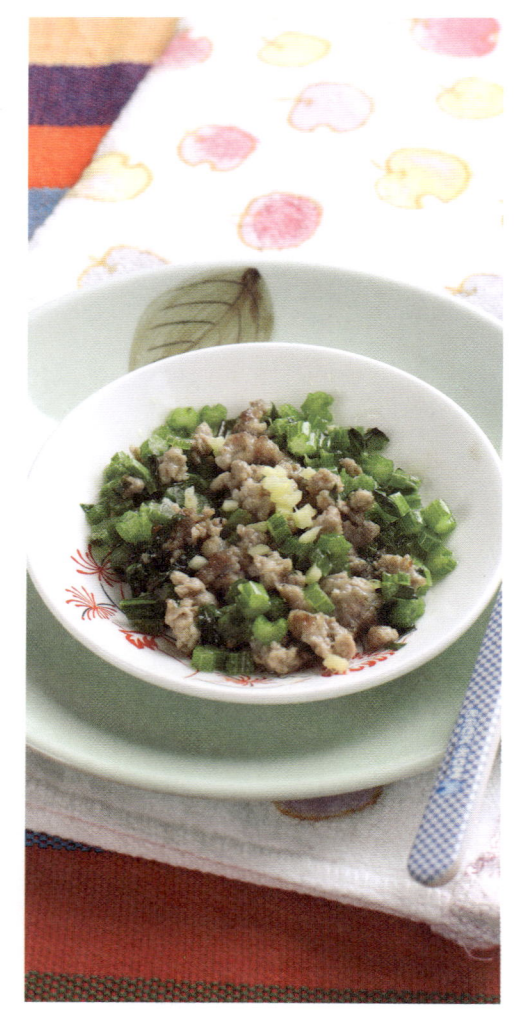

冬瓜球肉圆

材料 冬瓜 1 小块，香菇 1 个，肉末 30 克，淀粉 50 克，葱末、姜末、盐各适量。

做法 1. 将冬瓜削皮，剜成冬瓜球或切成小块。

2. 将香菇洗净，切成碎末，与肉末、盐、葱末、姜末、淀粉搅拌成肉馅，制成小肉圆。

3. 把冬瓜球（块）、小肉圆放入沸水锅中，煮 6 分钟关火取出，倒入盘内。

4. 锅内留肉汤少许，烧热加葱末、加水淀粉、盐调成薄芡汁浇上。

喂养提示 冬瓜味甘淡、性凉，可利水、化痰、清热、解毒，夏季常食，可消暑湿、助消化。

鸡汤煮菠菜虾仁

材料 菠菜 200 克，鸡汤、煮熟的虾仁、淀粉各适量。

做法 1. 菠菜叶焯熟后过冷水，剁碎；虾仁切碎，备用。

2. 鸡汤倒入小煮锅，加入菠菜和虾仁，煮开以后，用水淀粉勾一下芡，出锅即可。

喂养提示 1. 菠菜焯水以后过冷水，可以去掉些涩味。勾芡吃起来会比较顺滑，宝宝容易吞咽。

2. 菠菜味甘、性凉，具有滋阴润燥、养血止血等功效。鸡汤、虾仁都具有益气的功效，给宝宝食用，还能补充充足的营养。

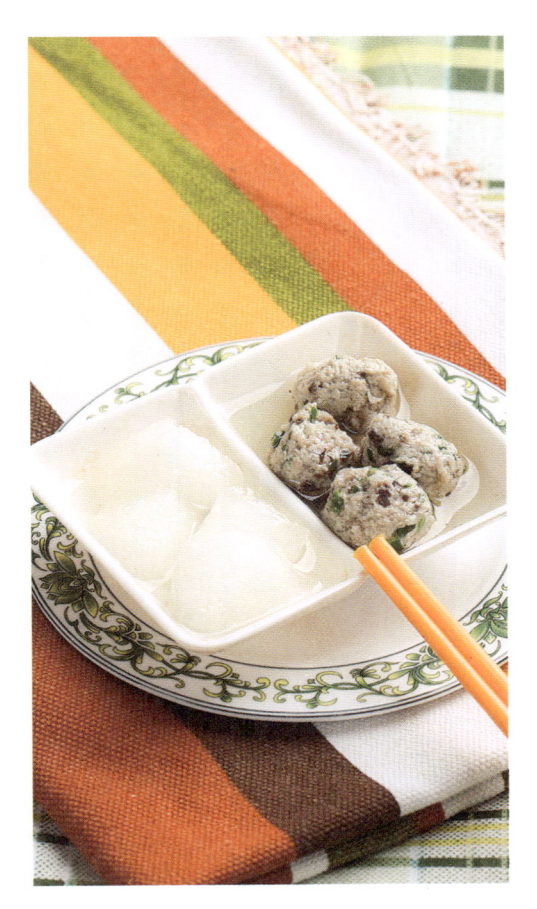

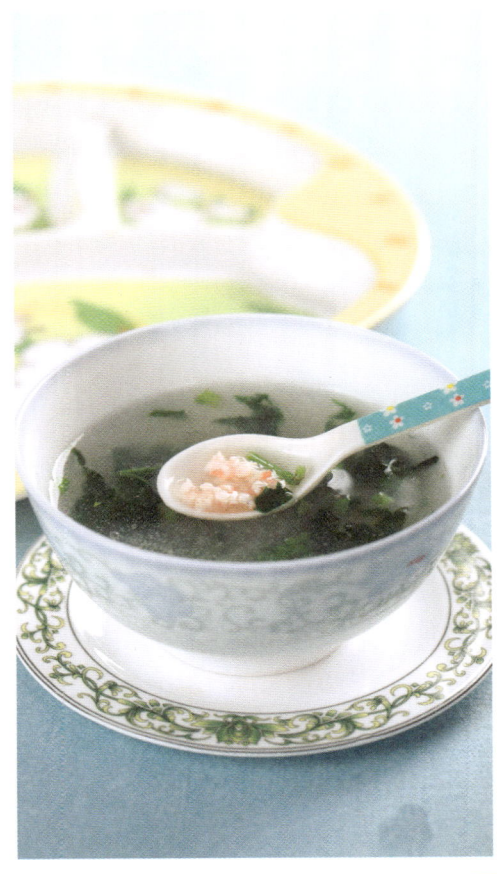

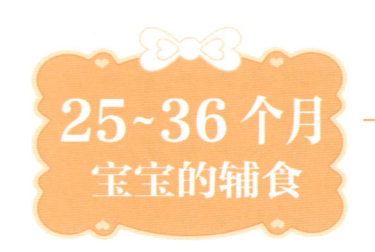

25~36个月宝宝的辅食——步入一日三餐的生活

需要花点心思在食物造型上

2岁的宝宝已经能像成人一样形成固定的饮食习惯，每餐都固定在餐桌上或者餐椅上，用饭碗和勺子吃饭。对食物的自主选择能力也增加了，好吃的就吃，不好吃的就不吃；同时还有好看的就吃，不好看的就不吃的倾向。

所以，给2岁宝宝准备食物，除了要尽量满足营养搭配要求，做到尽量多样化的饮食外，还要做得好吃，有好味道。

此时给宝宝准备食物，家长最好多开动脑筋，在食物外观上做些功夫，美术功底好的，可以直接做造型，如果不是很擅长，可以购买各种模具，也能省不少事。

2岁的宝宝还可以用讲吃饭的故事、带宝宝买菜、体验做饭、玩吃饭过家家、看其他小朋友吃饭的动画片等来激发宝宝吃饭的热情。

不过，即使做得不怎么样，也不要灰心或放弃，跟宝宝描述一下食物的故事，宝宝这个时候非常相信家长的话，尤其是妈妈，家长告诉他做的是什么，宝宝就会相信是什么，并且欢天喜地地吃下去，绝对不会给家长难堪。只要付出了，家长的心血都不会白费。

宝宝不喜欢的食材还可以这样变

每个宝宝都有不喜欢的食物，不吃不好，强迫吃也不好，最好的办法是给食材变变花样，口感、味道、烹调方法、造型等都可以变化，把宝宝不喜欢的特质掩盖住，这种食材就有可能被他接受了。如果还是不接受，再做别的变化，宝宝总是有可能会接受的。

变口感

宝宝如果不喜欢吃肉食类，一般是因为肉食口感比较粗糙，吃着太费劲。这个时候就尽量别炖或者炒着吃，多用做馅料。另外可以在肉里加一些蛋清和淀粉、水，抓匀后腌制一会，能让肉变得滑嫩、爽口，宝宝可能就喜欢吃了。

变味道

宝宝不喜欢吃蔬菜一般是不喜欢它的味道，如果增加一些味道或者用味道更强烈的食材和它搭配，就有可能被顺利吃下去。比如把蔬菜和到面里，做成面片，搭配些好汤，宝宝就不会拒绝；再比如番茄炒出汤后再放入其他宝宝不喜欢的蔬菜炒，接受度就会高一些；另外也可以加咖喱粉、奶酪等味道特别的材料试试。

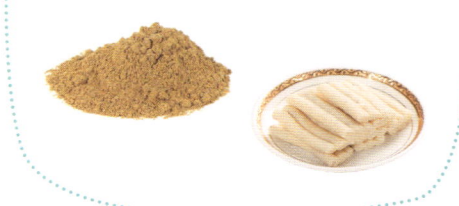

变烹调方式

还有些食材宝宝一开始吃得挺好，但是后来就不肯吃了，这是吃腻了，也需要换换花样，比如鸡蛋，煮着吃、蒸蛋羹吃、炒着吃都不吃了，那不妨煎成蛋饼，切成丝，然后搭配一些其他食材凉拌着吃，可能就接受了。

变食物形状

加工食材的方式多种多样，圆片、菱形片、扇形片、长条、细丝、滚刀块、圈等，都可以变化着来。不吃滚刀块，就切细丝，混入其他食材，宝宝可能就吃了。

还不必急着用筷子

虽然宝宝快 3 岁了，但是也还不必着急学用筷子，筷子是非常难的技巧，宝宝用勺子已经能很好地满足吃饭需求，上了幼儿园也可以继续用勺子。

用筷子可能会有哪些不利影响

1 3 岁以前，宝宝的手部肌肉以及神经还没发育到能用筷子夹取食物的程度，如果过早学习用筷子，可能会伤到肌肉和骨骼，使他不能形成漂亮的手形、关节等。

2 过早用筷子，宝宝驾驭不了，会产生挫败感，这时正是宝宝独立性萌芽的阶段，不喜欢别人帮他，所以自己用筷子夹不到的食物可能就放弃食用了，会影响宝宝吃东西的积极性。

如果宝宝现在就对筷子感兴趣，也不必阻止他，他看见大人用，会有模有样地学，这也是宝宝玩耍的过程，往往很快就会被别的事情吸引。

宝宝缺锌的可能性大吗

锌是宝宝体内代谢酶及辅助酶的组成物质，广泛地参与各种代谢活动，影响生长发育、生殖器官功能、皮肤功能、胃肠道功能和免疫功能。如果宝宝规律地吃一些肉类和鱼类食品，一般是不会缺锌的，也不需要补锌。

判断宝宝是否有缺锌倾向应留意多种症状

缺锌的症状较多，也很常见，挑食厌食、虚汗盗汗、反复感冒、头发稀黄、多动、注意力不集中、记忆力差、反应迟钝、个子矮小、视力下降、消化功能差、口腔溃疡、皮炎、顽固性湿疹、伤口不易愈合、地图舌、指甲白斑等都是缺锌会引起的问题。

在判断宝宝缺锌的问题上，家长很容易忽视症状，因为缺锌的症状平常多见，很容易被误认为是其他原因造成的，时间一长，宝宝缺锌就越来越严重。

如果发现宝宝有上述一项症状，就要看看是否还同时有其他症状，符合两项以上就要引起注意，这也是临床判断缺锌的基本方法，症状表现越多、越明显，则表明缺锌越严重、持续时间越长。

此外，还可以结合宝宝的饮食情况来判断，如宝宝不喝牛奶，吃肉类食物较少，宝宝很可能每天摄入的锌较少，从而出现一些缺锌的症状。

有一个宝宝2岁到2岁半期间只长了2厘米，体重基本没增加，且睡觉后出汗较多，头发稀黄，食欲较差，妈妈以为宝宝缺钙，一直给宝宝补钙，但症状没有改善。

我问了下宝宝的日常饮食，了解到宝宝断奶后不喝牛奶，而且咀嚼能力较同龄宝宝差，平时吃肉类食物也不多，这很有可能是缺锌。于是，我给宝宝开了补锌的药物，几天后宝宝睡觉多汗有改善，食欲也明显增强了。补了20天后，宝宝症状基本都得到了改善。

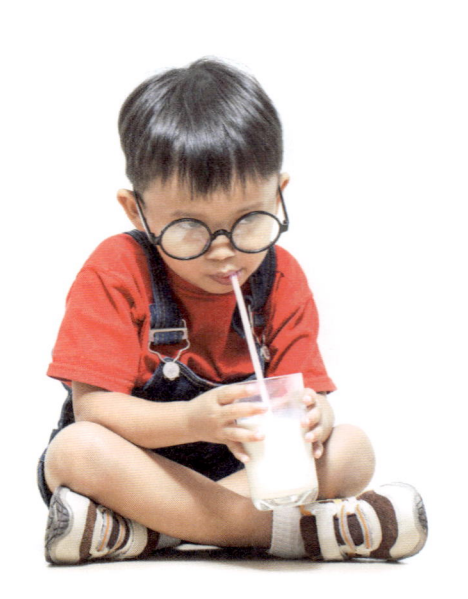

只要对牛奶不过敏，每天可以给宝宝饮用适量牛奶或酸奶，能起到预防缺锌的效果。

如果需要补锌，补多久才有效果

给宝宝补锌须经过医院检查，确诊为明显缺锌的宝宝，方可在医生指导下给予硫酸锌糖浆或葡萄糖酸锌等制剂。一般用药不可超过 2~4 个月，复查正常后应及时停药。其实，缺锌不严重的宝宝补几天就会有成效，一般补 2 周左右，宝宝食欲好转后可停药，然后采取食补，如多吃动物肝脏、瘦肉、蛋黄和鱼类等富含锌的食物。

如果要服用补锌产品，则要注意两方面：一是不能与牛奶同服；二是不能空腹服用，应该在饭后 1~2 小时服用。

过量补锌会造成锌中毒

妈妈加油站

有些家长比较相信检测，过于依赖血锌、发锌或尿锌等检测结果，一旦结果显示缺锌，就迫不及待要给宝宝补。实际上，任何检测都会受到多种干扰因素的影响，准确性反而难以保证。在医学上，检测通常也只是在确诊的时候作为参考依据，关键还是看症状和体征。

锌的确是儿童成长发育中非常重要的一种微量元素，但人体对锌的需要量是很少的，宝宝每天需锌量仅为：6 个月以下 1.5 毫克，6~12 月 8 毫克，1~4 岁 12 毫克，4~7 岁 13.5 毫克，13 岁以上才为 15 毫克。

所以宝宝补锌一定要遵医嘱，不能盲目给宝宝补锌，更不要把补锌药当作补品。如果怀疑宝宝缺锌，应及时到医院接受检查，并在医生的指导下选择合适的方法补充，切不可盲目听信广告。

对于不缺锌的宝宝来说，额外补充有可能造成体内锌过量，从而引发代谢紊乱，导致宝宝出现呕吐、头痛、腹泻、抽搐等症状，并可能损伤大脑神经元，导致记忆力下降。此外，体内锌含量过高，还可能会抑制机体对铁和铜的吸收，并引起缺铁性贫血。

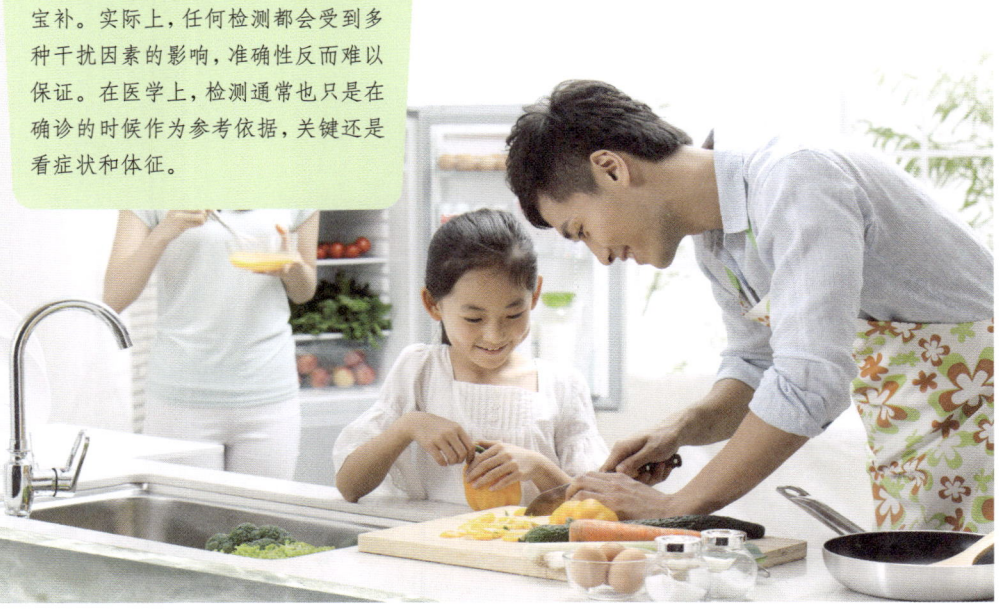

在制作辅食时，适当增加动物肝脏、蛋黄等富含锌的食物有利于给宝宝补锌。

辅食制作

营养小肉丸

材料 牛肉 50 克，胡萝卜 10 克，豌豆、黑木耳、盐、生抽、植物油、葱、蒜、姜各适量。

做法 1. 将牛肉洗净，剁成蓉，边剁边加点水；胡萝卜洗净切成小丁；豌豆煮熟；黑木耳泡发切成小丁；葱切葱花；姜、蒜切末。

2. 上述材料拌在一起，加入适量生抽、盐，顺时针搅拌或者用手抓均匀。

3. 锅中放油烧到七成热，把拌好的肉蓉握在手中，用五根手指挤压，使肉蓉从大拇指和食指中间溢出成一个一个的丸子，放入油锅中，炸至焦黄捞起。

4. 锅中放少量水，加入一些生抽，把丸子放入炖至汤干即可。

喂养提示 1. 炖好的肉丸，淋上番茄酱，颜色、味道都会更好一点，肉丸能更受欢迎。

2. 经过炸制的肉丸看上去好像就能直接吃了，但有可能中间的肉还是生的，所以不要直接给宝宝吃，要自己先试一下。

牛奶木瓜炖鸡蛋

材料 鸡蛋 1 个，木瓜 50 克，配方奶粉 25 克。

做法 木瓜用勺子压成小颗粒，鸡蛋磕破，取蛋黄和配方奶粉、水搅拌均匀，加入木瓜后上锅蒸 10 分钟即可。

喂养提示 木瓜营养丰富，有助消化、平肝和胃、消暑解渴、润肺止咳的作用。

青椒土豆丝

材料 土豆 1 个，青椒 2 个，盐适量。

做法 1. 土豆刨好丝后放入淡盐水中浸泡，以防止变色，保持脆爽。

2. 油锅烧热，放入青椒丝煸炒片刻，倒入土豆丝炒熟，加少许盐翻炒片刻即可。

喂养提示 土豆营养丰富，有和胃调中、健脾益气的作用，对宝宝便秘、热咳及皮肤湿疹也有治疗功效。

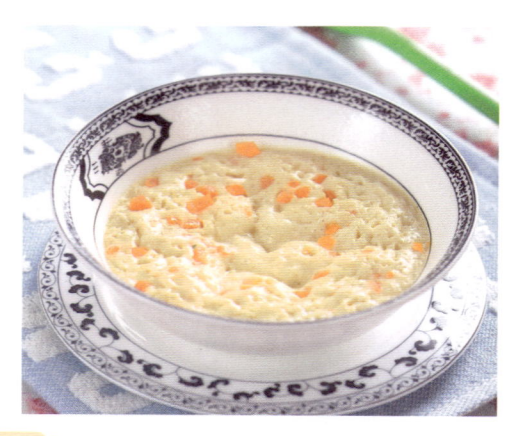

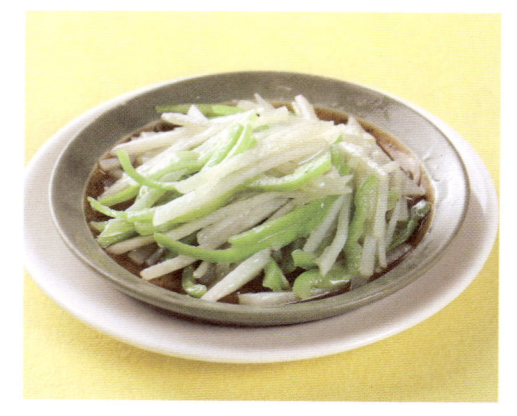

菠萝鸡丁

材料 鸡腿肉、菠萝块各200克，青椒100克，食用油、酱油、淀粉、白糖、葱段、姜、盐各适量。

做法 1. 将鸡腿肉拍松，切丁后用酱油、水淀粉、白糖腌透；青椒去蒂，去籽，切片。

2. 热锅加油，将鸡肉过油捞出。

3. 锅内留底油，爆香葱姜，放入菠萝块、青椒片，将鸡丁倒入翻炒至熟即可。

喂养提示 菠萝鸡丁是一道简单开胃的家常菜，菠萝独特的果肉香味非常吸引人的味蕾，与鸡肉搭配更加美味可口，不仅能促进蛋白质的消化，还能增进宝宝的食欲。

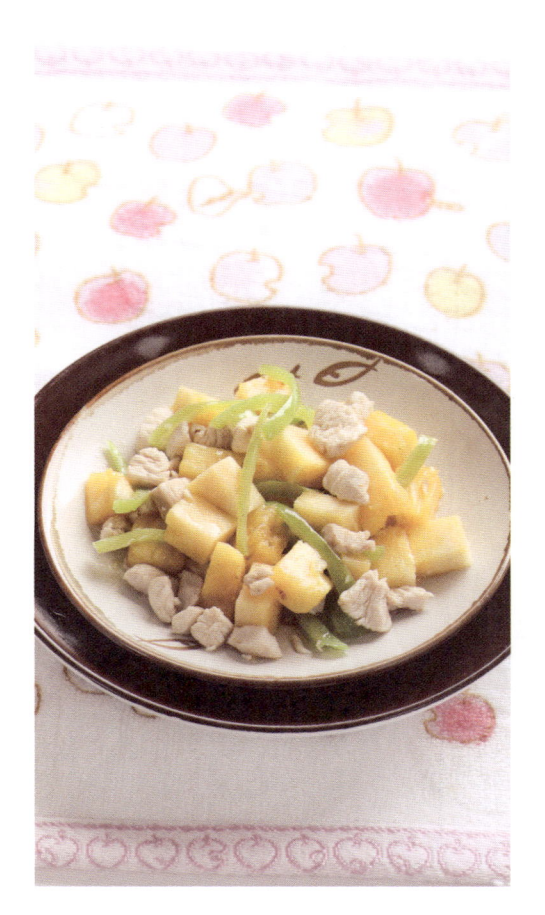

菜花虾末

材料 菜花200克，虾20克，酱油、盐各适量。

做法 1. 菜花洗净，掰成小朵，下入凉水锅中，加入1小匙盐，大火烧开，转为中火煮熟后捞出，沥干水。

2. 将虾煮熟后剥去壳切碎，加上盐、酱油拌匀后倒在菜花上即可。

喂养提示 菜花具有开胃消食、化滞消积的功效，此外，常食菜花还有助于提高宝宝的免疫力。

碎肝炒青椒

材料 鲜猪肝50克，青椒25克，盐、葱、姜各适量。

做法 1. 将猪肝切末后加入盐、葱、姜拌匀；青椒切小丁备用。

2. 热锅放油，加猪肝末煸炒，待八成熟后放入青椒丁再炒片刻即成。

喂养提示 青椒富含维生素C，能增进食欲，帮助消化，防止宝宝便秘。

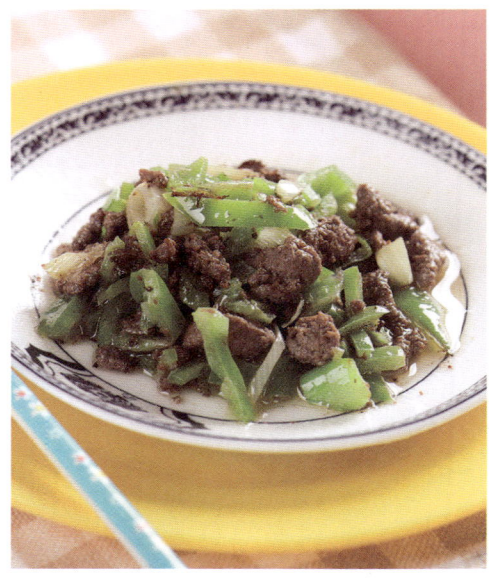

太阳花煎蛋

材料 鸡蛋 1 个，柿子椒 1 个（约 30 克），盐适量。

做法 1. 将柿子椒洗净，横向切下 1 个 0.5 毫米厚的圈。

2. 平底锅抹油，加热，将柿子椒圈平放入锅，磕破鸡蛋，把蛋液磕在柿子椒中。

3. 单面慢火煎至蛋白全部凝固，均匀撒些盐在表面，然后迅速翻面，待蛋黄完全凝固后即可。

喂养提示 柿子椒贴着锅的一面切口，一定要平整，和锅要完全贴合，这样蛋液不会从下面溢出，影响美观。

番茄炒山药

材料 山药 200 克，番茄 100 克，葱花、糖、盐各适量。

做法 1. 山药去皮洗净切片；番茄切块。

2. 锅置火上，放油烧热，放入葱花爆锅；将切好的番茄倒入锅内煸炒，炒至番茄成为浆状。

3. 加入切好的山药片煸炒几下，然后加入适量的水，盖上锅盖稍焖片刻，开锅后放入盐、糖，炒匀后即可出锅。

喂养提示 番茄和山药都是营养价值很高的蔬菜。山药吃起来脆脆的，加入酸甜可口的番茄，非常爽口开胃，山药还有健脾胃的功效，宝宝常食有益健康。

番茄蒸豆腐

材料 豆腐 100 克，番茄 2 个（约 250 克），酱油、盐、食用油各适量。

做法 1. 将番茄用开水烫一下，剥去皮，去掉子，切成厚片；豆腐切成 3 厘米左右的长方块。

2. 将炒锅放入油，烧热后放入番茄炒 1~2 分钟，把豆腐放入，加入酱油、盐滚几滚即可。

喂养提示 番茄、鸡蛋营养都比较丰富，对宝宝的生长发育很有帮助。

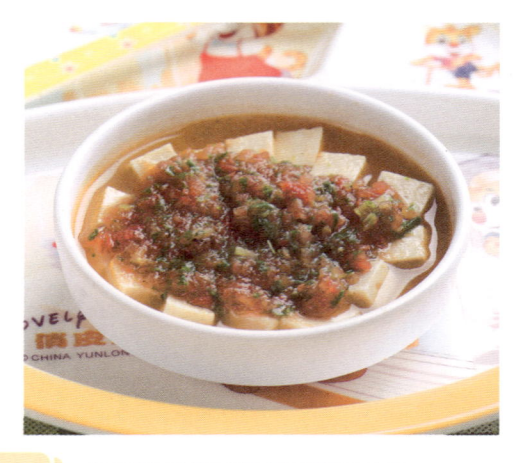

香菇炒西蓝花

材料 番茄 1 个（约 100 克），香菇 2 朵，西蓝花 200 克，椰子油、盐、大蒜各适量。

做法 1. 香菇和番茄洗净，切丁；西蓝花洗净切碎；大蒜切碎成茸。

2. 炒锅烧热，放椰子油，加蒜茸微炒，加番茄、香菇炖煮至烂，最后加入碎西蓝花拌炒，加少许盐调味（也可不加）。

喂养提示 此款辅食有利于宝宝神经系统的发育，并补充钙质。

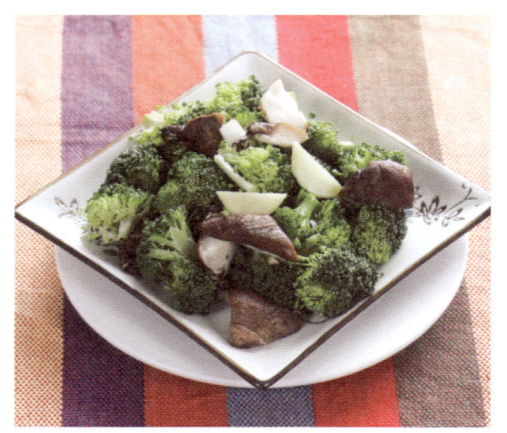

肉丝豆腐干蒜苗

材料 猪肉50克，蒜苗200克，豆腐干50克，食用油、酱油、盐、姜丝各适量。

做法 1. 猪肉洗净，切成丝；蒜苗择洗好，切成3厘米长的段；豆腐干切成小块。

2. 锅中放油烧热，下蒜苗翻炒，再放入姜丝、肉丝、酱油同炒，炒熟后盛出。

3. 锅内再放油烧热，放入豆腐块炒几下，再将已炒好的肉丝、蒜苗放入，加盐略炒即可。

喂养提示 猪肉、豆腐营养丰富，蒜苗有助消化和杀菌的作用，有利健康。宝宝食用此菜除供给生长所需的营养素外，还可防病保健康。

肉丝豆腐干蒜苗

鸭肉粥

材料 带皮鸭肉50克，粳米50克，葱、姜、盐各适量。

做法 1. 将鸭肉洗净，切成1.5厘米大小的块，放入锅中，加水烧开，沸腾约5分钟后，捞出用冷水冲洗干净。

2. 葱一半切葱段，一半切葱花。

3. 锅中放水烧开，放入鸭肉、葱段、姜片和粳米，大火烧开后，转小火慢慢熬煮，待米粒开花时，拣出葱段和姜片，加入盐调味，撒下剩下的葱花即可出锅。放温食用。

喂养提示 1. 鸭肉可以和粥分开烹调，鸭肉煮熟后切成薄片，排列在煮好的粥上。

2. 鸭肉的腥味是比较重的，烹调时一定要放姜，尤其煮粥时要多放。

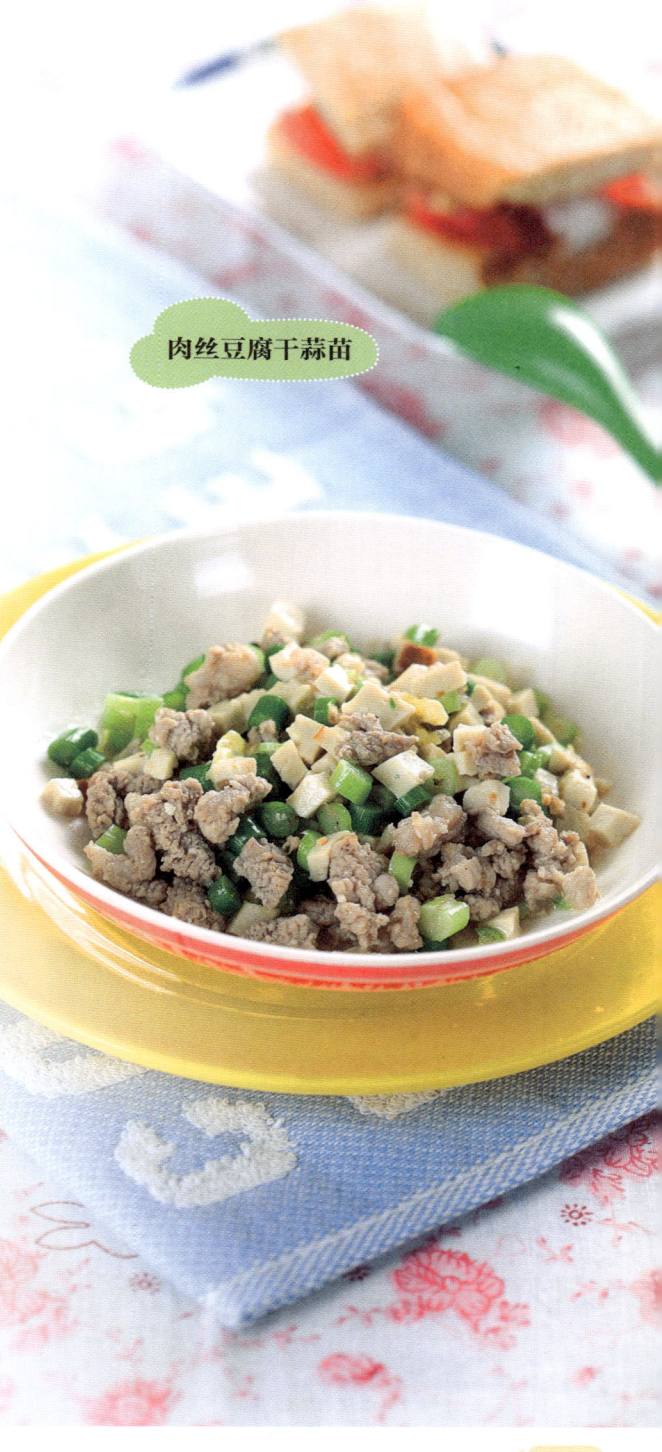

辅食添加，宝宝需要更多营养

莴笋炒牛肉

材料 莴笋200克，牛肉50克，葱、姜、料酒、酱油、盐、淀粉各适量。

做法 1. 将牛肉切成薄片，用酱油、淀粉、料酒、适量盐调汁浸泡；将莴笋削去皮，切成薄片。

2. 锅置火上，放油烧热，下葱、姜略炒，即下牛肉片炒至八成熟。

3. 锅加底油，放入莴笋片，加入适量盐，再将炒过的肉片放入，和在一起，加入剩下的酱油再急炒几下即可。

喂养提示 莴笋清热解毒，牛肉补脾胃，且含丰富的B族维生素，两者合用具有益气补血的作用。

四色炒蛋

材料 鸡蛋1个，青椒1个（约30克），黑木耳3朵，葱、姜、淀粉、食用油、盐各适量。

做法 1. 将鸡蛋的蛋清和蛋黄分别打在两个碗内，并分别加入少许盐，搅打均匀。

2. 青椒和黑木耳分别切菱形块。

3. 食用油入锅烧热，分别煸炒蛋清和蛋黄，盛出。

4. 再起油锅，放入葱姜爆香，投入青椒和黑木耳，炒到快熟时，加入少许盐，再倒入炒好的蛋清和蛋黄，水淀粉勾芡即可。

喂养提示 鸡蛋含丰富的蛋白质和维生素，对宝宝生长发育很有帮助。

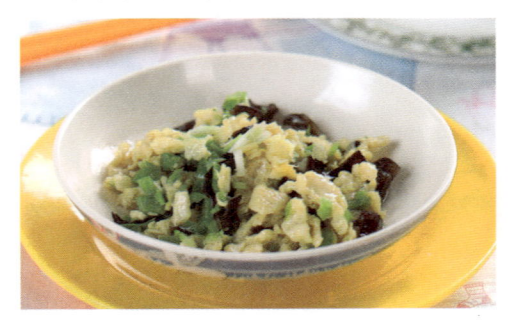

泥鳅炖豆腐

材料 活泥鳅300克，豆腐250克，料酒、葱、姜、盐、淀粉各适量。

做法 1. 将活泥鳅放入盆中养1~2天后，去鳃、内脏，洗净。

2. 将泥鳅放入锅内，加盐、葱、姜、料酒、清水适量，用大火烧沸后，转用小火炖煮，至泥鳅五成熟时，加入豆腐，至泥鳅熟烂时，调水淀粉即可。

喂养提示 泥鳅富含蛋白质、维生素和矿物质，维生素和铁的含量比其他鱼类都要高，而且泥鳅皮肤中分泌的黏液即所谓"泥鳅滑液"，有较好的抗菌、消炎作用，所以这道菜特别适宜身体虚弱、脾胃虚寒、营养不良、体虚盗汗的宝宝食用。

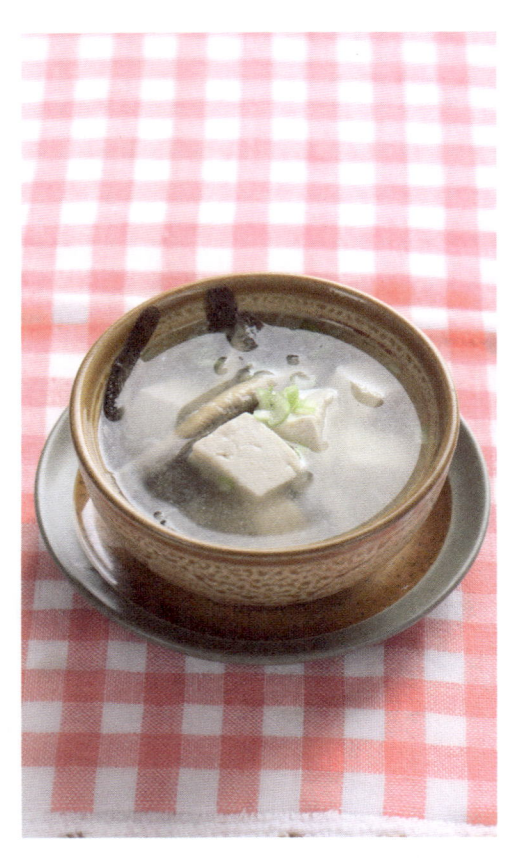

香菇炒油菜

材料 油菜 300 克，香菇 5 朵，蒜、红油、盐、酱油、淀粉、香油各适量。

做法 1. 油菜、香菇洗净，小油菜切半，香菇切片，油菜、香菇氽烫后捞出沥干水。

2. 油锅烧热，蒜末爆香，放入油菜、香菇、盐、红油、酱油快速翻炒入味，用水淀粉勾薄芡，淋上香油即可。

喂养提示 香菇炒油菜是一道美味的菜肴，以油菜为主要材料，味道鲜美，营养丰富。香菇是具有高蛋白、低脂肪、多糖、多种氨基酸和多种维生素的菌类食物，可提高机体免疫力。

苹果沙拉

材料 苹果半个（约 50 克），小番茄 3~4 个，酸奶酪 15 克，葡萄干、蜂蜜各适量。

做法 1. 苹果洗净，去皮后切小块；小番茄洗净，切成块；葡萄干用温水泡软，切碎。

2. 将苹果块、小番茄块、葡萄干一起放入盘子，加入酸奶酪和蜂蜜，搅拌均匀即可。

喂养提示 1. 削了皮的苹果浸在凉开水里，可以防止果肉接触空气而氧化，使苹果吃起来更加清脆香甜。

2. 苹果营养丰富，有生津止渴、健脾养胃、养心清热、润肠通便的作用，不但可以为宝宝补充充足的营养，还是患消化不良、便秘、慢性腹泻、贫血等疾病的宝宝的良药。

番茄炒鸡蛋

材料 番茄 2 个（约 200 克），鸡蛋 1 个，葱、蒜、食用油、盐各适量。

做法 1. 番茄切块；鸡蛋打到碗里搅打均匀，油锅入鸡蛋炒散，盛出。

2. 锅置火上，倒入适量食用油；油热，放入番茄翻炒，稍焖一下；再加入盐，翻炒片刻，加入鸡蛋，撒上葱、蒜末，翻炒片刻即可。

喂养提示 1. 炒制此菜时，要大火速成，以保持番茄脆嫩。

2. 此菜搭配合理，营养互补，其营养成分对增进宝宝神经系统功能大有裨益。

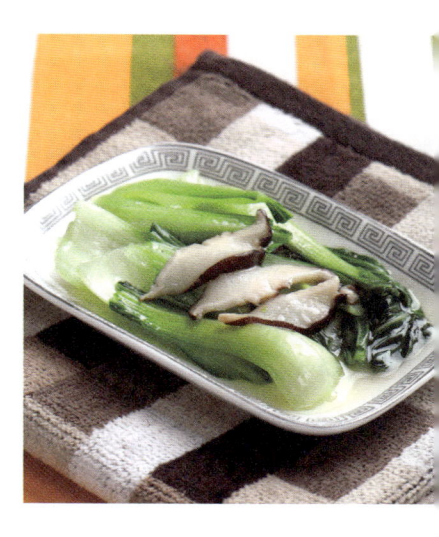

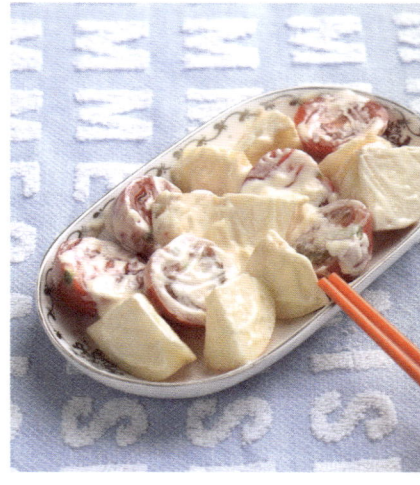

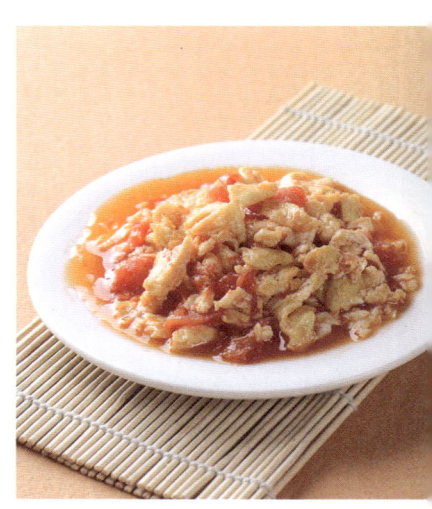

冬瓜小丸子

材料 冬瓜 500 克，猪肉馅 250 克，葱姜末、盐、油、酱油、淀粉各适量。

做法 1. 把冬瓜洗净，除去皮和瓤，切成片。

2. 将猪肉馅放入盆内，加入葱姜末、盐、水淀粉，搅拌均匀，捏成丸子后，放入七八成热的油中，炸成金黄色，捞出备用。

3. 锅内留少许的油，加入冬瓜煸炒，然后加入少许水、酱油和盐，最后将炸好的丸子放入锅中，烧至冬瓜酥烂入味，即可起锅。

喂养提示 丸子松嫩可口，冬瓜软烂易嚼，有养胃生津、清热降火的功效。

萝卜仔排煲

材料 仔排 500 克，白萝卜半根（约 200 克），黑木耳 3 朵，姜、蒜、盐各适量。

做法 1. 将仔排用盐腌上 1 天，用时入开水锅中煮沸，捞去杂质。

2. 将水烧开后，把仔排、水发洗净的黑木耳、切滚刀块的白萝卜一起放入锅里。之后放姜、蒜，大火煮开，再转小火慢慢地炖，直至肉香萝卜酥即可。

喂养提示 黑木耳有补气养血、润肺止咳的作用。黑木耳中铁的含量极为丰富，可防治宝宝缺铁性贫血。萝卜有清热生津、凉血止血、化痰止咳的作用。

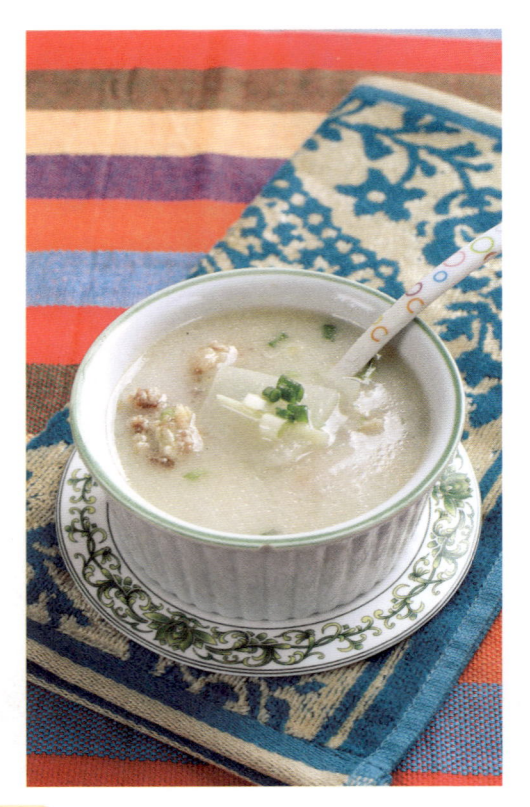

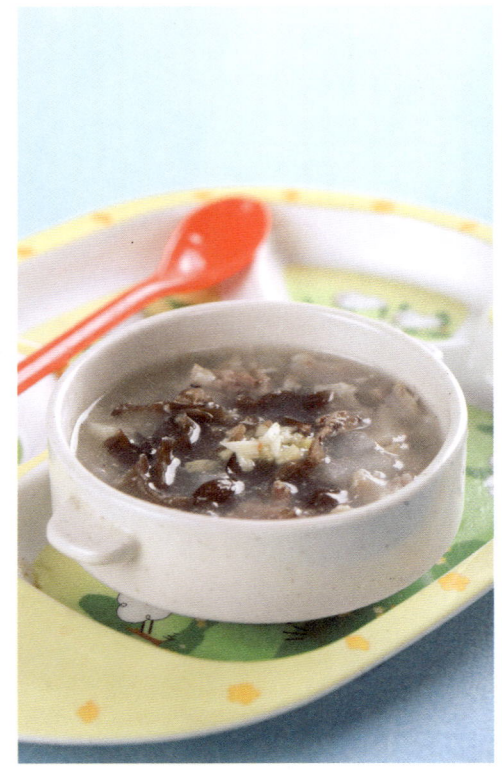

小笼包

材料 面粉 500 克，肉馅、葱末、盐适量。

做法 1. 将面粉发酵后调好碱，搓成一个一个小团子（大小以适合现在宝宝的嘴型为宜），做成圆皮备用。

2. 将肉馅、葱末、盐调和均匀制成馅料。

3. 面皮包上馅后，把口捏紧，然后上笼用急火蒸 15 分钟即可。

喂养提示 1. 小笼包四季皆可食，如果发现宝宝有过敏体质的特点，如经常身上痒、经常揉眼睛、长疙瘩、流鼻涕、打喷嚏，特别是有家族过敏史的宝宝，包子里面应去掉容易致敏的虾肉和其他海鲜类食物。

2. 小笼包中的汤水比较多，刚出锅时很烫，给宝宝吃的时候要小心，尽量凉到自己感觉不会烫嘴了再给宝宝吃。

香蕉三明治

材料 香蕉 1 根（约 120 克），面包片 2 片，鸡蛋 1 个，炼乳适量。

做法 1. 两片面包去边，在一片面包上抹一点炼乳，把香蕉切成薄片铺上。

2. 将另一个面包片盖上，把两片面包四周全部捏紧。

3. 把鸡蛋打成蛋液，把捏好的面包放在蛋液里蘸一下，在锅里放一点油。

4. 放在锅里两面煎至金黄，切成三角形。

喂养提示 香蕉含多种矿物质，钾含量丰富，宝宝常吃有健脑的作用。

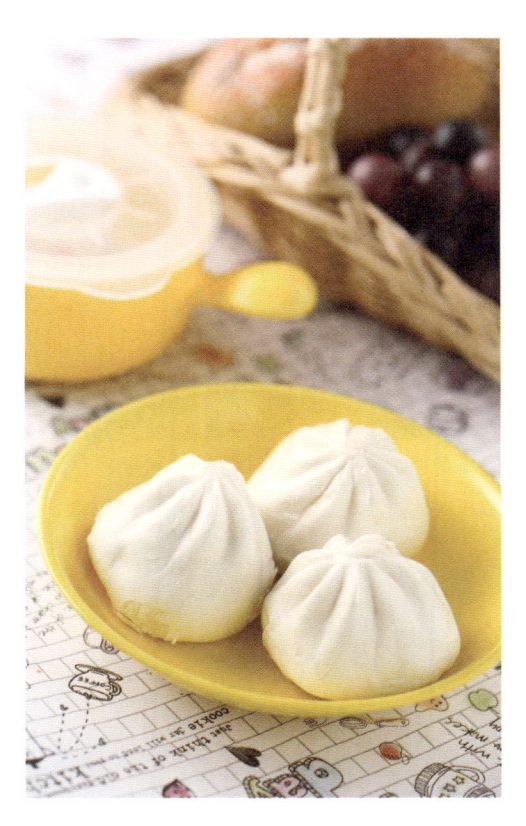

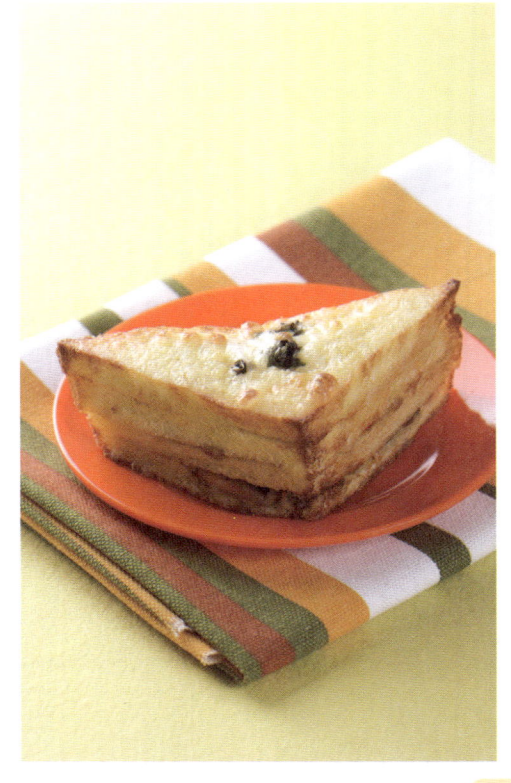

香酥带鱼

材料 带鱼段200克、葱、姜、蒜、醋、白糖、酱油、面粉、盐各适量。

做法 1. 将带鱼收拾干净后，洗净，撒适量盐腌制10分钟左右。

2. 把葱切葱花、姜切末、蒜切片；水、醋、白糖和酱油按照5:4:3:2的比例调成汁。

3. 带鱼取出，用纸巾吸干表面水分，让表面沾薄薄一层面粉，锅中放油烧至六成热时，将带鱼段放入炸，炸至金黄时捞出。

4. 锅中留部分油，放入葱姜蒜炒出香味，放入带鱼段，加入糖醋汁，大火烧开后再转小火炖10分钟左右即可出锅。放温食用。

喂养提示 1. 将带鱼从中间剖开，完整地取出刺，盘子一边摆放带鱼段，一边摆放刺，能吸引宝宝。

2. 糖醋汁倒入锅中，如果太少，可以再加些水进去，避免糊锅。

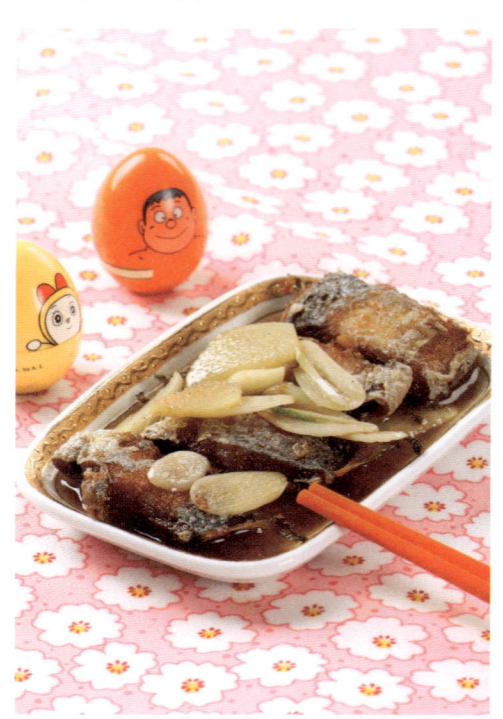

黄豆炖排骨

材料 猪排骨150克、黄豆100克、葱、姜、蒜、料酒、酱油和盐各适量。

做法 1. 黄豆去杂洗净，下锅煮熟；排骨洗净，砍成小块。

2. 锅中加适量水，放入排骨、葱、姜、料酒、酱油，大火烧沸后，改用小火炖，加入黄豆、盐，炖至肉熟烂入味，盛入碗中，撒上蒜末即可。

喂养提示 大豆营养丰富，属高蛋白、高脂肪、高热量食物，有助宝宝身体发育和增强免疫力。

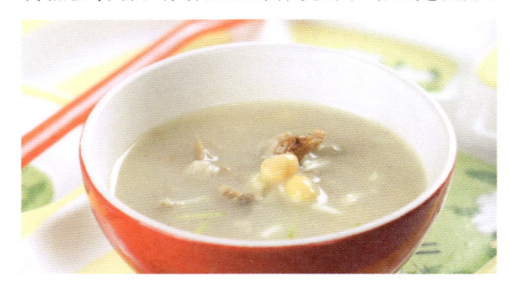

肉末胡萝卜黄瓜丁

材料 瘦猪肉、胡萝卜、黄瓜各25克，葱、姜、盐、酱油各适量。

做法 1. 将猪肉切碎，加葱姜末、盐、酱油拌匀；胡萝卜、黄瓜切小丁。

2. 将肉下锅煸炒片刻，放入胡萝卜丁，炒1分钟，再放入黄瓜丁，稍炒即可。

喂养提示 猪肉纤维较为细软，含优质蛋白质和必需的脂肪酸，可提供血红素（有机铁）和促进铁吸收的半胱氨酸，能改善宝宝缺铁性贫血。

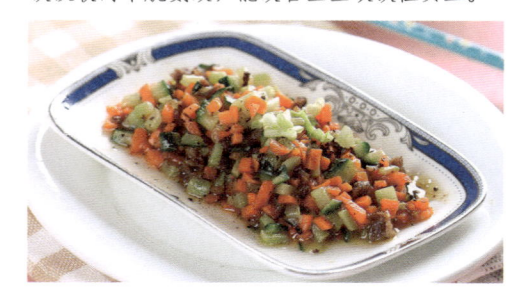

黄瓜沙拉

材料 黄瓜、番茄各 30 克，橘子 3 瓣，葡萄干 10 克，沙拉酱、盐各适量。

做法 1. 葡萄干用开水泡软，洗净；黄瓜洗净，去皮，涂适量盐，切小片；番茄用开水烫一下，去皮，切小片；橘子去皮、核，切碎。

2. 将葡萄干、黄瓜片、番茄片、橘子放入盘内，加沙拉酱拌匀即可。

喂养提示 1. 在夏天，妈妈可以常常为宝宝做水果或蔬菜沙拉，这样的吃法可以保留水果中更多的营养成分，尤其是维生素。

2. 一定要注意，生吃的水果和蔬菜一定要清洗干净，尽可能去皮食用。

蒸嫩丸子

材料 猪瘦肉馅 60 克，青豆仁 10 颗，淀粉适量。

做法 1. 肉馅加入煮烂的青豆仁及淀粉拌匀，甩打至有弹性，再分搓成小枣大小的丸状。

2. 把丸子以中火蒸 1 小时至肉软，盛出后用水淀粉勾芡即可。

喂养提示 猪肉营养丰富，有强身、润燥、丰肌泽肤的作用。青豆仁富含不饱和脂肪酸和大豆磷脂，有润燥消水、健脑的作用，对促进宝宝大脑发育有好处。

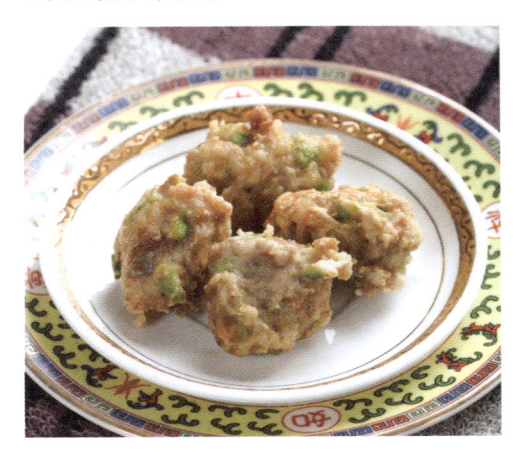

瓜丁花生米

材料 黄瓜 300 克，花生米 50 克，蒜末 10 克，香菜 20 克，香油、醋、盐、食用油各适量。

做法 1. 将黄瓜洗净切丁，香菜切末。

2. 锅内放少许油，温热时，放入花生米炸熟（火不要太大，否则花生容易炸糊）。

3. 将黄瓜丁拌入炸好的花生米，加入蒜末、香菜末、醋、盐、香油调匀即可。

喂养提示 花生含有的赖氨酸可提高宝宝智力，谷氨酸和天门冬氨酸可促使宝宝脑细胞发育和增强记忆力。

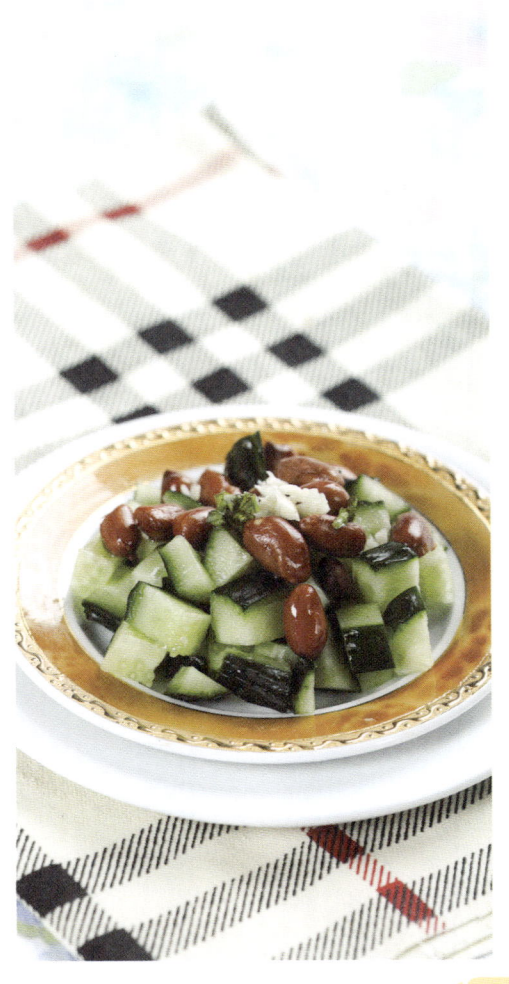

附录 A

0~3 岁宝宝体重及身高发展参照

数据来源：世界卫生组织推荐的《0~5岁体重和身高评价标准》。

女童体重

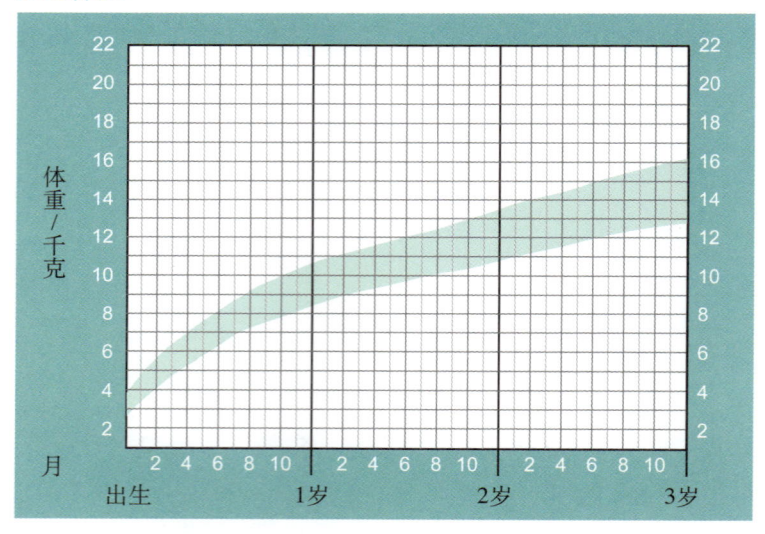

年龄	女童体重/千克	年龄	女童体重/千克
出生	2.7~3.6	10 个月	7.9~9.9
1 个月	3.4~4.5	12 个月	8.5~10.6
2 个月	4.0~5.4	15 个月	9.1~11.3
3 个月	4.7~6.2	18 个月	9.7~12.0
4 个月	5.3~6.9	21 个月	10.2~12.6
5 个月	5.8~7.5	2 岁	10.6~13.2
6 个月	6.3~8.1	2.5 岁	11.7~14.7
8 个月	7.2~9.1	3 岁	12.6~16.1

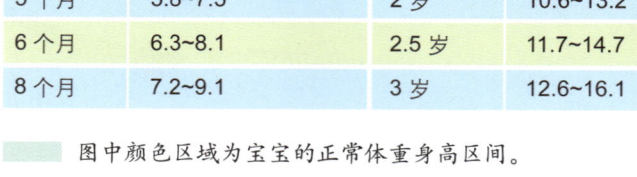

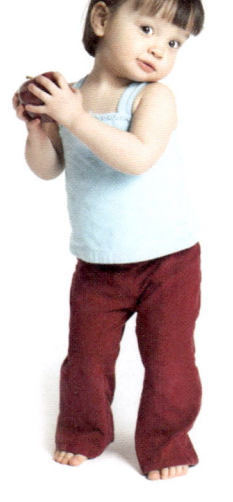

图中颜色区域为宝宝的正常体重身高区间。

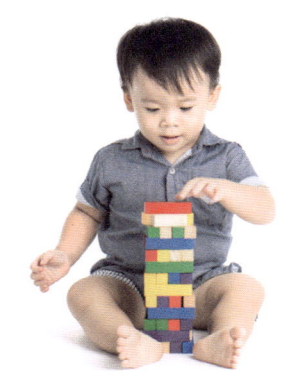

男童体重

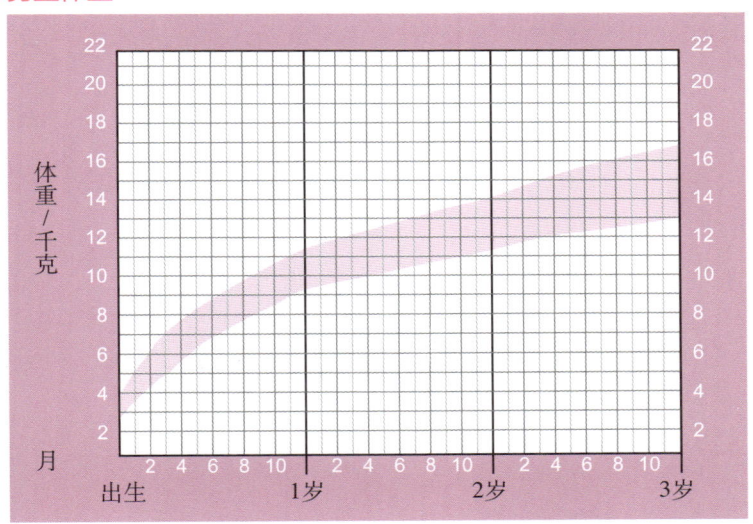

年龄	男童体重/千克	年龄	男童体重/千克
出生	2.9~3.8	10个月	8.6~10.6
1个月	3.6~5.0	12个月	9.1~11.3
2个月	4.3~6.0	15个月	9.8~12.0
3个月	5.0~6.9	18个月	10.3~12.7
4个月	5.7~7.6	21个月	10.8~13.3
5个月	6.3~8.2	2岁	11.2~14.0
6个月	6.9~8.8	2.5岁	12.1~15.3
8个月	7.8~9.8	3岁	13.0~16.4

图中颜色区域为宝宝的正常体重身高区间。

附录 233

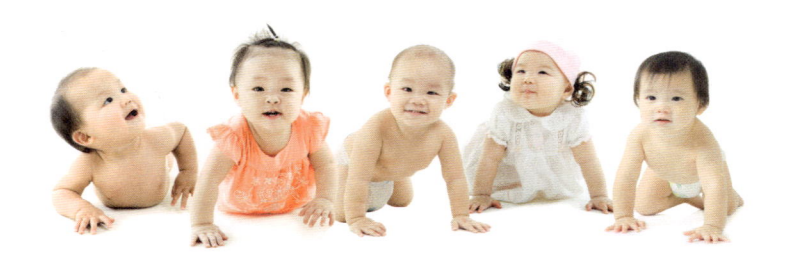

女童身高

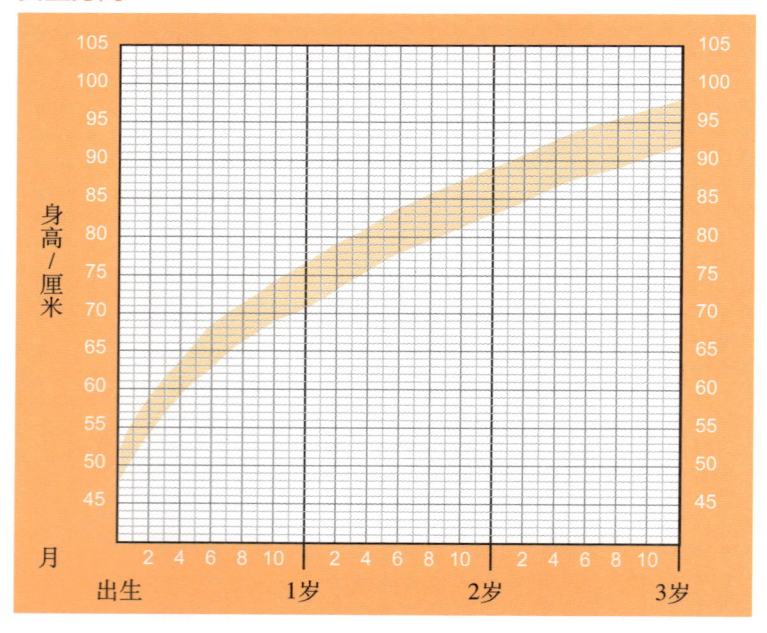

身高／厘米

年龄	女童身高／厘米	年龄	女童身高／厘米
出生	47.7~52.0	10 个月	69.0~74.5
1 个月	51.2~55.8	12 个月	71.5~77.1
2 个月	54.4~59.2	15 个月	74.8~80.7
3 个月	57.1~61.5	18 个月	77.9~84.0
4 个月	59.4~64.5	21 个月	80.6~87.0
5 个月	61.5~66.7	2 岁	83.3~89.8
6 个月	63.3~68.4	2.5 岁	87.9~94.7
8 个月	66.4~71.8	3 岁	90.2~98.1

图中颜色区域为宝宝的正常体重身高区间。

男童身高

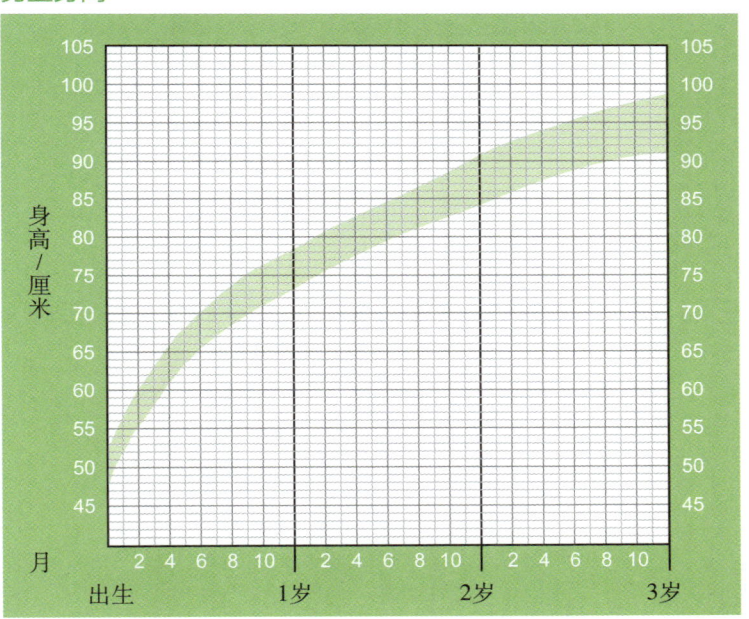

年龄	男童身高/厘米	年龄	男童身高/厘米
出生	48.2~52.8	10 个月	71.0~76.3
1 个月	52.1~57.0	12 个月	73.4~78.8
2 个月	55.5~60.7	15 个月	76.6~82.3
3 个月	58.5~63.7	18 个月	79.4~85.4
4 个月	61.0~66.4	21 个月	81.9~88.4
5 个月	63.2~68.6	2 岁	84.3~91.0
6 个月	65.1~70.5	2.5 岁	88.9~95.8
8 个月	68.3~73.6	3 岁	91.1~98.7

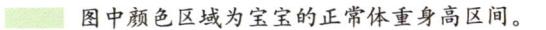

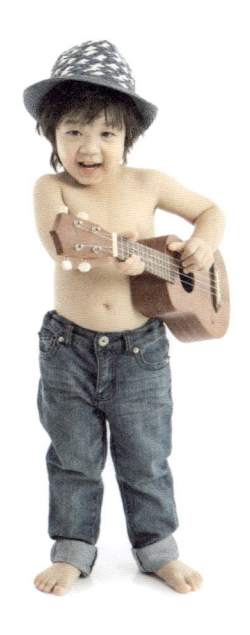

图中颜色区域为宝宝的正常体重身高区间。

附录 235

附录 B

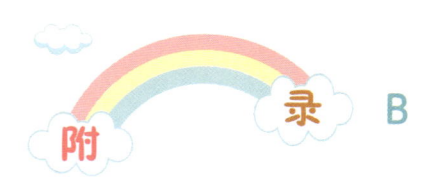

宝宝膳食营养素参考摄入量

（中国营养学会2000年）

营养素	0~6个月	7~12个月
能量 / 兆焦 / 千克体重	0.4	0.4
能量 / 千卡 / 千克体重	95	95
蛋白质 / 克 / 千克体重	1.5~3	1.5~3
脂肪 / 占总能量的百分比	45~50	35~40
钙 / 毫克	300	400
磷 / 毫克	150	300
钾 / 毫克	500	700
钠 / 毫克	200	500
氯 / 毫克	400	800
镁 / 毫克	30	70
铁 / 毫克	0.3	10
碘 / 微克	50	50
锌 / 毫克	1.45	8
硒 / 微克	15	20
铜 / 毫克	0.4	0.6
氟 / 毫克	0.1	0.4
铬 / 微克	10	15
维生素 A / 微克 RE	400	400
维生素 D/ 微克	10	10
维生素 E/ 毫克	3	3
维生素 B_1/ 毫克	0.2	0.3
维生素 B_2/ 毫克	0.4	0.5
维生素 B_6/ 毫克	0.1	0.3
维生素 B_{12}/ 微克	0.4	0.5
维生素 C/ 毫克	40	50
泛酸 / 毫克	1.7	1.8
叶酸 / 微克	65	80
烟酸 / 毫克	2	3
胆酸 / 毫克	100	150
生物素 / 微克	5	6

注：RE为视黄醇当量。

附录 C

婴儿家庭常备药箱

药物种类	代表药物及相关用品
消毒外用药品	消毒棉签、2.5% 碘酒、75% 酒精
创伤外用药品	2% 红药水、1% 紫药水双氧水、高锰酸钾粉
眼科外用药	利福平眼药水、红霉素眼药膏
防臀红或皮肤皱褶糜烂外用药	鞣酸软膏、氧化锌软膏
烫伤外用药	京万红、绿药膏、烫伤膏
退热药	小儿鲁米那、含有扑热息痛（乙酰氨基酚）的退热糖浆或药片、小儿退热栓（肛门用药）
治疗腹泻药物	思密达、小儿泻速停
微生态制剂	整肠生、乳酶生
助消化药	多酶片、健胃消食片
止痒药	炉甘石洗剂、肤轻松软膏
感冒药	小儿感冒片、感冒颗粒、双花口服液（冲剂）、双黄连口服液（冲剂）
祛痰止咳药	川贝枇杷膏、川贝止咳糖浆、喉枣散、急支糖浆、甘草合剂
抗生素	阿莫西林（阿莫仙）、罗红霉素、欣可诺
维生素	维生素 AD 滴剂
解痉药	莨菪片
抗过敏药	扑尔敏
钙剂	各种钙剂

注：引自《郑玉巧育儿经·婴儿卷》，郑玉巧著，二十一世纪出版社，2008年9月第1版。
　　以上内容仅供参考，可遵照医嘱准备相应的药品。

附录 D

婴儿预防接种程序表

月龄	接种疫苗	备注
出生后	卡介苗（初种）、乙肝疫苗（第一针）	母亲是乙肝病毒携带者，注射高效价乙肝免疫球蛋白
满1月	乙肝疫苗（第二针）	早产儿体重达2.5公斤后方开始接种疫苗
满2月	麻痹糖丸疫苗（第一次初免）	可能有轻微发热或恶心，少见
满3月	麻痹糖丸疫苗（第二次初免）、百白破疫苗（初免第一针）	可能有轻微发热
满4月	麻痹糖丸疫苗（第三次初免）、百白破疫苗（初免第二针）	可能有轻度或中度发热
满5月	百白破疫苗（初免第三针）	可能有中度发热
满6月	乙肝疫苗（第三针）	局部可有疼痛
满7月	没有计划免疫针	可根据当地要求接种其他疫苗但要弄清疫苗种类和作用，不明白时，向当地防疫部门咨询
满8月	麻疹疫苗（初免）	可能有发热
满9月	没有计划免疫针	可根据当地要求接种其他疫苗但要弄清疫苗种类和作用，不明白时，向当地防疫部门咨询
满10月	没有计划免疫针	可根据当地要求接种其他疫苗但要弄清疫苗种类和作用，不明白时，向当地防疫部门咨询
满11月	没有计划免疫针	可根据当地要求接种其他疫苗但要弄清疫苗种类和作用，不明白时，向当地防疫部门咨询
满12月	乙脑疫苗（初免2针）	可能有发热

注：引自《郑玉巧育儿经·婴儿卷》，郑玉巧著，二十一世纪出版社，2008年9月第1版。
以上内容仅供参考，具体疫苗接种请遵医嘱。

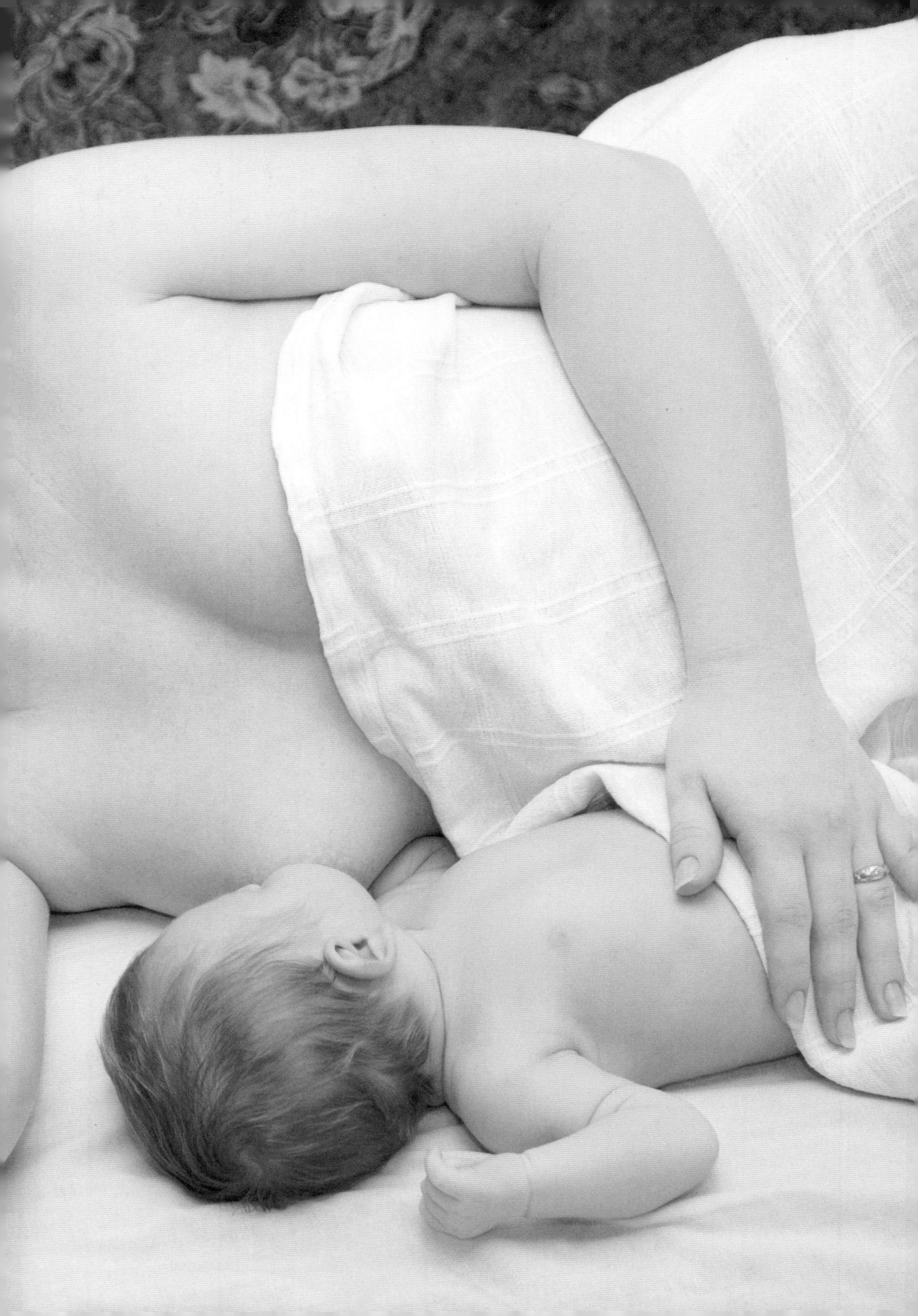

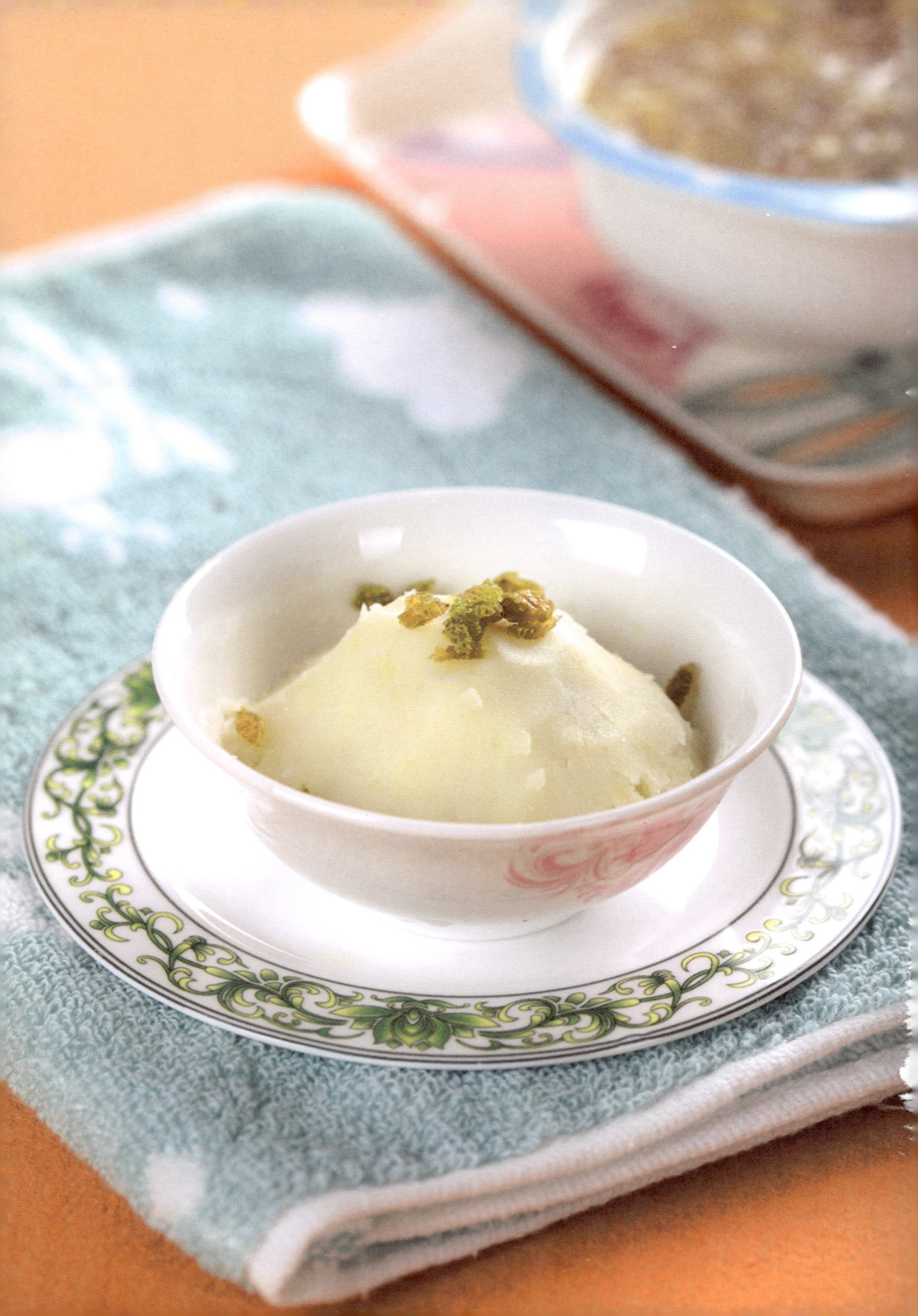